planBaby

Wenn Paare Eltern werden wollen

Dieses Buch entstand in Zusammenarbeit mit:

Prof. Dr. med. Klaus Friese, Direktor der Universitätsfrauenkliniken Innenstadt und
Großhadern der Ludwig-Maximilians-Universität München
Prof. Dr. med. Joachim W. Dudenhausen, Prof. für Geburtshilfe em. Direktor für Geburtsmedizin – Charité Berlin
Prof. Dr. med. Horst Halle, em. Prof. für Geburtshilfe der Charité Berlin Campus Mitte
Prof. Dr. med. Gerd Neumann, Endokrinologikum Hamburg (Kapitel Impfen)
PD Dr. med. Dr. rer. nat. Axel Schäfer, Klinik für Geburtsmedizin Charité Campus Virchow-Klinikum
Dr. phil. Wolf Kirschner, wissenschaftliche Gesamtkonzeption und Text

Wir möchten uns besonders für die Mitarbeit bedanken bei:

Dr. med. Ulrich Hilland, Monika Uszkoreit, Bundesverband Reproduktionsmedizinischer Zentren Deutschlands e.V. (BRZ)
(Autoren des Kapitels Kinderwunschbehandlung)
Dr. med. Dr. med. dent. Volker Bienengräber, em. Prof. für Experimentelle Zahnheilkunde an der Universität Rostock
Dr. med. Christof Schaefer, Leiter des Fachbereichs Embryonaltoxikologie des Berliner Betriebs
für Zentrale Gesundheitliche Aufgaben (BBGes)
Dr. med. habil. Bernd Hamann, niedergelassener Frauenarzt, Berlin
Dr. med. Pompilio Torremante, niedergelassener Frauenarzt, Ochsenhausen (Kapitel Schilddrüsenerkrankungen)
Dr. med. Holger Maul, Chefarzt Geburtshilfe und Perinatalmedizin, Marienkrankenhaus Hamburg
Dr. med. Jakob Derbolowsky, Frauenarzt und Psychotherapeut (Kapitel Stress)
Bettina Weniger, Apothekerin, pharmafacts GmbH (Kapitel Medikamente + Chronische Krankheiten)

Journalistische Überarbeitung: Maggie Riepl und Kirsten Schiekiera

Designkonzept und Layout: eisele grafik-design, München

Coverfoto: Martina Eisele

Druck: RieckDruck GmbH, Print | kompetent und effizient, Hamburg

Wir bedanken uns besonders für die Unterstützung folgender Institutionen:

Alere GmbH, Deutscher Ring Krankenversicherungsverein a.G., Hepart AG, IABC Institut für angewandte
Biochemie AG, IKK Nord, Kessel GmbH, medac Gesellschaft für klinische Spezialpräparate mbH, Orthomol
pharmazeutische Vertriebs GmbH, Procter & Gamble GmbH, Salus Haus GmbH & Co. KG, Sanofi Pasteur
MSD GmbH, St. Leonhardsquelle GmbH & Co. KG, Steiner & Co. Arzneimittelgesellschaft mbH & Co. KG,
SteriPharm Pharmazeutische Produkte GmbH & Co. KG, UEBE Medical GmbH, Vifor Pharma Deutschland GmbH

2. Auflage 2010

ISBN: 978-3-00-031491-9

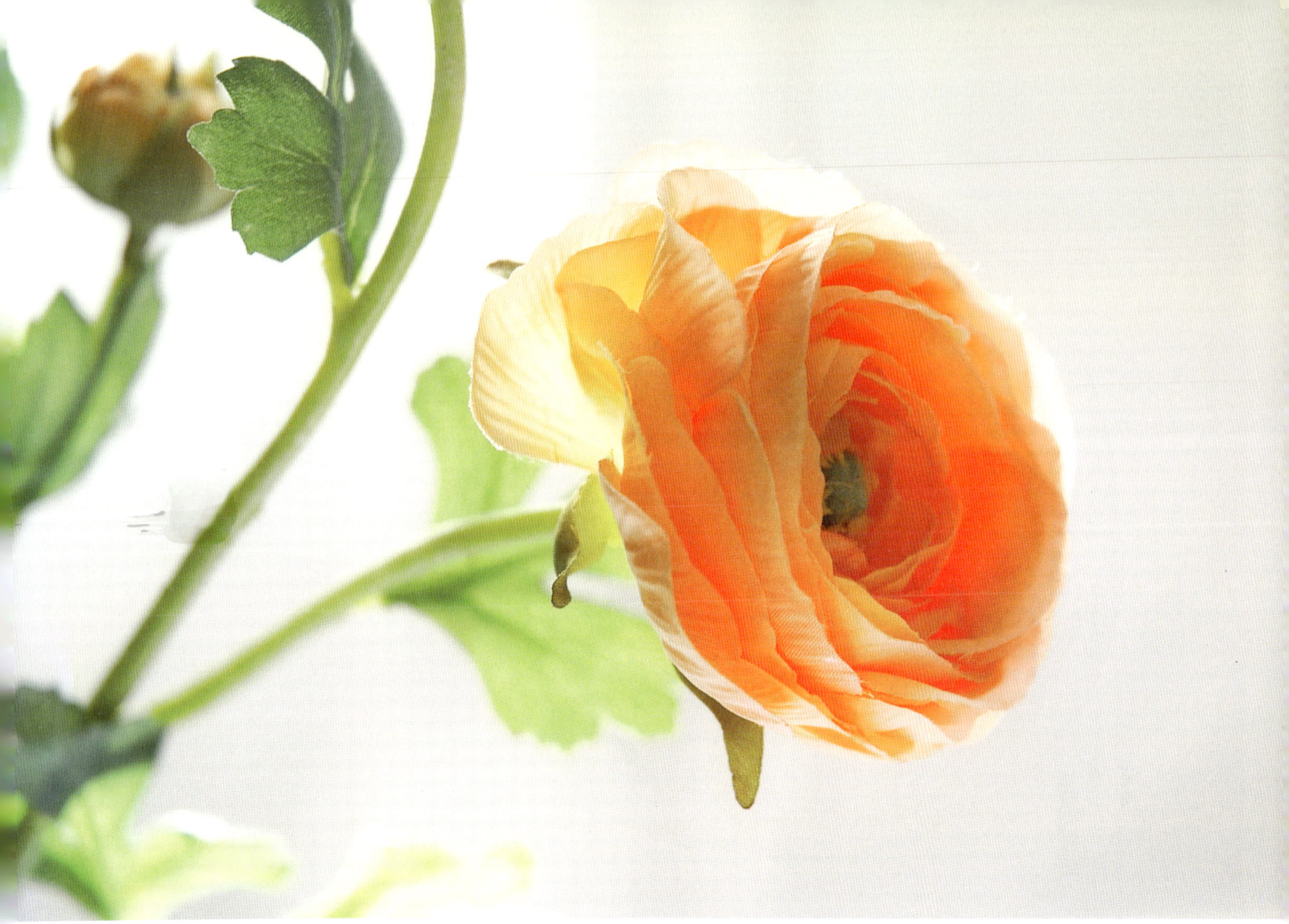

Vorwort

Liebe Leserin, lieber Leser,

die meisten Paare, die ein Baby erwarten, beschäftigen sich intensiv mit der Frage, was sie für sich und die Gesundheit ihres Kindes tun können. Seit dem Jahr 2000 helfen wir mit dem von uns entwickelten BabyCare-Programm, die Gesundheit des Ungeborenen und der werdenden Mutter zu fördern. Mehr als die Hälfte aller Krankenkassen in Deutschland unterstützt uns dabei. Bereits 150.000 Schwangere haben bisher an BabyCare teilgenommen. Mit großem Erfolg: bei unseren Müttern konnte die Zahl der Frühgeburten um 25 Prozent gesenkt werden.

Um Frühgeburten sowie weitere Komplikationen noch weiter zu verringern, haben wir ein Vorsorge-Programm für Frauen und ihre Partner erstellt, das bereits vor der Schwangerschaft ansetzt. BabyCare hat also ein Geschwisterchen bekommen: planBaby. Dieser neue Ratgeber will darüber informieren, was man bei der Familienplanung alles beachten sollte.
Zu keiner Zeit war Kinderkriegen so sicher wie heute: Die moderne Medizin bietet dank des wissenschaftlichen Fortschritts der vergangenen Jahre sowohl diagnostisch als auch therapeutisch hervorragende Methoden. Doch Medizin ist nicht alles. Vieles, was für Ihre Gesundheit und die Ihres Babys wichtig ist, können Sie durch eine bewusste Lebensführung selber tun. Fangen Sie also rechtzeitig an, sich auf die Schwangerschaft vorzubereiten.

In diesem Handbuch finden Sie alle wichtigen Informationen für eine bewusste Familienplanung.

Nehmen Sie unsere Empfehlungen ernst und gehen Sie für die kommenden Ereignisse auf Nummer Sicher. planBaby wendet sich an:

- Paare, die sich ein Kind wünschen
- Paare, die sich ein Kind wünschen, bei denen es bisher mit der Schwangerschaft aber noch nicht klappen wollte. Möglicherweise liegt es an so genannten Fertilitätsstörungen, also an der zeitweiligen oder dauerhaften Unfruchtbarkeit des einen oder des anderen Partners. Diese Paare wollen wir über mögliche Ursachen informieren und auch darüber, wie man durch bestimmte Verhaltensänderungen die Wahrscheinlichkeit schwanger zu werden gegebenenfalls erhöhen kann
- Paare, die sich bereits in einer Kinderwunschbehandlung befinden. Hier wollen wir die medizinische Behandlung durch gezielte Informationen unterstützen und die Paare ihrem Wunschkind ein Stück näher bringen

Eine gesunde Ernährung, eine ausreichende Versorgung mit Vitaminen und Nährstoffen sowie der weitgehende Verzicht auf Genussmittel wie Alkohol und Zigaretten wirken sich positiv aus – sowohl auf die Fruchtbarkeit als auch auf das ungeborene Leben. Auch Stress und Stressbewältigung sowie das Seelenleben spielen eine zentrale Rolle beim Gelingen einer Schwangerschaft. Wir wollen Ihnen viele Tipps für die besten Baby-Voraussetzungen geben, aber auch sagen, welche Auswirkungen Medikamente, Chemikalien, Infektions- und Erbkrankheiten sowie Impfungen haben können.

Wir können Ihnen wissenschaftlich fundierte Ratschläge anbieten, damit Sie als zukünftige Eltern fit und gesund sind – und bald ein ebenso gesundes Baby bekommen.

In unserem Handbuch geht es auch um die drei großen Komplikationen bei einer eingetretenen Schwangerschaft und der späteren Geburt. Diese sind:

- Fehlgeburten
- Frühgeburten und
- Fehlbildungen

Diese drei Komplikationen haben oft die selben Ursachen, die auch für mögliche Störungen der Fruchtbarkeit verantwortlich sind.

Wir wollen Ihnen keine Angst machen. Im Gegenteil, wir wollen Sie ermutigen: Denn unser Leitfaden kann Ihnen helfen, sich optimal auf eine Schwangerschaft vorzubereiten.

Sie können sicher sein, dass alles, was Sie in diesem Buch lesen, aktuell und wissenschaftlich gesichert ist. Komplizierte Zusammenhänge werden verständlich erklärt und durch Infokästen und Abbildungen optisch unterlegt. Am Ende der Kapitel gibt es jeweils konkrete Empfehlungen und Tipps.

Am Ende des Buches finden Sie die wichtigsten Fachausdrücke und Abkürzungen erklärt. Über das anschließende Stichwortverzeichnis können Sie die für Sie wichtigen Themen leicht finden.

planBaby beinhaltet wie BabyCare nicht nur ein Buch, sondern ein komplettes Service-Paket. Im Seitenrücken des Buches finden Sie zwei Fragebogen: einen für die Frau, einen für den Mann. Das Ausfüllen des Fragebogens dauert etwa 30 Minuten. Wenn Sie die Fragebogen an unser Institut senden, werden Ihre Antworten mit Hilfe eines Computerprogramms analysiert und ausgewertet. Nach 2-3 Wochen erhalten Sie eine individuelle Gesundheits- und Ernährungsberatung. Die Auswertung eines Fragebogens kostet 15 Euro. Füllen Sie und Ihr Partner jeweils einen Bogen aus, kostet das zusammen 25 Euro.

In dem Antwortschreiben werden Sie auch darüber informiert, mit welchen Kapiteln des Buches Sie sich aufgrund Ihrer persönlichen Situation eingehender beschäftigen sollten. Sie müssen also nicht das ganze Buch »am Stück« lesen, sondern können sich die für Sie persönlich wichtigen Themen heraussuchen.

Aufgrund der hohen Herstellungskosten für Buch und Servicepaket haben wir uns entschlossen, eine begrenzte Zahl von Anzeigen in das Buch aufzunehmen.

Dabei wurde darauf geachtet, dass die beworbenen Produkte entweder Neuerungen darstellen oder ein günstiges Preis-Leistungs-Verhältnis aufweisen.

Wie schon bei BabyCare, so war auch bei planBaby ein fachübergreifendes Team aus erfahrenen Ärzten, kompetenten Psychologen, Sozialmedizinern sowie Experten für Gesundheitsförderung und Prävention am Werk. Namhafte Gynäkologen und Geburtshelfer wie Prof. Dr. Klaus Friese aus München und Prof. em. Dr. J.W. Dudenhausen von der Charité in Berlin haben wichtige Beiträge für planBaby geleistet. Die Informationen entsprechen somit den neuesten wissenschaftlichen Erkenntnissen. Unser Info-Paket wird Ihnen den Eintritt einer Schwangerschaft erleichtern und Komplikationen im Verlauf der Schwangerschaft und Geburt verringern helfen. Mit unseren Empfehlungen – viele davon sind ganz einfach umzusetzen – können Sie viel für sich und Ihre Familie erreichen.

Ihr planBaby-Team

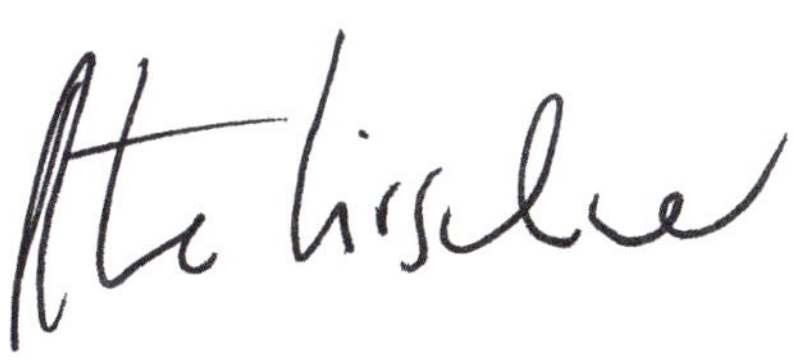

Dr. Renate Kirschner
Forschung, Beratung + Evaluation
c/o Charité Frauenklinik CVK

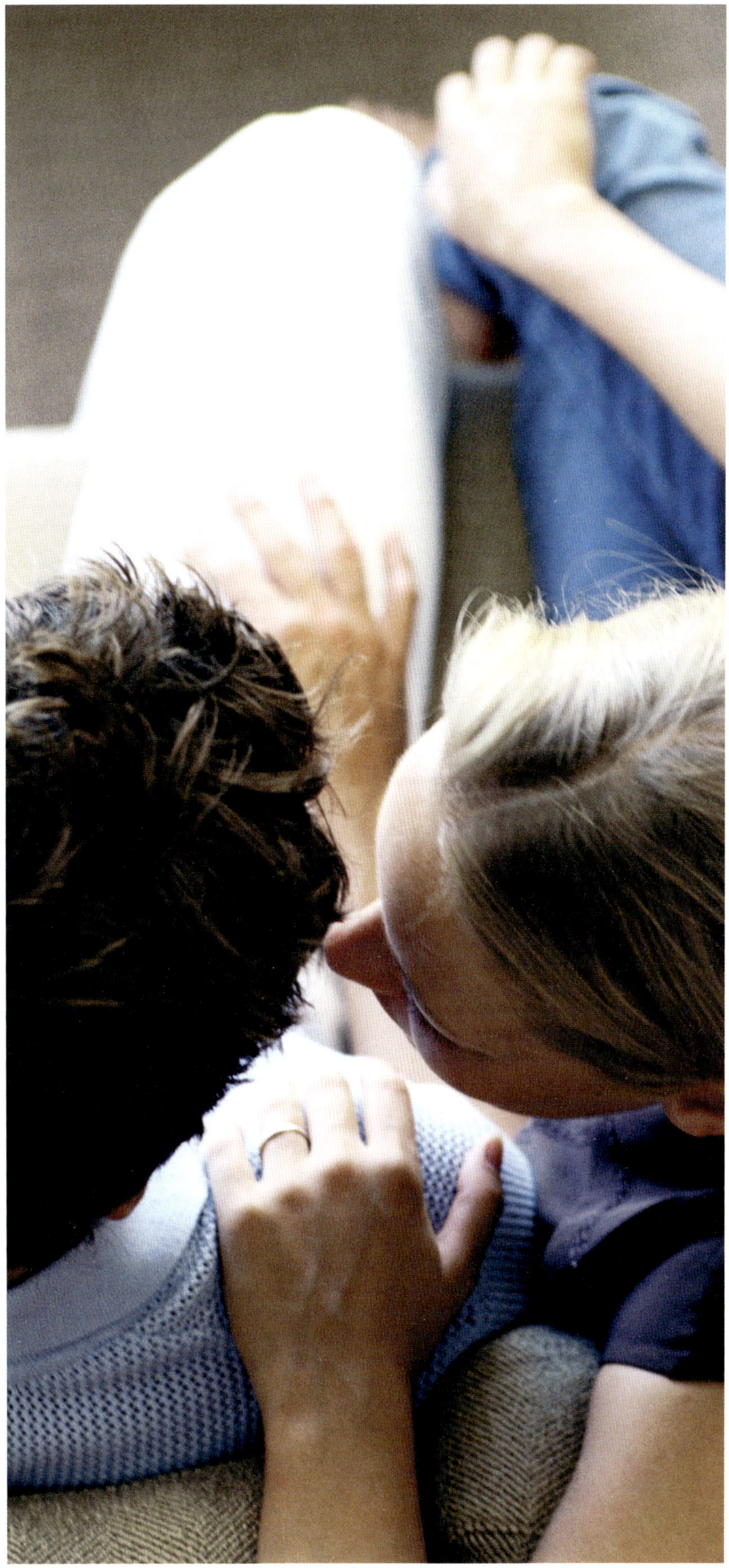

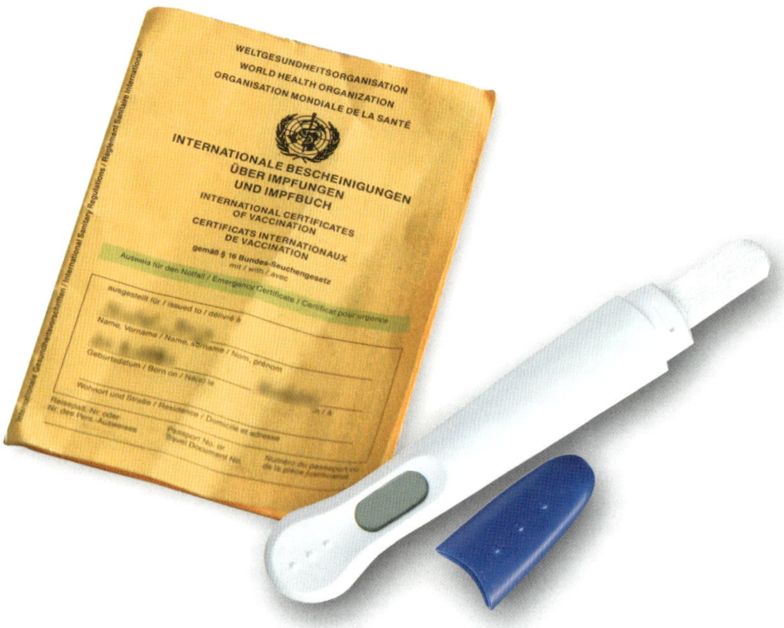
WELTGESUNDHEITSORGANISATION
WORLD HEALTH ORGANIZATION
ORGANISATION MONDIALE DE LA SANTÉ
INTERNATIONALE BESCHEINIGUNGEN ÜBER IMPFUNGEN UND IMPFBUCH
INTERNATIONAL CERTIFICATES OF VACCINATION
CERTIFICATS INTERNATIONAUX DE VACCINATION

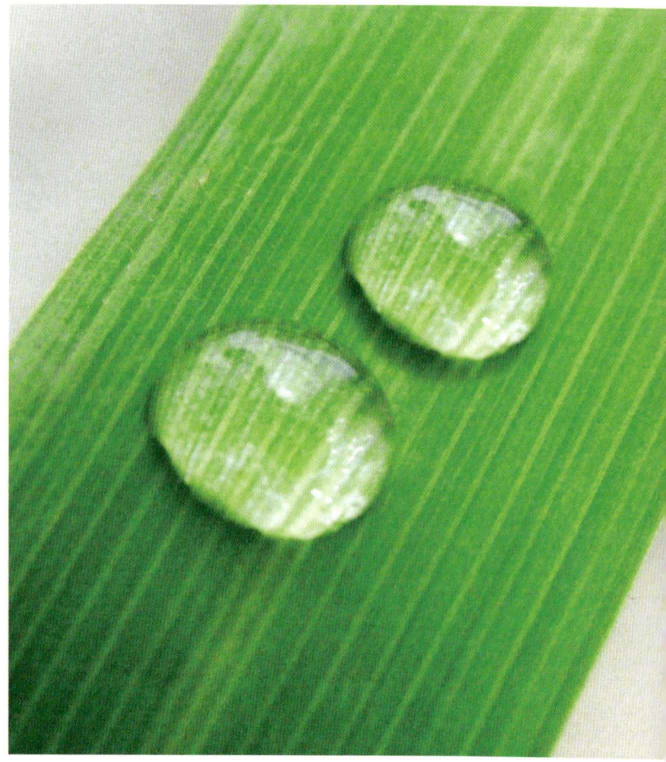

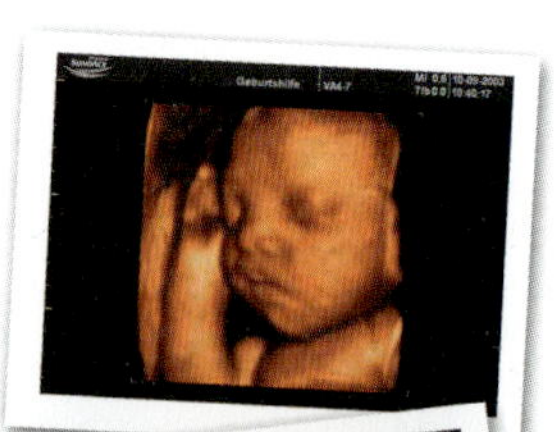

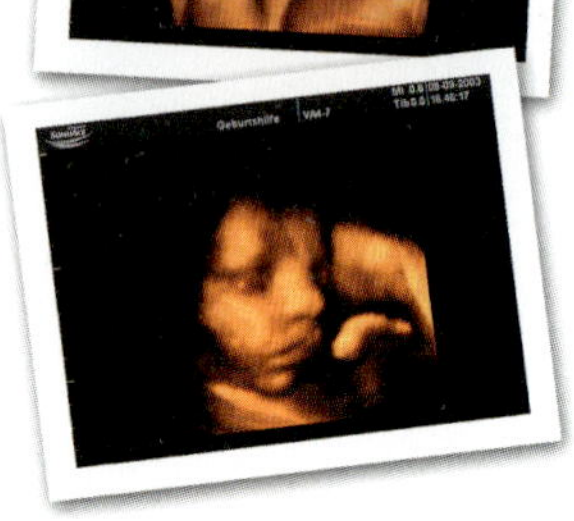

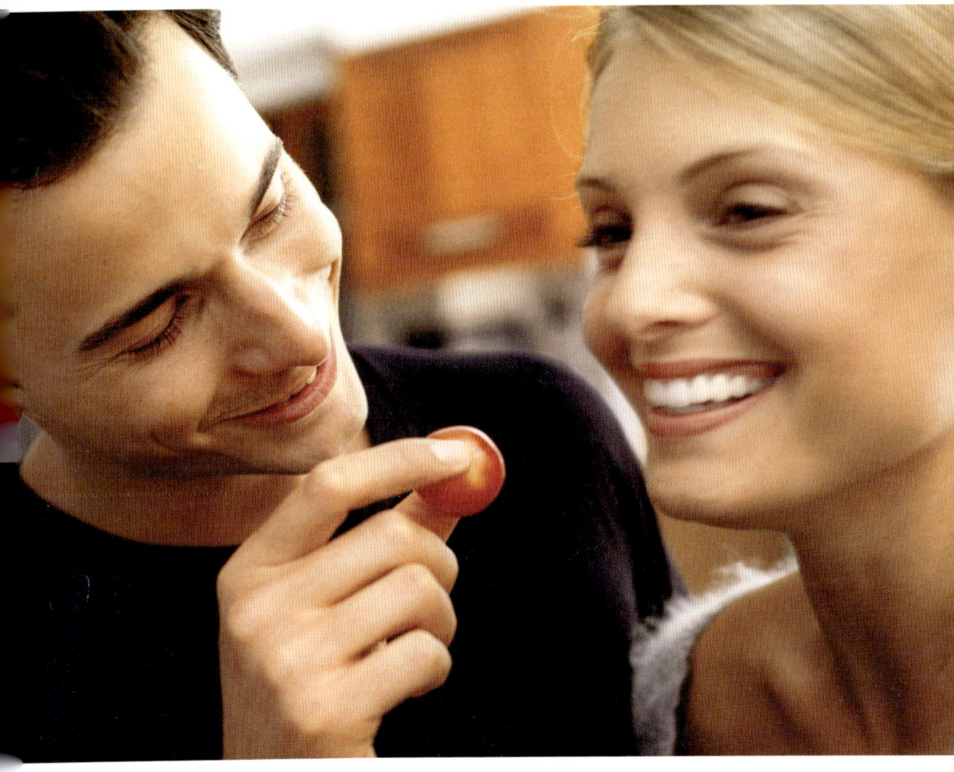

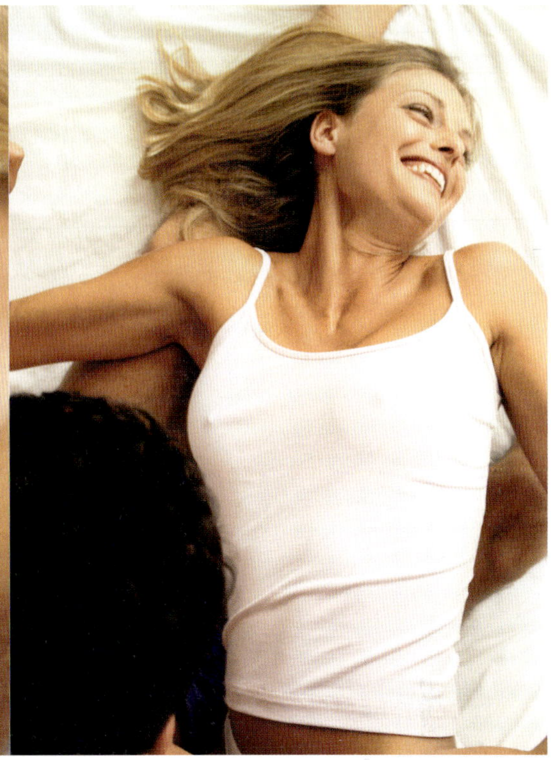

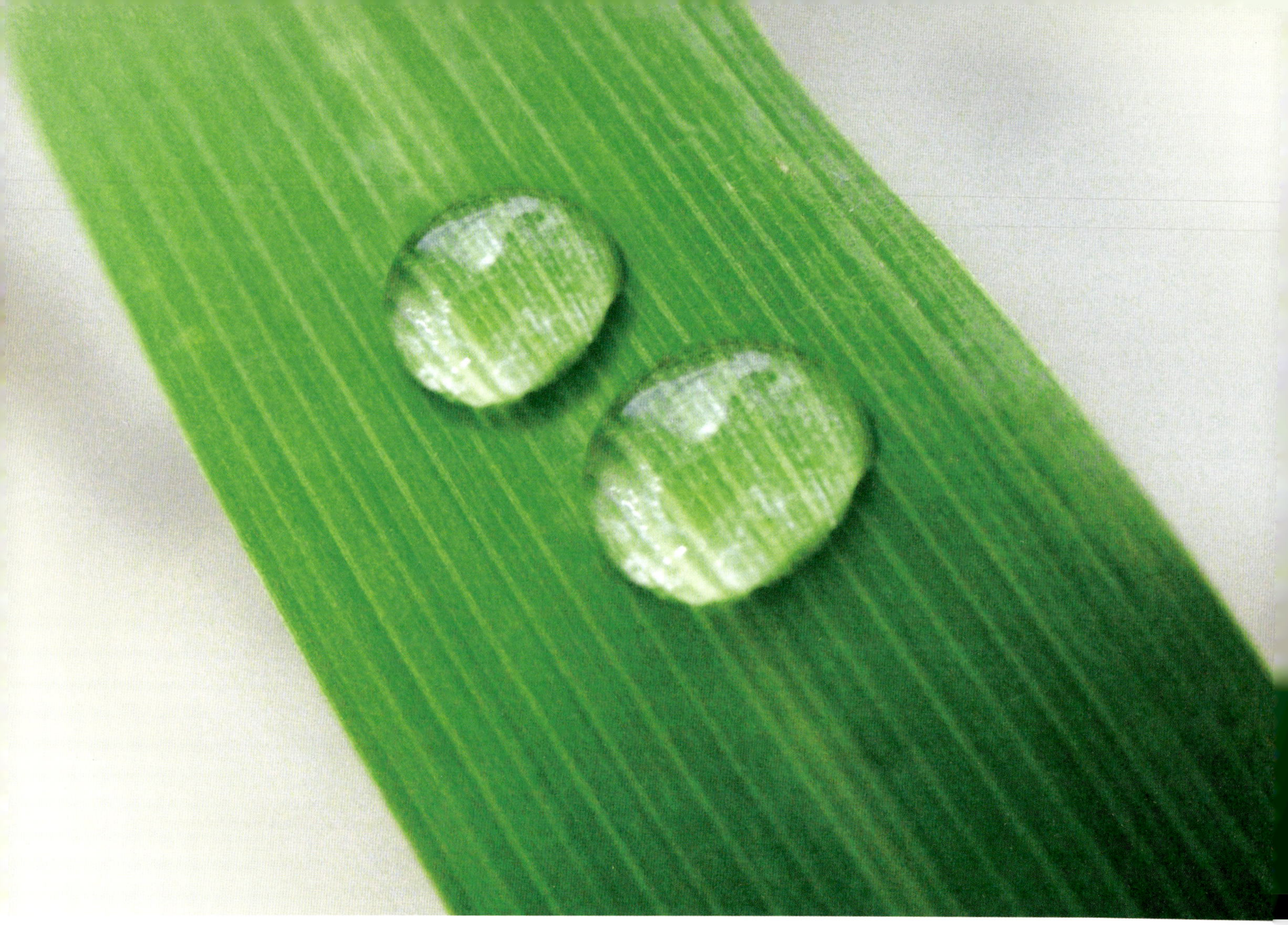

1 Die Entscheidung für ein Kind

In den vergangenen 50 Jahren sind in Deutschland, genau wie in anderen Industrieländern, die Geburtenraten stark gesunken. Erstmals seit Ende des Zweiten Weltkriegs lag 2005 die Zahl der Neugeborenen in Deutschland unter 700.000. In früheren Zeiten sah man eine Großfamilie mit vielen Kindern als Alterssabsicherung an, heute gelten Kinder vor allem auch als erheblicher Kostenfaktor und als Karriere-Risiko. Seit in den sechziger Jahren die Anti-Baby-Pille auf den Markt kam, ist Empfängnisverhütung einfach und das Kinderkriegen planbar geworden.

Paare loten heute sehr genau aus, ob ein Kind überhaupt in ihr Leben und in ihre derzeitige Situation passt. Man spricht auch von dem Drei-Phasen-Modell: Ausbildung, Beruf, Familie. Eine große Untersuchung des Allensbach-Instituts hat bei Frauen und Männern die wichtigsten Gründe und Voraussetzungen erhoben, die gegeben sein müssen, wenn sie sich ein Kind wünschen.

Dieser Umfrage zufolge sagten mehr als 90 Prozent der befragten Frauen, dass der Kinderwunsch bei Mann und Frau gleich stark sein sollte. Wichtig ist Frauen auch, dass sie in einer stabilen Beziehung leben und sich beide reif für ein Kind fühlen. Etwa 70 Prozent aller Befragten gaben an, erst dann ein Kind zu wollen, wenn die berufliche Situation eines Partners und das Einkommen gesichert ist. Immerhin wollen 53 Prozent der Frauen, dass beide erst ihre Berufsausbildung abschließen, ehe sie an eine Schwangerschaft denken. Fragt man die Frauen, was derzeit für sie die Hauptgründe sind, die gegen ein Kind sprechen, dann sagen:

- 47 Prozent, dass das Kind eine zu große finanzielle Belastung darstellen würde
- ebenfalls 47 Prozent, dass sie sich noch zu jung dafür fühlen
- und 37 Prozent geben an, dass sich ein Kind mit den eigenen beruflichen Plänen nicht vertragen würde

Viele Frauen räumen ihrer Karriere einen wichtigen Platz in ihrem Leben ein und verschieben ihren Kinderwunsch auf später. Sie warten oft so lange, bis die Fruchtbarkeit deutlich eingeschränkt ist. Einige Paare bleiben dann letztendlich kinderlos – ob gewollt oder nicht.

Die Grafik auf dieser Seite zeigt Ihnen, wie stark die Wahrscheinlichkeit innerhalb eines Jahres schwanger zu werden mit dem Alter der Frau abnimmt. Beträgt diese Wahrscheinlichkeit bei 20- bis 24-jährigen Frauen noch fast 90 Prozent, so ist sie bei 30- bis 39-jährigen schon fast auf die Hälfte gesunken.

1.1 Geburtenrückgang: Immer weniger Schwangerschaften, immer weniger Kinder

Sterben die Deutschen bald aus? Diese Frage taucht seit einiger Zeit immer wieder in den Medien auf. Schließlich lag Deutschland zur Jahrtausendwende mit einer Geburtenrate von 9,4 Geburten auf 1.000 Einwohner vor dem Schlusslicht Italien auf dem zweitletzten Platz in Europa. Nun ist seit Jahren in allen Industrieländern eine sinkende Geburtenrate festzustellen. Bei dieser sinkenden Tendenz ergeben sich gleichwohl erhebliche länderspezifische Unterschiede. Die durchschnittliche Zahl der Kinder je Frau betrug in Deutschland im Jahr 2007 1,37. Zwar gibt es – wie die Abbildung auf der nächsten Seite zeigt – einige Länder mit noch niedrigeren Werten, aber in unserem Nachbarland Frankreich werden mit 1,96 Kindern pro Frau deutlich mehr Kinder geboren.

Wichtigste Voraussetzung für ein Kind

Quelle: Allensbacher Archiv, IfD-Umfrage 5177, 2004

Eine wichtige Voraussetzung für ein Kind ist für mich, dass:	
beide sich ein Kind wünschen	92%
die Beziehung stabil ist	84%
sich beide Partner reif für Kinder fühlen	80%
einer der beiden Partner beruflich in einer gesicherten Situation ist	72%
die finanzielle Situation gut ist	62%
ein Einkommen für die Familie ausreicht	60%
beide Partner ihre Berufsausbildung abgeschlossen haben	53%
einer der Partner bereit ist, beruflich zurückzustecken oder ganz aus dem Beruf auszusteigen	35%
gesichert ist, dass Betreuungsmöglichkeiten für die Kinder zur Verfügung stehen	25%
beide Partner einige Jahre das Leben genossen haben, gereist sind und viel unternommen haben	23%
sicher ist, dass die nächsten Jahre keiner der Partner arbeitslos wird	19%
beide Partner einige Jahre Berufserfahrung haben	18%
ein Kind die beruflichen Karrierechancen nicht gefährdet	14%
man sich ein eigenes Haus oder eine Eigentumswohnung leisten kann	7%

Altersabhängige Wahrscheinlichkeit, im Laufe eines Jahres bei regelmäßigem ungeschützten Geschlechtsverkehr schwanger zu werden

Quelle: Menken, J. et al.: Age and infertility; Science, 1986

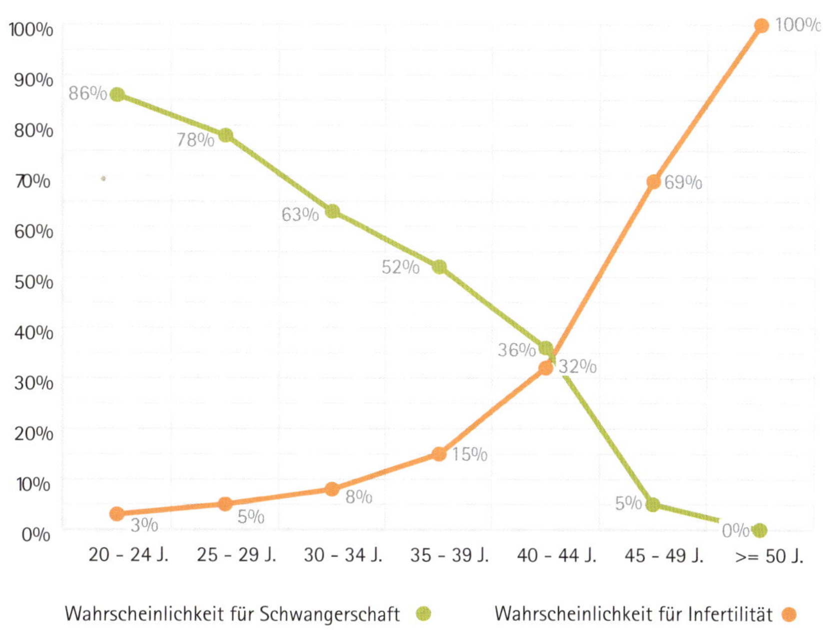

Die Gründe für diese Entwicklung haben finanzielle, wirtschaftliche und soziale Ursachen wie steigende Lebenshaltungskosten, berufliche Unsicherheit oder steigende Umweltbelastung. Möglicherweise könnten sich finanzielle Anreize und verbesserte Betreuung gerade im Kleinkindalter sowie familienfreundlichere Unternehmen und Gemeinden positiv auf die Geburtenrate auswirken. Vielleicht gibt es in den kommenden Jahren die vielbeschworene Trendwende: Denn neueste Untersuchungen belegen, dass nur 10 Prozent der Deutschen im Alter zwischen 14 und 50 Jahren explizit erklären, sich kein Kind zu wünschen.

Früher waren die Geburtenzahlen höher und die Mütter jünger, doch die hohe Geburtenzahl sowie die nicht ausreichende medizinische Versorgung und Hygiene waren auch mit großen gesundheitlichen Gefährdungen von Mutter, Embryo und Kind verbunden. Starben in Deutschland noch im Jahr 1960 40 von 1.000 Neugeborenen bei oder im ersten Jahr nach der Geburt, so sind es durch den enormen medizinisch-technischen Fortschritt heute nur noch 4 von 1.000. Nur eine verschwindend geringe Zahl von Frauen stirbt im Zusammenhang mit Geburt und Schwangerschaft.

Der insgesamt positiven Entwicklung im Bereich der medizinischen Versorgung von Schwangeren und Neugeborenen stehen allerdings auch vier Komplikationen entgegen, die Ärzten und Geburtshelfern weiterhin große Sorge bereiten:

- eine zunehmende Unfruchtbarkeit sowie Fertilitätsstörungen (Fruchtbarkeitsstörungen) unter Frauen und Männern

Fertilitätsrate im Ländervergleich – Durchschnittliche Anzahl der Kinder je Frau im Jahr 2007

Quelle: Population Reference Bureau, 2008, Washington, DC.

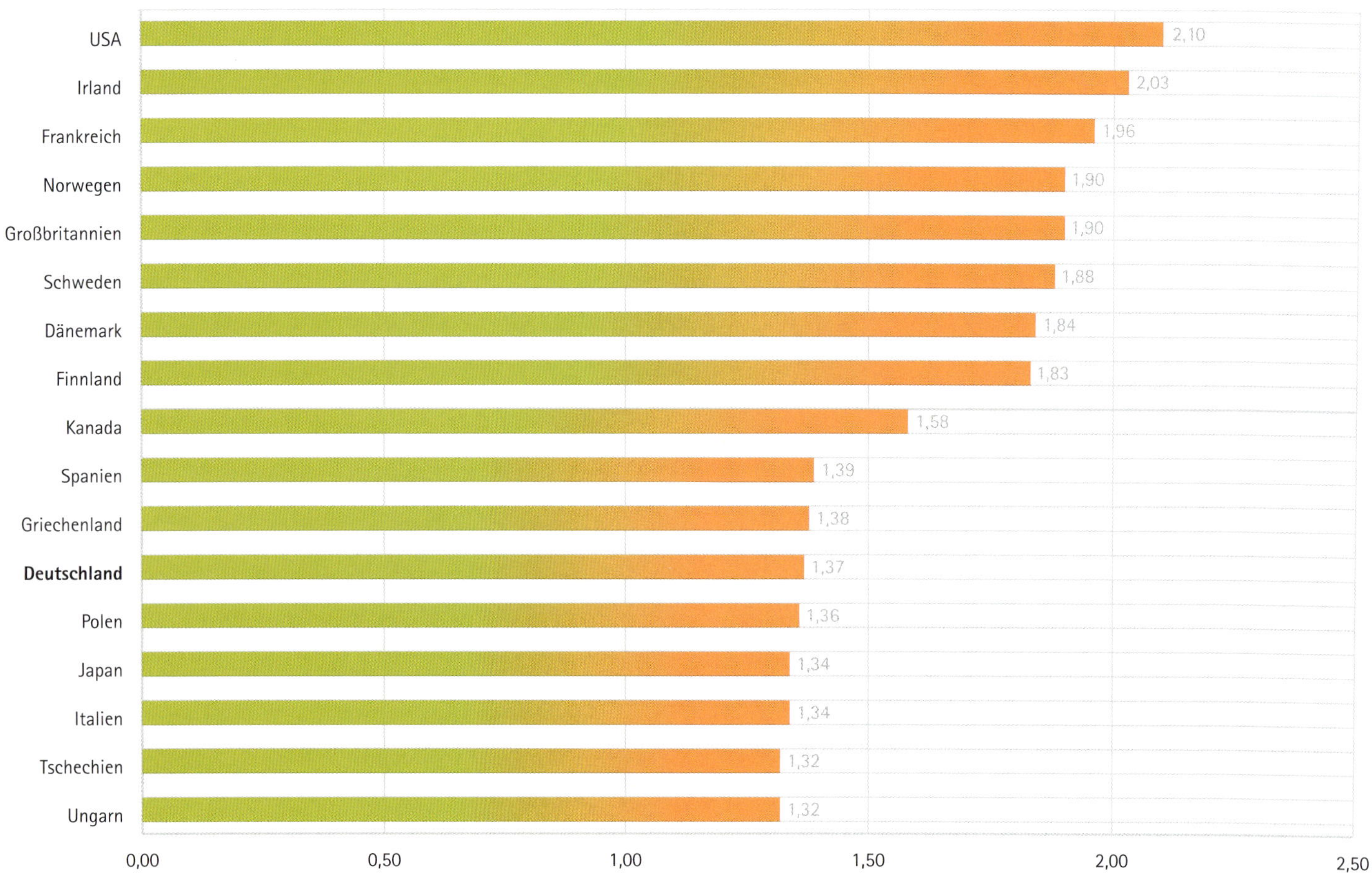

- eine unverändert hohe Zahl von Schwangerschaften, die als Fehlgeburten vor der 22. Woche enden – das betrifft jede fünfte Schwangerschaft
- eine seit Mitte der 90er Jahre steigende Zahl von Frühgeburten, die derzeit bei 9 Prozent in Deutschland liegt. Das sind ca. 60.000 Frühgeborene jährlich
- eine unverändert hohe Zahl von Babys (3 Prozent), die mit Fehlbildungen zur Welt kommen

Trotz intensiver Forschung konnten die Ursachen für die gerade erwähnten Komplikationen noch nicht vollständig geklärt werden. Allerdings sind in der Zwischenzeit viele Risiken bekannt und gesichert, die in einem Zusammenhang mit den genannten Komplikationen stehen. Das bedeutet, dass Sie und Ihr Partner diese mit entsprechenden Verhaltensweisen und Vorsorgemaßnahmen vermindern können.

Verteilung der Fehlgeburten nach dem Alter der Schwangeren

Quelle: Centers for Disease Control, American Society for Reproductive Medicine, Society for Assisted Reproductive Technology, RESOLVE; 1999 Assisted Reproductive Technology Success Rates , Atlanta, GA; Centers for Disesase Control and Prevention, 2001

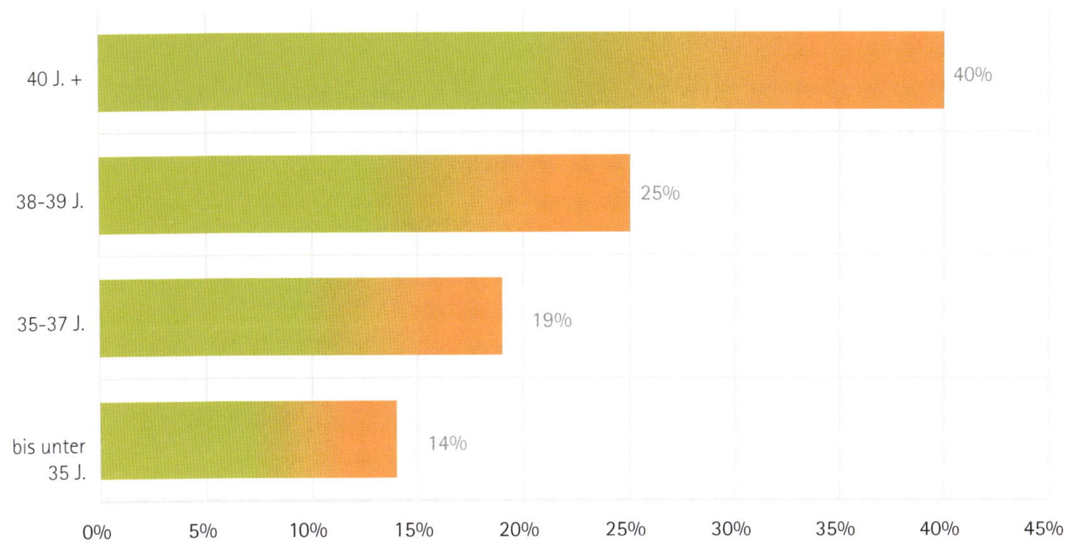

Häufigkeit von Frühgeburten (< 37. Schwangerschaftswoche) in Abhängigkeit vom Alter der Schwangeren

Quelle: Nach Voigt, M. (2009) / Eigene Berechnungen

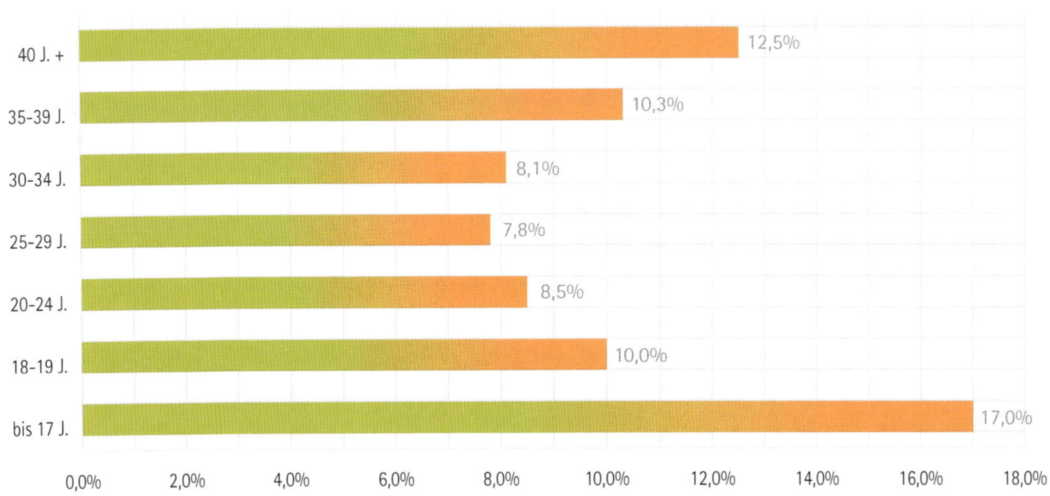

1.2 Was bedeutet das Alter der Frau für die Schwangerschaft?

Während die Geburtenzahlen sinken, steigt das Alter der Schwangeren an. Waren 1992 nur etwas mehr als ein Drittel der Schwangeren über 30 Jahre alt, so waren es 2005 bereits mehr als die Hälfte. Erstgebärende sind heute im Schnitt 29 Jahre alt – und damit fast vier Jahre älter als noch vor zehn Jahren.

Die »erste Schwangerschaft mit 30« ist so zur gesellschaftlichen Normalität geworden. Denn oft sind erst in diesem Alter die genannten Voraussetzungen für die Realisierung des Kinderwunsches gegeben.

Schwanger ab 35 – immer ein Risiko? Nein! Es gibt keine magische Altersgrenze, ab der Frauen risikoreiche Schwangerschaften erleben müssen

Mit zunehmendem Alter wird jedoch das »Schwangerwerden« und »Schwangerbleiben« schwieriger, denn die Fruchtbarkeit nimmt – wie bereits gesagt – mit höherem Lebensalter der Frau deutlich ab, aber auch die Risiken für Komplikationen in der Schwangerschaft nehmen zu. Mit neuen medizinisch-technischen Methoden ist es allerdings möglich, vielen Paaren auch im fortgeschrittenen Alter einen Kinderwunsch zu erfüllen.

Info

Down-Syndrom-Screening

Zur Diagnostik des Down-Syndroms gibt es Blutuntersuchungen wie z.B. das Erst-Trimester-Screening, die Kombination von PAPP-A (Serum-Marker im Blut) und freiem ß-HCG (Hormon) sowie die Ultraschallmessung der Nackentransparenz des Fötus in der 11. bis 14. Schwangerschaftswoche. Die Kosten für das Erst-Trimester-Screening (ca. 150 Euro) werden meist nicht von den Krankenkassen übernommen. Die Ergebnisse dieser Untersuchung sind zu über 90 Prozent zutreffend.

Bei Verdacht wird zur endgültigen Abklärung meist eine Amniozentese empfohlen. Hierbei wird mit einer Spritze Fruchtwasser aus der Fruchtblase entnommen und untersucht. Frauen ab 35 Jahren sowie Frauen, in deren Verwandtschaft es bereits Fälle mit Chromosomenanomalien gab, sollten sich über diesen Eingriff genau informieren. Humangenetische Beratungsstellen gibt es in allen größeren Städten der Bundesrepublik.
Eine Auflistung findet sich im Internet unter www.medizin-netz.de/adrgenberat.htm

Wahrscheinlichkeit des Auftretens von Chromosomenanomalien (Down-Syndrom) auf 1000 Geburten, nach Alter der Mutter

Quelle: Chefalo/Moos, 1995

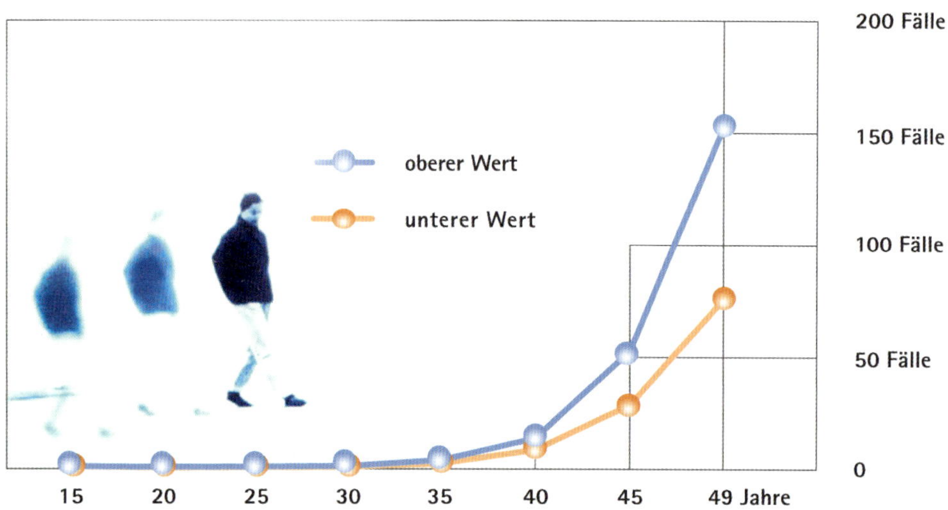

Auch die Zahl der Fehl- und Frühgeburten sowie die Zahl der Fehlbildungen beim Kind nimmt mit zunehmendem Alter der Schwangeren deutlich zu. Von den 20 Prozent Schwangeren, die eine Fehlgeburt haben, sind ältere deutlich stärker betroffen als jüngere. Von allen Fehlgeburten entfallen 40 Prozent auf Frauen, die 40 Jahre und älter sind, während Frauen bis zu 35 Jahren ein viel geringeres Risiko haben. Auch die Frühgeburt ist vom Alter abhängig und bei relativ älteren, aber auch den ganz jungen Schwangeren um fast das Zweifache erhöht. Den gleichen Zusammenhang mit dem Alter gibt es auch bei den Fehlbildungen.

Neben den genannten Komplikationen in der Schwangerschaft und bei der Geburt treten aber auch bestimmte Krankheiten unter älteren Schwangeren häufiger auf als unter jüngeren. Es ist aber beruhigend, dass trotz aller Risikofaktoren die große Mehrheit der Schwangeren auch ab 30 Jahren ohne Komplikationen ein gesundes Kind zur Welt bringt.

Frauen, die ab dem 35. Lebensjahr ihr erstes Kind bekommen, werden vielfach als Risikoschwangere bezeichnet. Dieser Begriff ist irreführend. Es gibt keine magische Altersgrenze, ab der Frauen risikoreiche Schwangerschaften durchleben müssen. Diese Einordnung geht darauf zurück, dass ab dem 35. Lebensjahr die Kosten für bestimmte Tests und Untersuchungen von den Krankenkassen übernommen werden.

Hintergrund dafür ist: Mit steigendem Alter der Mutter treten zunehmend Chromosomenanomalien beim Embryo auf. Diese können zu schweren Behinderungen des Kindes führen wie beispielsweise zum Down-Syndrom, das man auch als Trisomie 21 bezeichnet. Allerdings ist die Wahrscheinlichkeit für eine 35-Jährige, ein Kind ohne solche Anomalien zu bekommen, mit 99,7 Prozent sehr hoch. Laut Statistik steigt das Risiko, ein Baby mit Chromosomenanomalien zur Welt zu bringen erst ab einem Alter von 40 Jahren, und zwar auf 1,4 Prozent. Bei 45-jährigen Frauen liegt es bei 5,2 Prozent und bei den 49-Jährigen bei 15,3 Prozent.

! Info

Schwanger ab 35 Jahren

Bei Frauen ab 35 kommt es im Vergleich zu Jüngeren in der Schwangerschaft häufiger zu:

- Bluthochdruck (Hypertonie)
- Zuckerkrankheit (Diabetes mellitus)
- Totgeburten
- vorzeitigem Blasensprung
- geringem Geburtsgewicht des Kindes
- spontaner Fehlgeburt
- Frühgeburt

1.3 Ursachen für Unfruchtbarkeit und Fertilitätsstörungen bei Frau und Mann

Ungefähr 10 Prozent aller Paare in Deutschland sind laut Schätzungen ungewollt kinderlos. Meist wird zu unrecht angenommen, die Frau sei »schuld«. Dabei sind die Ursachen vielfältig und liegen zu 40 Prozent bei beiden Partnern, zu 30 Prozent beim Mann, zu 25 Prozent bei der Frau. Bei 5 Prozent der ungewollt Kinderlosen kann keine Ursache gefunden werden. Der medizinische Ausdruck für Unfruchtbarkeit ist Infertilität. Im engeren Sinn steht der Begriff für das Unvermögen, eine Schwangerschaft erfolgreich auszutragen.

Von Unfruchtbarkeit wird gesprochen, wenn es innerhalb eines Jahres nicht zur Schwangerschaft kommt

Im weiteren Sinne wird er gleichbedeutend mit Sterilität verwendet, also der Unfähigkeit schwanger zu werden bzw. ein Kind zu zeugen. Von Unfruchtbarkeit wird gesprochen, wenn es innerhalb eines Jahres nicht zu einer Schwangerschaft kommt – trotz regelmäßigem ungeschützten Geschlechtsverkehr. Manche Paare erleben aber auch nur Phasen einer zeitweiligen Unfruchtbarkeit.

Info

Polyzystisches Ovarialsyndrom (PCOS) und Kinderwunsch

Unerfüllten Kinderwunsch haben ca. 40-70 Prozent der von PCOS betroffenen Frauen. Durch hormonelle Veränderungen kommt es zu Störungen bei der Eizellreifung, dies äußert sich wiederum durch eine unregelmäßige Monatsblutung (Zyklus). Ein Eisprung findet nur selten bis gar nicht statt. Frauen mit PCOS im gebärfähigen Alter sind außerdem meist übergewichtig oder adipös (fettleibig) und ein Großteil hat zudem eine Insulinresistenz. Es besteht die Möglichkeit, die Eierstöcke zum Eisprung anzuregen, entweder durch eine Hormontherapie oder durch die Verbesserung der Insulinresistenz. Die Hormontherapie sollte von erfahrenen Frauenärzten oder Frauenärztinnen durchgeführt werden, weil eine individuelle und engmaschige Behandlung häufig notwendig ist, um eine Überstimulation zu vermeiden.

In der frühen Schwangerschaft erleben Frauen mit PCOS häufiger eine Fehlgeburt. Außerdem erkranken sie während der Schwangerschaft häufiger an Schwangerschaftsdiabetes und Präeklampsie. Deshalb ist es sehr wichtig, **vor einer Schwangerschaft** eine Verbesserung der Stoffwechselsituation und des hormonellen Ungleichgewichts anzustreben. Außerdem ist eine regelmäßige Überwachung in der Schwangerschaft empfohlen.

Es gibt ein bundesweites Selbsthilfenetzwerk für Frauen mit dem Polyzystischen Ovarialsyndrom (PCOS), Informationen im Internet unter **www.pcos-selbsthilfe.org**

Mögliche Ursachen der Unfruchtbarkeit sind nicht nur bei der Frau zu suchen

Fertilitätsstörungen bei der Frau können folgende Ursachen haben:

- Zyklusstörungen wie das Ausbleiben der Menstruation (Amenorrhoe) oder die sehr seltene Regelblutung (Oligomenorrhoe)
- Bakterielle Scheideninfektionen wie z.B. die bakterielle Vaginose (siehe Kapitel 6.1)
- Störungen der Eizellreifung durch hormonelle Veränderungen; die häufigste hormonelle Störung bei Frauen ist das so genannte PCO-Syndrom (Polyzystisches Ovarialsyndrom)
- eileiterbedingte Unfruchtbarkeit z.B. durch verschlossene Eileiter. Häufig sind dafür Genitalinfektionen verantwortlich. Die häufigste Infektion ist die durch Chlamydia trachomatis (CT) verursachte, die zu fast 70 Prozent von den Frauen gar nicht bemerkt wird (siehe Kapitel 6.1)
- Eileiterschwangerschaften, Operationen und (meist gutartige) Wucherungen
- Endometriose, das Wachstum von Gebärmutterschleimhaut außerhalb der Gebärmutter. Schätzungen gehen davon aus, dass ca. 10 Prozent der Frauen – häufig unbemerkt – an einer Endometriose leiden
- Fehlbildungen von Eierstöcken, Eileitern oder Gebärmutter
- Bildung von Antikörpern gegen Eizelle oder Spermien
- Schilddrüsenfunktionsstörungen
- seelische Ursachen, Stress sowie Leistungsdruck

Die hormonell bedingten Fertilitätsstörungen werden in der Regel von Zyklusveränderungen und Zwischenblutungen begleitet. Bei der Endometriose treten starke Schmerzen während der Monatsblutung auf. Das Heimtückische an Chlamydien-Infektionen ist die Tatsache, dass sie oft zur Sterilität (Unfruchtbarkeit) führen, weil sie unerkannt und damit auch unbehandelt bleiben. Oft werden Chlamydien-Infektionen bei Frauen erst nach Jahren entdeckt – wenn ihr Kinderwunsch nicht in Erfüllung geht.

Die Unfruchtbarkeit des Mannes kann folgende Ursachen haben:

- Störungen der Spermienreifung oder der Spermienqualität. Sie können z.B. durch Mumps-Infektion im Kindesalter entstehen, aber auch durch hormonelle Störungen, Schadstoffbelastungen, Medikamente, Hodenhochstand, Operationen, Chromosomenanomalien sowie akute Infektionen
- Störungen des Spermientransports durch blockierte Samenleiter sind vergleichbar mit einem Eileiterverschluss bei der Frau. Ursache ist meist eine Infektionskrankheit

Info

Chlamydien – eine Ursache für den Eileiter-Verschluss

Frauen, die bereits eine Chlamydien-Infektion hatten und bei denen trotz ungeschütztem Geschlechtsverkehr auch nach längerer Zeit keine Schwangerschaft eintritt, sollten eine serologische Untersuchung in Erwägung ziehen.

Dazu wird eine Blutprobe im Labor mit Hilfe eines ELISAs auf cHSP60-IgG und Chlamydien untersucht. Ist das Testergebnis negativ, so liegt mit einer Wahrscheinlichkeit von 90 Prozent kein Eileiterverschluss vor. Die Kosten liegen etwa bei 50 Euro.

Bei einem positiven Befund ist Schwangerwerden auf natürlichem Wege meist nicht mehr möglich. Eine Bauchspiegelung (Laparoskopie) zur Abklärung ist dann im Rahmen einer In-vitro-Fertilisation (IVF) anzuraten.

Bei Frauen mit negativem Befund ist die Therapie meist einfach (z. B. eine Hormonbehandlung), oft werden sie sogar auf natürliche Weise schwanger. Paare, die eine Kinderwunschbehandlung in Erwägung ziehen, sollten diese Untersuchung mit ihrer behandelnden Ärztin/Arzt absprechen (vgl. Kap. 7).

- Erektionsstörungen. Davon sind nach einer Kölner Studie 2 Prozent der Männer im Alter von 30 bis 39 Jahren betroffen und bereits 10 Prozent der 40- bis 49-Jährigen. Erektionsstörungen treten häufig auch in Verbindung mit diagnostizierten oder bisher nicht diagnostizierten Krankheiten wie z.B. Diabetes mellitus auf

Die Therapie der Unfruchtbarkeit richtet sich nach der Ursache. Daher ist zunächst eine eingehende Anamnese und Diagnostik beider Partner erforderlich. Ihre Frauenärztin/Ihr Frauenarzt wird Sie in der Regel an eine dafür spezialisierte Praxis oder ein Zentrum überweisen (vgl. Kap. 7).

Da verschiedene Medikamente ebenfalls negative Auswirkungen auf die Fruchtbarkeit von Mann und Frau haben können, wird sich der Arzt erkundigen, welche Medikamente Sie einnehmen. Außerdem wird er die Frau befragen, ob bei ihr chronische Krankheiten vorliegen, die auch in einer späteren Schwangerschaft medikamentös behandelt werden müssen. Möglicherweise wird die Dosierung bereits vor der Schwangerschaft umgestellt (siehe Kapitel 6.3 und 6.6).

Übergewicht bei Mann und Frau reduziert die Wahrscheinlichkeit, dass eine Schwangerschaft eintritt, deutlich. Frauen, die einen Body Mass Index (BMI) von mehr als 25 aufweisen, wird eine Ernährungsberatung sowie eine Gewichtsreduktion empfohlen. Dies gilt in noch stärkerem Maße für Frauen mit einem BMI von mehr als 30. Auch bei einem zu großen Bauchumfang (Männer mehr als 95 cm, Frauen mehr als 88 cm) wird eine Gewichtsreduktion empfohlen (siehe auch Kapitel 5.3).

Da viele Chemikalien die Fruchtbarkeit bei Mann und Frau verringern können, wird sich Ihre Ärztin/Ihr Arzt auch danach erkundigen, ob Sie im Haushalt oder bei der Arbeit regelmäßig bestimmten Schadstoffen ausgesetzt sind (mehr dazu im Kapitel 6.5).

Nach dieser Basisdiagnostik kann Ihre Ärztin/Ihr Arzt durch verschiedene Untersuchungen und Messungen die möglichen Ursachen der Infertilität eingrenzen. Dazu gehört es, eine endokrine, hormonelle Störung auszuschließen oder zu bestätigen. Zu diesen zählen Erkrankungen der Hirnanhangdrüse (Hypophyse) und ihren übergeordneten Zentren im Gehirn (Hypothalamus), der Schilddrüse, der Nebenschilddrüse, der Nebennieren und der Geschlechtsdrüsen (Gonaden).

Zusammenfassung

Mit der Entwicklung der Pille Mitte der sechziger Jahre des letzten Jahrhunderts ist eine Schwangerschaft planbar geworden. Die Mehrzahl gerade jüngerer Frauen nimmt die Pille. So kann die Entscheidung für ein Kind bewusst gewählt und auf die Lebenssituation der Partner abgestimmt werden.

Verschiedene gesellschaftliche Entwicklungen bewirken, dass Frauen beim Eintritt der ersten Schwangerschaft immer älter werden. Die erste Schwangerschaft ab 30 ist normal geworden. Denn erst in diesem Alter sind in der Regel die Bedingungen erfüllt, die sich Paare wünschen, wenn sie konkret an ein Kind denken.

Die Entscheidung für ein Kind ist aus Sicht der Gesellschaft zweifellos zu begrüßen, auch wenn jene Paare respektiert werden müssen, die sich aus welchen Gründen auch immer dagegen entscheiden. Diese Entscheidung können und sollen Paare nur individuell fällen und verantworten - auch wenn Unterstützungs- und Hilfeleistungen des Staates, der Gemeinde oder der Betriebe hier gegebenenfalls eine zusätzliche Hilfe und Motivation bieten können.

Bei 90 Prozent aller Paare, die sich für ein Kind entscheiden, ist nach spätestens einem Jahr eine Schwangerschaft eingetreten, und 75 bis 80 Prozent der Schwangeren gebären nach 10 Monaten ein gesundes Kind. Auch wenn man sich diesen glücklichen Verlauf wünscht, soll nicht verschwiegen werden, dass auch kleinere und größere Probleme auftreten können wie Fertilitätsstörungen, Fehlgeburten, Frühgeburten oder schwere Erkrankungen der Mutter während der Schwangerschaft.

Mit planBaby wissen Paare mit Kinderwunsch, was auf sie zukommen kann, vor allem aber, was getan werden kann, um die Wahrscheinlichkeit des Eintretens von Problemen zum Teil deutlich zu verringern.

planBaby hilft Paaren mit Kinderwunsch, möglichst schnell und sicher eine Schwangerschaft zu erreichen. Dazu dient das Buch und die beiden Fragebogen. Es hilft Paaren, bei denen es mit der Schwangerschaft (länger) nicht klappen will, herauszufinden, woran es liegen kann und was dann im einzelnen getan werden kann. Und schließlich soll planBaby Paaren, die sich für eine Kinderwunschbehandlung entschieden haben, helfen, die medizinische Behandlung zu begleiten und zu unterstützen.

! Empfehlung

Hinweise auf mögliche Ursachen von Fertilitätsstörungen erhalten Sie von uns, wenn Sie die Fragebogen aus der hinteren Umschlagklappe ausfüllen und einsenden. Besprechen Sie dann Ihren Kinderwunsch mit Ihrer Ärztin/Ihrem Arzt. Die Ursachen für Fertilitätsstörungen sind vielfältig. Sie können daher oft erst nach einigen diagnostischen Untersuchungen erkannt und durch eine gezielte Therapie behandelt werden. Wichtig ist, dass beide Partner, Mann und Frau, sich untersuchen lassen, da die Ursachen bei einem oder beiden Partnern liegen können.

Sprechen Sie gegebenenfalls mit Ihrer Ärztin/Ihrem Arzt über eine Hormonbehandlung, die die Eizellreifung anregen kann. Vielleicht reichen auch bereits Naturheilmittel (siehe Kapitel 5.1) aus, um die Hormonproduktion anzuregen.

Bei allem Nachforschen nach den Ursachen der Unfruchtbarkeit sollten auch seelische Faktoren immer mit einbezogen werden. Bei allen somatischen (körperlichen) Vorgängen sollte die Rolle des Stresses nicht unberücksichtigt bleiben. Mit dem Erlernen einfacher Stressbewältigungsmethoden können Sie selbst schon viel beitragen zum Gelingen der Schwangerschaft. Wenn es auf natürlichem Wege nicht klappt, bleibt die Möglichkeit einer Kinderwunschbehandlung. Mehr dazu finden Sie in Kapitel 7.

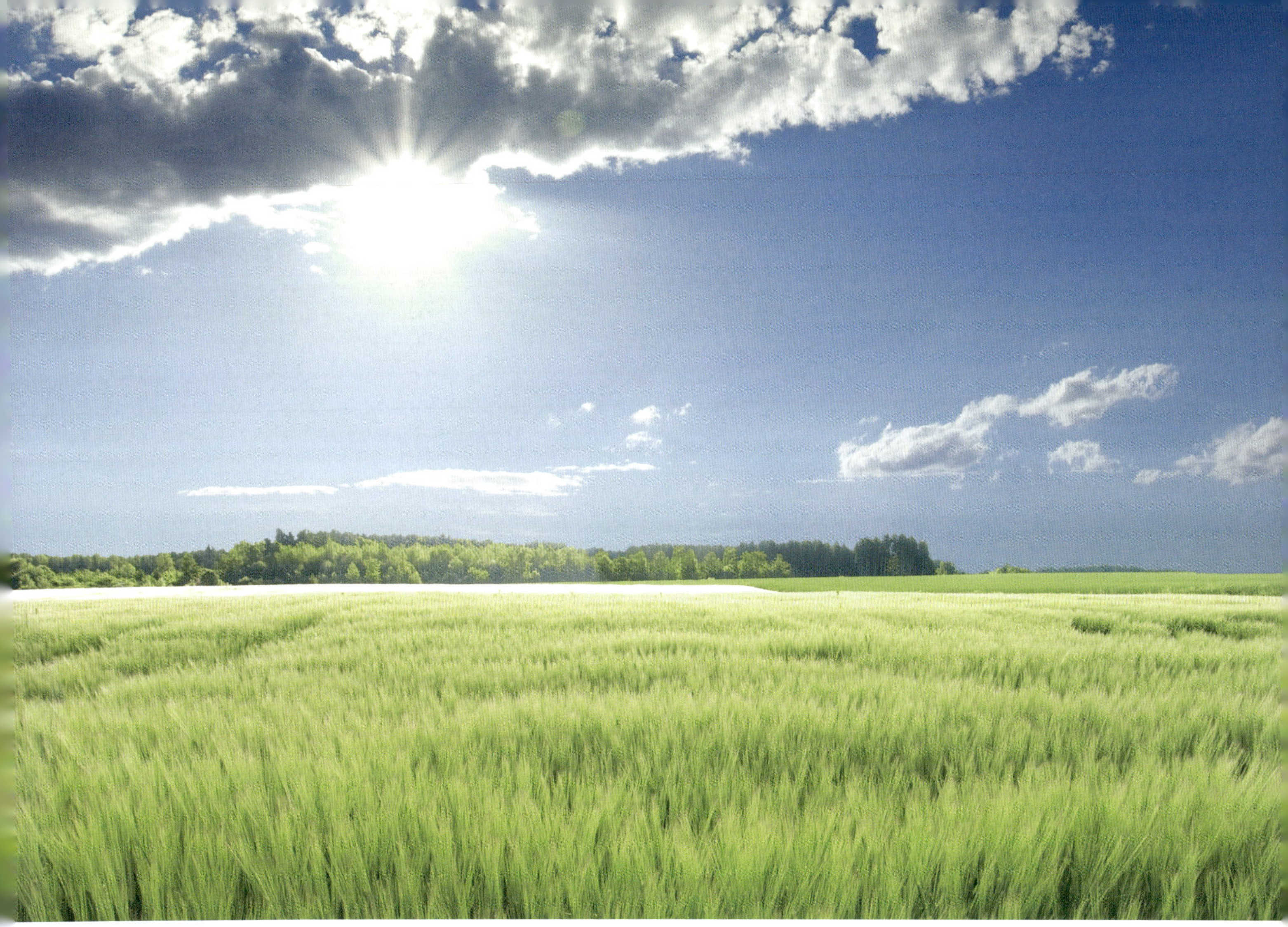

2 Was wir für Sie tun können

Etwa 70 Prozent aller Schwangerschaften sind geplant. Für viele Paare gehören Kinder zu einer »richtigen Familie« einfach dazu. Das Leben mit Kindern ist aufregend, erfüllend, beglückend, abenteuerlich – manchmal aber auch richtig anstrengend. Die Entscheidung für ein Kind verändert das ganze Leben, komplett und von Grund auf. Aus einer Zweierbeziehung wird eine kleine Familie. Auch auf die Wohnsituation, die Freizeit, die Karriere, den Haushalt, die Finanzen und den bisherigen Freundeskreis wird die Entscheidung Einfluss haben. Viele Gedanken kreisen in dieser Zeit um folgende Fragen:

- Passt ein Kind in unsere Lebenssituation?
- Wie lässt sich ein Kind mit unseren Berufsplänen vereinbaren?
- Werde ich eine gute Mutter oder ein guter Vater sein?
- Was passiert mit mir, wenn ich monatelang zu wenig Schlaf bekomme?
- Werden wir uns finanziell sehr einschränken müssen?
- Ist unsere Partnerschaft stark genug für ein Kind?

Ein Kind zu bekommen ist eine große und lebenslange »Unternehmung« und sollte entsprechend gut vorbereitet sein. Wenn Sie sich ein Baby wünschen und eine Schwangerschaft planen, dann ist das so, als würden Sie sich auf eine Reise in ein neues Land mit vielen zu entdeckenden Orten begeben. Wie bei jeder weiten Reise sollten Sie sich gut vorbereiten und auch an sinnvollen Ausgaben nicht sparen.

Die Zeitspanne zwischen der Entscheidung für eine Schwangerschaft und der Geburt eines gesunden Kindes ist in den meisten Fällen mit Freude, Hoffnung und Wohlbefinden gefüllt. Aber auch negative Gefühle wie Unsicherheit, Angst und Stress tauchen in dieser Zeit auf. Bei der Mehrheit aller Paare mit Kinderwunsch tritt die Schwangerschaft schnell ein. Neun Monate später – nach problemlos verlaufener Schwangerschaft und Geburt – ein gesundes Baby in den Armen zu halten, ist der natürlichste Wunsch aller Paare. Bei 75 bis 80 Prozent aller Schwangerschaften ist es auch so. Und das ist sehr beruhigend.

In diesem Buch wollen und müssen wir Sie aber auch auf die möglichen Risiken und Gefahren hinweisen. Denn in 20 bis 25 Prozent aller Schwangerschaften kommt es zu Komplikationen. Einige Frauen werden nicht sofort oder gar nicht schwanger, weil die Fruchtbarkeit (Fertilität) eines oder beider Partner eingeschränkt ist. Bei anderen kommt es sehr schnell zur Empfängnis, doch sie verlieren ihr Kind durch eine Fehlgeburt. Babys können zu früh zur Welt kommen oder Fehlbildungen haben. Das alles sind Umstände, die man nicht verschweigen darf.

Die Epidemiologie ist eine Wissenschaft, die die Häufigkeit und die Ursachen von Krankheiten und Gesundheitsstörungen erforscht. Über mehrere Jahrzehnte hinweg wurden Tausende von Schwangeren untersucht und/ oder befragt. Dabei wurden verschiedene Ursachen und Faktoren herausgefunden, die die Möglichkeit von Problemen bei der Empfängnis und während der Schwangerschaft vergrößern oder verringern. Die Tatsache, dass die Epidemiologie diese Faktoren entdeckt hat, kann Paaren mit Kinderwunsch sehr helfen. Diese Chance sollten Sie nutzen!

Wäre eine glücklich und gesund verlaufende Schwangerschaft einzig und allein Zufall oder Schicksal, dann gäbe es planBaby nicht. Wenn Sie während der Lektüre von planBaby mögliche Risikofaktoren bei sich oder Ihrem Partner entdecken, so können Sie durch Vorsorgemaßnahmen die Wahrscheinlichkeit des Eintritts einer Komplikation erheblich verringern.

Die Realisierung eines Kinderwunsches sollte, wenn irgend möglich, nicht in eine Zeit fallen, die durch starke berufliche oder sonstige Belastungen geprägt ist. Ruhe, Wohlbefinden, Optimismus und auch Selbstsicherheit sind die besten Begleiter für eine geplante Schwangerschaft. Ängstlichkeit, Konflikte und Stress können sich negativ auswirken.

Die Risiken für das Eintreten einer Komplikation können Sie leider nicht ganz ausschalten – aber deutlich verringern. Das beweist der Erfolg unseres BabyCare-Programms: Die Teilnehmerinnen haben eine um 25-30 Prozent geringere Frühgeburtenrate als Nichtteilnehmerinnen.

Hier ein kleiner Überblick, was Sie in den einzelnen Kapiteln von planBaby erwartet:

Kapitel 3 beschäftigt sich mit dem Schwangerwerden. Es werden die Abläufe der Befruchtung erklärt. Außerdem wird beschrieben, wie Sie Ihre fruchtbaren Tage selbst bestimmen können und es werden die Auswirkungen einer früheren Pilleneinnahme auf das Schwangerwerden erklärt. Ferner wird beschrieben, welchen Einfluss das Alter auf die Fruchtbarkeit hat und stichwortartig die möglichen Risikofaktoren für die Fruchtbarkeit genannt.

Kapitel 4 gibt einen Überblick über die möglichen Probleme, die in einer Schwangerschaft auftreten können. Dies sind möglicherweise Fehlgeburten, aber auch Frühgeburten und Fehlbildungen des Kindes. Denn das Ziel von Paaren, die Eltern werden wollen, ist ja nicht allein das Schwangerwerden, sondern die Geburt eines gesunden Kindes.

Kapitel 5 beschäftigt sich dann ausführlich mit den präventiven Möglichkeiten, d.h. was Sie selbst tun können, um die Wahrscheinlichkeit für den Eintritt einer Schwangerschaft zu erhöhen. Interessanterweise sind die beschriebenen besten Voraussetzungen nicht nur für das Schwangerwerden förderlich, viele reduzieren auch mögliche Komplikationen in der dann eingetretenen Schwangerschaft. Themen wie beispielsweise gesunde Ernährung, die Rolle der Genussmittel wie Tabak, Alkohol und Kaffee, sportliche Aktivität, aber auch das positive Umgehen mit Stress und seiner Bewältigung oder mit Gewichtsproblemen bis hin zu der Rolle der Zahnhygiene und Hinweisen für geplante Fernreisen werden in diesem Kapitel ausführlich besprochen. Am Ende eines jeden Abschnitts haben wir für Sie konkrete Empfehlungen zusammengestellt, in welchen Bereichen Sie selbst etwas tun können.

Kapitel 6 widmet sich dann den Risiken für die Fruchtbarkeit, insbesondere den chronischen Krankheiten und einer dadurch möglicherweise notwendigen Medikamenteneinnahme, den Infektionskrankheiten und wie diesen durch Impfungen gegebenenfalls wirksam begegnet werden kann und vererbbaren (genetischen) Krankheiten. Außerdem werden mögliche Auswirkungen von Chemikalienbelastungen und Medikamenten auf die Fruchtbarkeit und gegebenenfalls Fruchtbarkeitsstörungen erklärt. Wenn Sie bestimmte Medikamente einnehmen müssen, können Sie sich in diesem Kapitel einen ersten Überblick verschaffen, ob das von Ihnen verwendete Medikament möglicherweise die Realisierung des Kinderwunsches erschweren kann. Nicht alle sollen dieses Kapitel von vorne bis hinten durchlesen. Dieses Kapitel kann aber von den Paaren als Nachschlagewerk benutzt werden, bei denen hier mögliche Ursachen vermutet werden.

Kapitel 7 beschreibt die Methoden, die in einer Kinderwunschbehandlung zur Anwendung kommen, wenn es auf natürlichem Wege nicht mehr klappt schwanger zu werden.

Die Checkliste in Kapitel 8 – Sechs Schritte zu einer schnellen und gesunden Schwangerschaft – gibt Ihnen dann noch einmal im Überblick Hinweise, wie Sie sich optimal auf eine Schwangerschaft vorbereiten können.

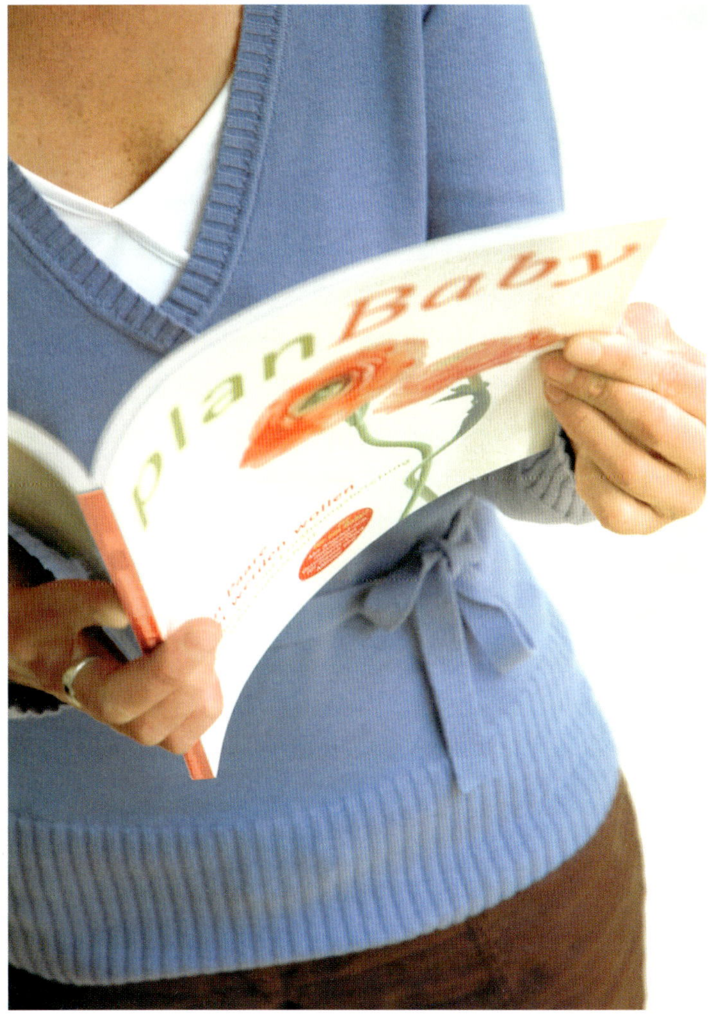

Bestens informiert in die Schwangerschaft – planBaby

Zum Schluss wird Ihnen die Bedeutung der leider nicht immer vermeidbaren Fachausdrücke und Abkürzungen erklärt, die auch Ihre Ärztinnen und Ärzte verwenden. Über das Schlagwortverzeichnis können Sie die für Sie wichtigen Themen leicht finden.

Neben vielen Vorschlägen und Tipps werden wir Ihnen gegebenenfalls bestimmte diagnostische oder therapeutische Maßnahmen empfehlen. Einige dieser Tests und Untersuchungen sind so genannte »Individuelle Gesundheitsleistungen«, die man auch als IGeL-Leistungen bezeichnet. IGeL-Leistungen sind nicht im Leistungskatalog der gesetzlichen Krankenkassen enthalten und müssen von Ihnen selbst bezahlt werden. Viele der um die Bereiche Empfängnis und Schwangerschaft angebotenen IGeL-Leistungen werden für Sie überflüssig sein, andere können in Ihrer Situation wichtig und unentbehrlich sein. Stellen Sie sich dazu zwei Frauen vor: Die eine ist 40 Jahre alt, starke Raucherin mit leichtem Übergewicht. Seit drei Jahren versucht sie schwanger zu werden. Die andere ist eine 25-jährige Sportlerin, die unter Asthma leidet. Für die beiden Frauen ist eine komplett unterschiedliche medizinische Betreuung nötig. Die Frau mit dem seit Jahren unerfüllten Kinderwunsch braucht andere Tests und Untersuchungen als eine jüngere Frau, die an einer chronischen Krankheit leidet. planBaby möchte Ihnen helfen, für sich herauszufinden, welche diagnostischen und therapeutischen Leistungen in Ihrem Fall individuell angebracht sind. Sie können sicher sein, dass die Maßnahmen, die wir Ihnen gegebenenfalls empfehlen werden, in Ihrem Fall aus medizinischer Sicht sinnvoll sind.

In dieser Kinderwunschphase, auf der Reise in das neue Land, sollten Sie sich von den Ärztinnen/Ärzten begleiten lassen, denen Sie vertrauen. Bei Frauen wird dies in der Regel die Frauenärztin oder der Frauenarzt sein, bei Männern die Hausärztin oder der Hausarzt. Zu vergessen sind auch nicht die anderen Fachärzte, wenn Sie an bestimmten chronischen Krankheiten leiden oder gelitten haben. Auch der Zahnarzt sollte nicht vergessen werden.

Auch wir möchten Sie zu Beginn dieser Reise unterstützen. Wenn Sie die in der hinteren Klappe des Buches beiliegenden Fragebogen ausfüllen, werden Sie nach etwa 2-3 Wochen ein Auswertungsschreiben mit persönlicher Analyse und individuellen Empfehlungen erhalten. Danach begleiten wir Sie auch gerne weiterhin. Sie können uns per E-Mail Fragen stellen – bis zu fünf Fragen können wir zeitnah und kostenlos beantworten. Diese Serviceleistung gilt für alle Fragenbogenteilnehmer. Die Kosten der Auswertung des Fragebogens mit der persönlichen Gesundheits- und Ernährungsberatung betragen pro Fragebogen 15 Euro bzw. 25 Euro für zwei Fragebogen.

Auch einige innovative Krankenversicherungen und Krankenkassen unterstützen ihre Versicherten bei der Babyplanung, indem sie ihren Versicherten die Programmkosten von planBaby erstatten oder die Handbücher direkt an ihre Versicherten verschicken. Meist werden dann auch die Kosten für die persönliche Analyse übernommen. Ob Ihre Krankenkasse diesen Service anbietet, erfragen Sie am besten direkt bei Ihrer Krankenkasse. Eine Liste aller Kooperationspartner findet sich auch im Internet unter www.planbaby.de.

Auf unserer Homepage finden Sie auch viele weitere Hinweise und Antworten auf häufig gestellte Fragen.

In unserem Blog http://blog.planbaby.de/ geben wir regelmäßig Informationen zu neuen Themen rund um den Kinderwunsch.

Sie können uns aber auch bei Twitter unter http://twitter.com/planBabyDE folgen.

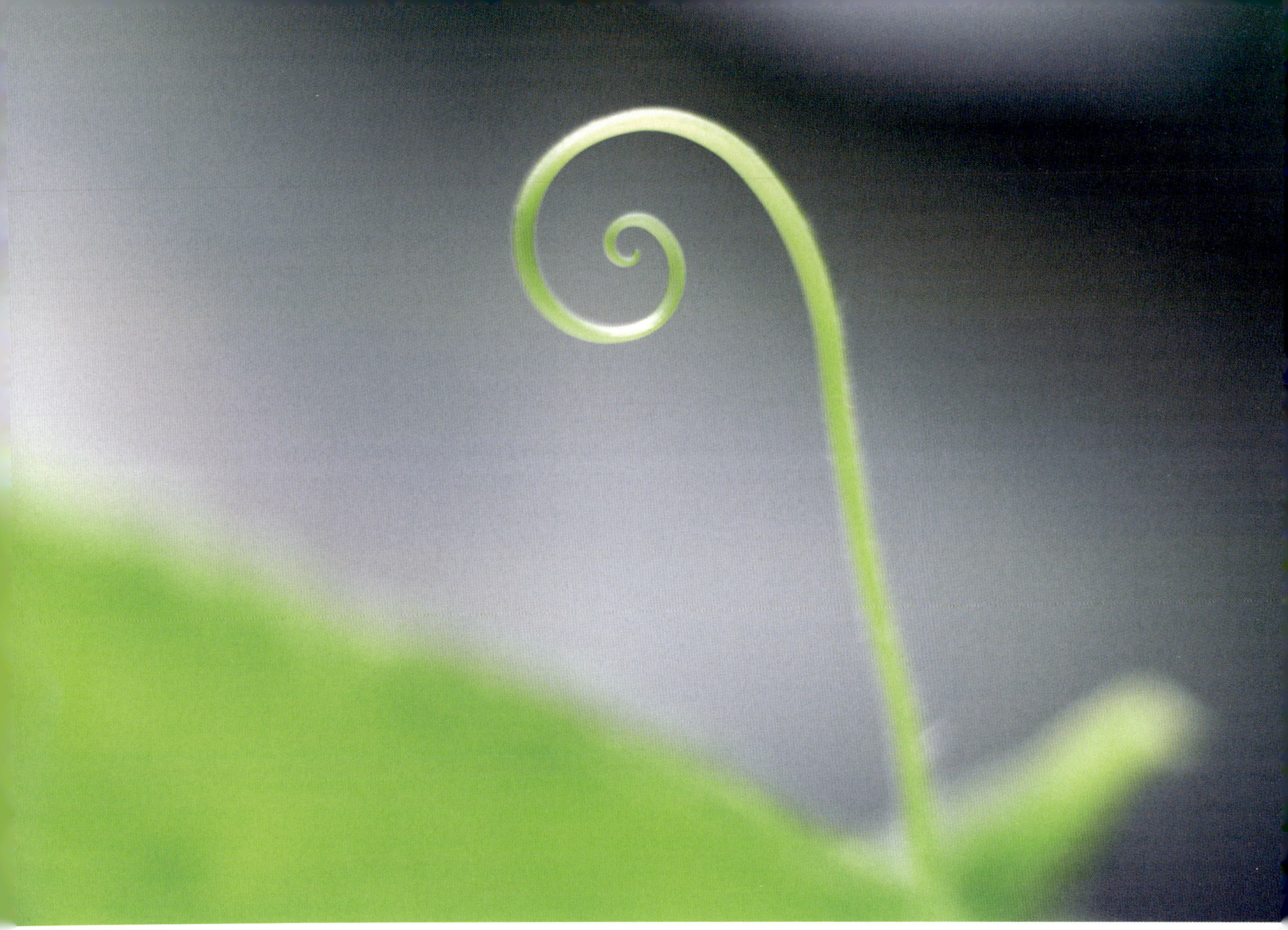

3 Wie sicher schwanger werden?

Eine Schwangerschaft entsteht, wenn die Spermien eines Mannes und die Eizelle einer Frau verschmelzen und sich das befruchtete Ei anschließend in der Gebärmutter einnistet. Frauen im gebärfähigen Alter sind bekanntlich nicht ständig fruchtbar, ihre Fruchtbarkeit ist vielmehr auf bestimmte Phasen im Monatszyklus beschränkt. Unter dem Einfluss von Hormonen reifen alle vier Wochen in den Eierstöcken etwa ein bis drei Eizellen, die jeweils in einem Eibläschen, einem so genannten Follikel, liegen. Durch hormonelle Einflüsse platzt in der Mitte des Zyklus der Follikel und die Eizelle tritt aus den Eierstöcken heraus. Dieser Vorgang ist der Eisprung, der auch als Ovulation bezeichnet wird. Die Gebärmutterschleimhaut verändert sich in diesem Zeitraum ebenfalls unter hormonellem Einfluss, so dass sich die Eizelle – sofern sie befruchtet wurde – dort einnisten kann. Nach dem Eisprung wird die Eizelle zunächst vom Eileiter aufgenommen und ist dort etwa 12 bis 24 Stunden lang lebens- und befruchtungsfähig. Wenn man bedenkt, dass Spermien ungefähr drei Tage – manchmal auch länger oder kürzer – im Körper einer Frau überleben können, dann lässt sich der Zeitraum, in dem eine Frau befruchtet werden kann, auf vier bis sechs Tage des Zyklus einschränken.

Leider ist in der Regel der genaue Zeitpunkt des Eisprungs nicht bekannt, auch wenn es einige Methoden gibt, diesen näher zu bestimmen. Wer seine fruchtbaren Tage bestimmen möchte, sollte wissen, dass der erste Tag der Menstruation auch der erste Tag des Zyklus ist.

Häufigkeit der Zykluslänge in Tagen

Quelle: Petra Frank-Herrmann, 2005

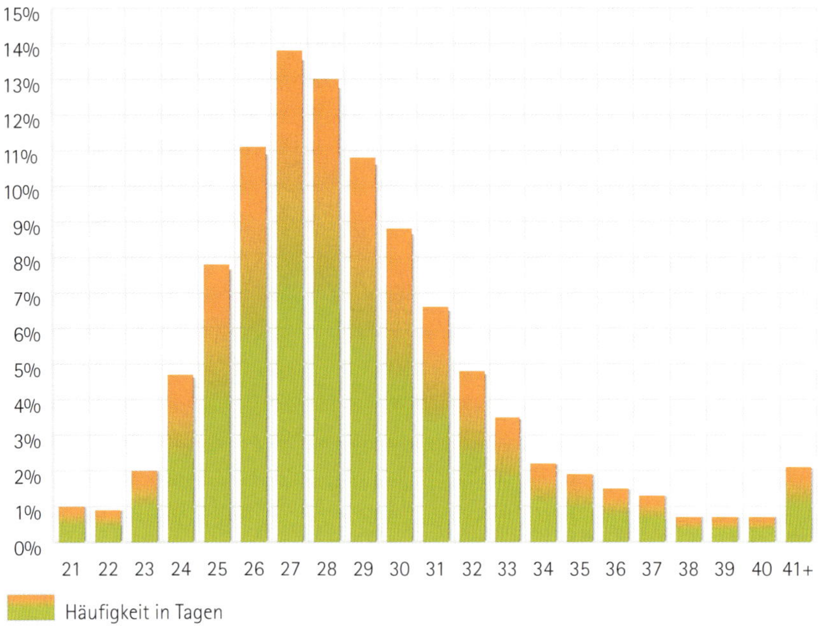

Wie lange dauert es, bis ich schwanger werde? Wahrscheinlichkeit nach Zahl der Zyklen

Quelle: C. Gnoth et al., 2003

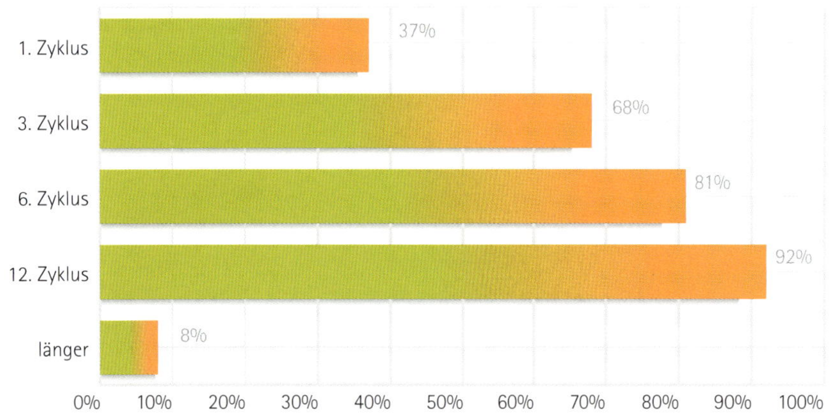

Bei 50 Prozent der Frauen liegt die Dauer des Zyklus zwischen 26 und 29 Tagen. Zykluslängen von 27 und 28 Tagen sind am häufigsten. Allerdings gibt es auch deutlich längere Zyklen und solche, die nur 21 Tage lang sind. Bei Frauen kann es durch verschiedenste Einflüsse auch zu Veränderungen der sonst üblichen Zyklusdauer kommen.

Die individuelle Bestimmung der fruchtbaren Phase unter Berücksichtigung der Länge Ihres Zyklus können Sie auf unserer Homepage www.planbaby.de vornehmen.

Info

Methoden zur Bestimmung des Eisprungs Messung der Körpertemperatur (Basaltemperatur)

Hormonelle Veränderungen bewirken, dass sich die Körpertemperatur der Frau nach dem Eisprung in der zweiten Zyklushälfte um etwa 0,5 Grad erhöht. Wenn Sie morgens vor dem Aufstehen regelmäßig Ihre Temperatur messen, können Sie anhand der Veränderungen den Tag des Eisprungs ziemlich sicher bestimmen – im Nachhinein. Wenn Sie regelmäßige Zyklen haben, können Sie vom aktuellen Zyklus auf den nächsten Zyklus schließen und sich ausrechnen, wann Sie ungefähr den nächsten Eisprung haben werden. Ganz exakt ist diese Methode leider nicht, in einigen Fällen kann es auch ohne Eisprung zu einer Erhöhung der Körpertemperatur kommen. Es gibt Kurse zum Erlernen der Methode, zum Beispiel bei Pro Familia. Eine erfahrene Hebamme

Wie lange dauert es schwanger zu werden?

Statistiken zeigen, dass bei 37 Prozent aller Paare, die sich ein Kind wünschen, die Frau bereits während des ersten Zyklus schwanger wird. Nach drei Zyklen sind 68 Prozent der Frauen schwanger, 92 Prozent nach zwölf Monaten. Ca. 10 Prozent brauchen länger, wobei hier Fertilitätsstörungen zu vermuten sind (siehe Kapitel 1.3).

Die Häufigkeit des Geschlechtsverkehrs

Die Wahrscheinlichkeit schwanger zu werden ist bei Paaren, die nicht verhüten, natürlich auch von der Häufigkeit des Geschlechtsverkehrs abhängig. So beträgt die Wahrscheinlichkeit bei täglichem Geschlechtsverkehr schwanger zu werden etwa 37 Prozent pro Zyklus und bei einmal wöchentlichem Geschlechtsverkehr noch 15 Prozent. Dabei gilt aber: nicht viel ist gut, sondern an den richtigen Tagen.

Die Fruchtbarkeit und die Wahrscheinlichkeit des Eintritts einer Schwangerschaft verringert sich aber beispielsweise auch, wenn Sie:

- stark übergewichtig sind und einen Body Mass Index (BMI) von über 30 aufweisen
- stark untergewichtig sind oder einen zu geringen Körperfettanteil aufweisen. Ein BMI unter 18 sowie ein Körperfettanteil von weniger als 20 Prozent ist mit Zyklusstörungen verbunden. Mehr zur Ermittlung Ihres BMI erfahren Sie im Kapitel 5.3
- an Essstörungen leiden (siehe Kapitel 5.3)
- an bestimmten chronischen Krankheiten wie z.B. Diabetes mellitus oder Rheuma leiden. Dabei ist es noch unklar, ob die Krankheiten selber oder die Begleitumstände wie Schmerzen und Stress oder die Verwendung von Medikamenten die Fruchtbarkeit stören (siehe Kapitel 6.3 und 6.6)
- an Störungen der Vaginalflora und/oder Scheideninfektionen leiden (siehe Kapitel 6.1)
- in Beruf, Haushalt oder bei Hobbys regelmäßig oder häufig bestimmten Chemikalien (z.B. Pestiziden) oder einer Strahlenbelastung ausgesetzt sind (siehe Kapitel 6.5)
- sich nicht gesund und ausgewogen ernähren und eine Unterversorgung mit bestimmten Mikronährstoffen (Eisen, Folsäure) aufweisen (siehe Kapitel 5.1)
- fettarme Diäten durchführen (siehe Kapitel 5.1)
- sehr viel Kaffee oder Tee konsumieren (siehe Kapitel 5.2)
- rauchen oder illegale Drogen konsumieren (siehe Kapitel 5.2)
- regelmäßig Alkohol übermäßig konsumieren (siehe Kapitel 5.2)
- überdurchschnittlich stark mit Stress belastet sind (siehe Kapitel 5.5)
- bestimmte Medikamente verwenden (siehe Kapitel 6.6)

Wiedereinsetzen regelmäßiger, ovulatorischer Zyklen nach Absetzen oraler Kontrazeptiva

Quelle: P. Frank-Herrmann (2006)

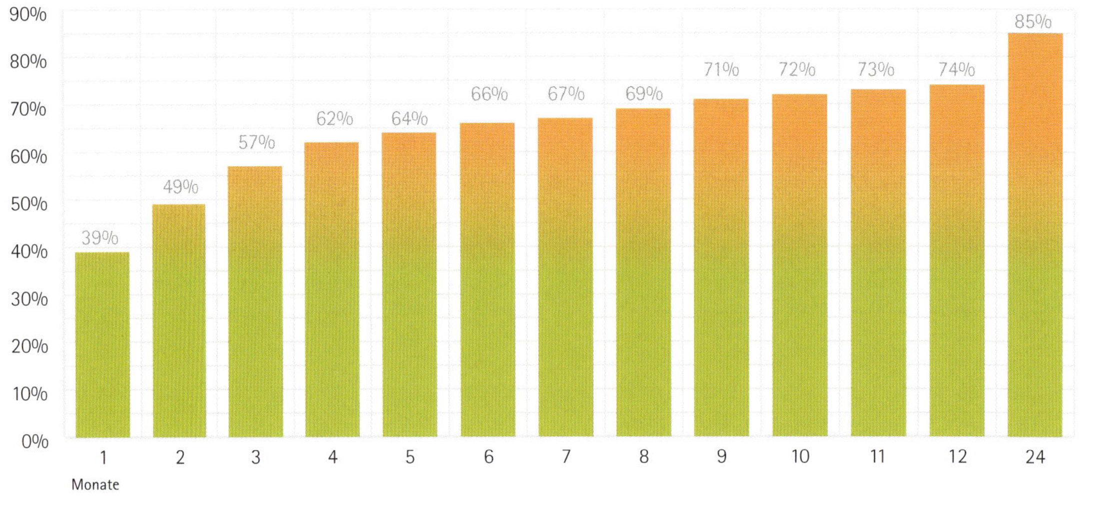

Kontrazeptionsverhalten der Frauen in Deutschland

Quelle: W. Kirschner, A. Schäfer, 1998

Alter	18 - 24 Jahre	25 - 29 Jahre	30 - 34 Jahre	35 Jahre u. älter
Pille	62%	46%	40%	25%
Verhütung ja (nicht Pille)	20%	33%	37%	31%
Verhütung ja (gesamt)	82%	79%	77%	56%
Verhütung nein	18%	21%	23%	44%

- Leistungs- oder Hochleistungssport betreiben (siehe Kapitel 5.4)
- bisher mit der Pille verhütet haben, hierbei ist aber häufig ein nur leicht verzögerter Schwangerschaftseintritt festzustellen (siehe oben und Kapitel 6.6)

Im Übrigen muss leider davon ausgegangen werden, dass die Wahrscheinlichkeit schwanger zu werden weiter sinkt, wenn mehrere dieser Risikofaktoren gleichzeitig vorliegen.

Fruchtbarkeit und Pille

Viele Frauen, die jetzt ihren Kinderwunsch verwirklichen möchten, haben in der Schule noch gelernt: Nehmt die Pille, sonst werdet Ihr sofort schwanger! Das war sicher gut gemeint. Der Umkehrschluss lautet häufig: Sobald ich die Pille absetze, werde ich ganz schnell schwanger! So ist es aber meistens nicht. Die hohe Erwartung, dass das Wunder nun sofort eintritt, sorgt bei vielen Paaren gleich zu Anfang der Kinderwunschphase für eine große Enttäuschung. Geben Sie sich und dem Wunder gleich etwas mehr Zeit.

Bei ca. 6 Prozent der Frauen tritt die so genannte Post-pill-Amenorrhoe auf, das Ausbleiben der Menstruation nach Absetzen der Pille. Danach kommt es oft zu menstruellen Rhythmusstörungen, bis sich der reguläre Zyklus wieder einstellt. Der Einsatz von Gestagenen oder eine Hormonersatztherapie bringen keine Verbesserungen. Bleibt die Menstruation weiter aus, sollten weitere Ursachen diagnostisch abgeklärt werden.

Der Eintritt einer Schwangerschaft nach Absetzen der Pille kann sich auch verzögern, wenn Frauen die Pille früher gerade wegen hormoneller Störungen eingenommen haben.

Das können beispielsweise Akne, Zyklusstörungen und Periodenschmerzen sein. Diese Störungen treten nach Absetzen der Pille wieder allmählich auf und können sich mitunter negativ auf die Fruchtbarkeit auswirken.

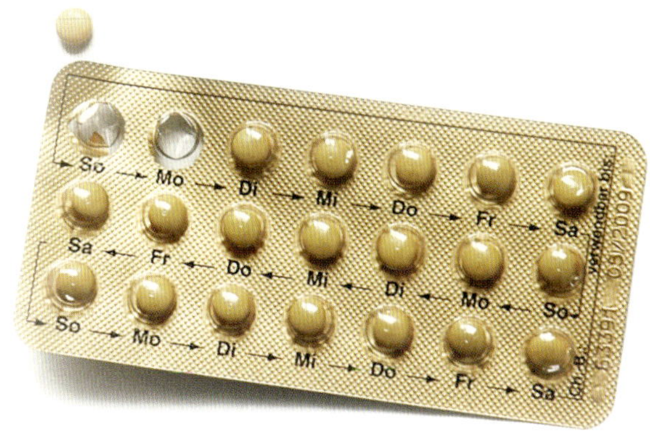

Die Pille kann auch bei familiärer Vorbelastung den Zuckerstoffwechsel beeinflussen. Daher sollten Frauen, bei denen innerhalb der Familie z.B. der Diabetes mellitus Typ II besteht, zur Abklärung einen Zuckerbelastungstest machen lassen. Eine Insulinresistenz, die die Fertilität verschlechtert, kann auch bei familiär bedingtem Bluthochdruck, Übergewicht sowie einer Verengung der Herzkranzgefäße und nach einem Herzinfarkt häufiger auftreten. Die Pille verstärkt Insulinresistenz während der Einnahme und auch danach. Deshalb können auch noch nach dem Absetzen der Pille Fertilitätsstörungen auftreten. Lassen Sie sich von Ihrer Ärztin/Ihrem Arzt beraten, falls bei Ihnen entsprechende familiäre Belastungen bestehen.

Jedes dritte Paar in Deutschland verwendet Gleitmittel

Die Gründe sind vielfältig und reichen von mangelnder Scheidenfeuchtigkeit über Schmerzen bei der Penetration bis hin zur Steigerung des sexuellen Empfindens. Paare mit Kinderwunsch brauchen darauf nicht zu verzichten, sie sollten aber das richtige Gleitgel verwenden. Denn viele Gleitmittel verhindern eher den Eintritt einer Schwangerschaft, als dass sie diesen fördern.

Wenn Paare vergeblich auf Nachwuchs warten, kann dies auch an einem zu sauren Scheidenklima liegen. Viele handelsübliche Gleitmittel haben einen zu sauren ph-Wert, was die Spermien regelrecht lähmt. Dies haben Wissenschaftler der Cleveland-Klinik in Ohio (USA) festgestellt (Quelle: Fertility & Sterility Sept. 2005).

Es gibt aber Gleitmittel mit einem weniger sauren pH-Wert, was die Spermien auf dem Weg vom Penis zum Ei sogar »beschleunigt«. Dies führt bei vielen Paaren zu einem rasch erfüllten Kinderwunsch und ist eine einfache, persönlich leicht umzusetzende Möglichkeit, die Chancen der Fruchtbarkeit zu erhöhen.

Empfehlung

Paare mit Kinderwunsch sollten versuchen, die befruchtungsfähigen Tage zu ermitteln. Ärzte raten übrigens von täglichem Geschlechtsverkehr für den Kinderwunsch ab, da die Spermienqualität davon nicht besser wird.

Gesunde Ernährung, eine gute Versorgung mit Vitaminen und Mineralstoffen, Normal- oder Idealgewicht und der Verzicht auf Genussmittel wie Kaffee, Alkohol und Zigaretten erhöhen die Fruchtbarkeit. Zu berücksichtigen ist auch immer das Seelenleben. Wenn Sie nicht »abschalten« können und Ihnen die Tagesarbeit nicht aus dem Kopf geht, können auch Entspannungsübungen helfen, den Stress abzubauen.

Info

Endlich schwanger?

Der einfachste und schnellste Weg, um sich einer gerade eingetretenen Schwangerschaft zu vergewissern, ist die Durchführung eines Schwangerschaftstests. In Apotheken und Drogerien sind Urintests erhältlich, die das Vorhandensein des Hormons HCG anzeigen, das nur von Schwangeren produziert wird.

Der Test, meist in Form eines Stäbchens oder einer Karte, enthält Antikörper, die auf das Vorhandensein von HCG reagieren. Eine blaue Linie oder ein kleines Kreuz werden, je nachdem ob Sie schwanger sind oder nicht, sichtbar.

Die neuesten Tests auf dem Markt sind die digitalen Einstufentests. Das Ergebnis wird bei diesen neuen Tests auf dem digitalen Display mit den Worten »schwanger« bzw. »nicht schwanger« angezeigt. Außerdem erscheinen auf dem Display während des Testverlaufs eindeutige Symbole, die anzeigen, dass der Test arbeitet oder ob eventuell ein Fehler aufgetreten ist.

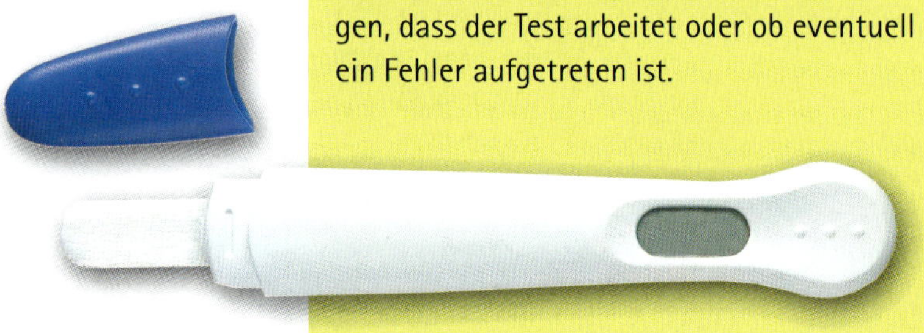

Die meisten Tests können zu jedem Zeitpunkt des Tages durchgeführt werden. Dennoch ist es empfehlenswert, den Test gleich morgens direkt nach dem Aufwachen durchzuführen, da der Urin zu diesem Zeitpunkt konzentrierter ist als zu anderen Tageszeiten. Der Test hat deshalb im Falle einer erst kürzlich eingetretenen Schwangerschaft bessere Chancen, ein positives Ergebnis anzuzeigen.

Die meisten Schwangerschaftstests zeigen bereits wenige Tage nach Ausbleiben der Regel ein sicheres Ergebnis an. Bei Frauenärztinnen/Frauenärzten gilt die Regel: »Ein Test ist zuverlässig, wenn er positiv ist.« Das heißt, dass Sie sich ruhig freuen dürfen, wenn Ihr Schwangerschaftstest ein positives Ergebnis anzeigt.

Im Gegenzug kann es jedoch vorkommen, dass ein negatives Ergebnis falsch angezeigt wird, weil der Test zu früh gemacht wurde oder bereits verfallen ist. Wenn Sie weiterhin Zweifel haben, dann sollten Sie drei Tage nach dem negativen Ergebnis einen weiteren Schwangerschaftstest durchführen.

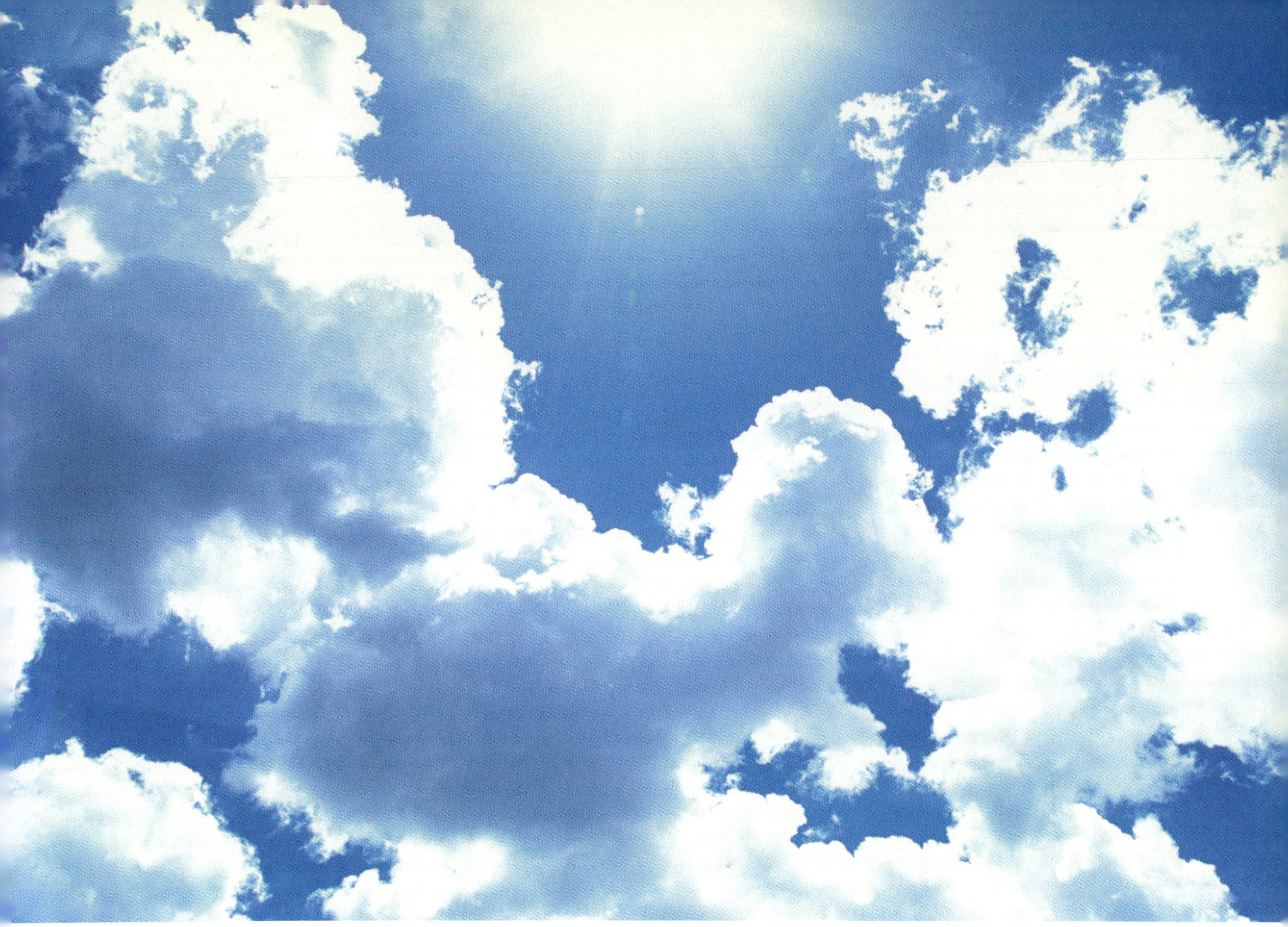

4 Probleme in der Schwangerschaft und bei der Geburt – was Sie schon heute persönlich tun können

Es ist beruhigend zu wissen, dass 75 bis 80 Prozent aller Schwangerschaften normal und ohne größere Komplikationen verlaufen. Auch bei den restlichen Schwangerschaften, die von Komplikationen betroffen sind, können die auftretenden Probleme oft medizinisch erfolgreich behandelt werden – sofern sie rechtzeitig erkannt werden. Daher sollten Frauen, die schwanger werden wollen, über alle Risiken für Komplikationen in der Schwangerschaft informiert sein. Mit den Vorsorgemaßnahmen und Empfehlungen, die wir in unserem Buch ausführlich beschreiben, kann gerade auch das Schwangerwerden erleichtert werden. Das Wissen über mögliche Komplikationen kann also Sie und Ihr Kind beschützen.

4.1 Fehlgeburten

Unter einer Fehlgeburt, die von Medizinern auch Abort genannt wird, versteht man den Verlust eines Ungeborenen vor der 22. Schwangerschaftswoche, in der Regel mit einem Gewicht von unter 500 Gramm. Etwa 15 bis 20 Prozent aller diagnostizierten Schwangerschaften enden meist ganz am Anfang auf diese Weise. Dieser Wert mag vielen schon als sehr hoch erscheinen. Die Häufigkeit von Fehlgeburten ist aber noch deutlich höher, wenn man die Schwangeren mit berücksichtigt, bei denen der Embryo unbemerkt abgeht, bevor die Schwangerschaft überhaupt festgestellt wurde. Insgesamt wird die Häufigkeit von Fehlgeburten sogar auf bis zu

30-50 Prozent aller befruchteten Eizellen geschätzt. Fehlgeburten treten meist in einem ganz frühen Stadium der Schwangerschaft auf. In dem Zeitraum bis zur 12. Schwangerschaftswoche ereignen sich 90 Prozent der Fehlgeburten. Ab der 13. Schwangerschaftswoche treten Fehlgeburten dann nur noch selten auf. Über die Ursachen, durch die es zu einer Fehlgeburt kommen kann, weiß man leider noch immer recht wenig. Mögliche medizinische Gründe können sein:

- Fehlbildung der Fruchtanlage, der Eihäute oder des Mutterkuchens
- Störungen der kindlichen Erbanlagen (Chromosomenanomalien)
- Blutgruppenunverträglichkeiten
- vorzeitige Öffnung des Muttermundes
- angeborene oder erworbene Fehlbildungen der Gebärmutter oder ihrer Lage
- ernsthafte Erkrankung der Mutter (insbesondere Infektionen)

Häufig bleibt die Ursache für eine Fehlgeburt leider unklar. Man nimmt aber an, dass in der überwiegenden Anzahl der Fälle Fehlgeburten eine »Selbsthilfemaßnahme der Natur« sind. Sie verhindern, dass ein schwerkrankes oder nicht lebensfähiges Kind heranreift. Bei etwa 2 Prozent der Frauen treten Fehlgeburten gehäuft auf. Man spricht hier von habituellen Aborten.

Zu den Risikofaktoren für Fehlgeburten gehören Untergewicht und Fertilitätsstörungen. Eine aktuelle Studie aus Großbritannien, bei der 6.600 Schwangere untersucht wurden, von denen 600 Fehlgeburten erleiden mussten, fand folgendes heraus:

- Wenn eine Schwangere untergewichtig ist, erhöht sich das Fehlgeburtsrisiko um bis zu 72 Prozent
- Dauert es bis zum Eintritt einer Schwangerschaft bei regelmäßigem Geschlechtsverkehr ohne Verhütung mehr als ein Jahr oder länger, dann ist das Risiko um 50 Prozent erhöht

Die Studie kam weiter zu dem Ergebnis, dass folgende Verhaltensweisen das Risiko, eine Fehlgeburt zu erleiden, deutlich verringern:

- der tägliche Konsum von Obst und Gemüse vor der Schwangerschaft
- die Einnahme von Vitaminen und Mineralstoffen (vor allem Eisen und Folsäure)
- der Konsum von zwei bis drei Stückchen Schokolade täglich, allerdings unklar warum

Eintreten einer Fehlgeburt nach Schwangerschaftswochen

Quelle: astat 2000-sr.

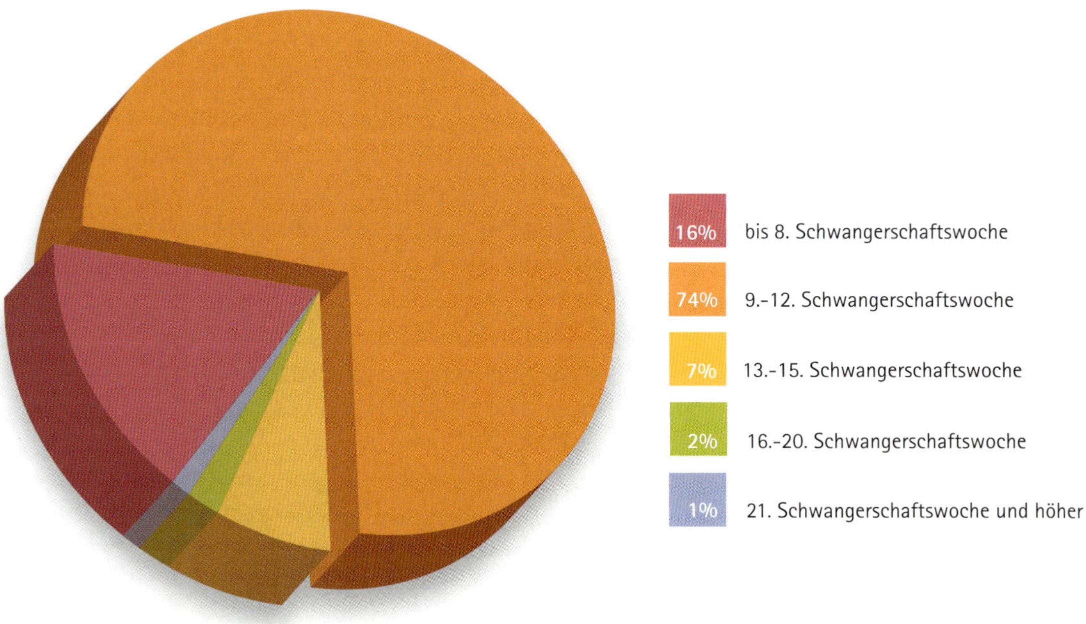

Empfehlung

Da die Ursachen für Fehlgeburten bislang nicht hinreichend geklärt sind, ist eine ursachenbezogene Vorbeugung (Prävention) nicht möglich. Nach einer aktuellen Studie aus Großbritannien kann man aber durch das Ernährungsverhalten bereits vor der Schwangerschaft das Risiko einer Fehlgeburt deutlich verringern, indem man täglich Obst und Gemüse zu sich nimmt, Vitamine und Mineralstoffe (vor allem Eisen und Folsäure) einnimmt und täglich zwei bis drei Stückchen Schokolade isst.

Die ausreichende Versorgung mit Folsäure, mit der auch Fehlbildungen beim Neugeborenen um 70 Prozent gesenkt werden können, ist das beste Beispiel dafür, dass man selbst schon vor der Schwangerschaft für die Gesundheit etwas tun kann. Das Risiko für eine Fehlgeburt ist um bis zu 72 Prozent erhöht, wenn Schwangere untergewichtig sind. Daher sollten Sie, wenn Sie einen Body Mass Index von unter 18,5 haben, die Ernährung umstellen, um annähernd Normalgewicht zu erreichen.

Info

Das Risiko für eine Frühgeburt ist in einzelnen Schwangerengruppen unterschiedlich

Die Wahrscheinlichkeit, eine Frühgeburt zu erleiden, ist davon abhängig, zu welcher Gruppe von Schwangeren Sie gehören. Haben Sie bereits ein Kind oder mehrere Kinder ohne Komplikationen geboren, ist die Wahrscheinlichkeit, bei der nächsten Schwangerschaft eine Frühgeburt zu erleiden, mit nur 3 Prozent sehr gering.

Frauen, die zum ersten Mal schwanger sind, haben ein Risiko von 7,5 Prozent. Frauen, die bereits ein oder mehrere Kinder mit Komplikationen geboren haben, haben ein Risiko einer erneuten Frühgeburt von 10 Prozent. Umgekehrt betrachtet verläuft es für die große Mehrzahl dieser Frauen aber in der nächsten Schwangerschaft gut, denn 90 Prozent gebären dann ohne Komplikationen ein gesundes Kind.

Frauen nach einer Kinderwunschbehandlung haben mit 12,2 Prozent das größte Frühgeburtsrisiko. Dies liegt darin begründet, dass bei der Kinderwunschbehandlung vermehrt Mehrlingsschwangerschaften (Zwillinge, Mehrlinge) auftreten. Mehrlingsschwangerschaften haben ein Frühgeburtsrisiko von 50 Prozent.

Wiederholt Schwangere ohne Komplikationen in früherer Schwangerschaft	3,0%
Erstmals Schwangere	7,5%
Wiederholt Schwangere mit Komplikationen in früherer Schwangerschaft	10,3%
Schwangere nach Kinderwunschbehandlung	12,2%

Quelle: BabyCare-Daten 2009

4.2 Frühgeburten

Unter Frühgeburt versteht man die Geburt eines Kindes vor Abschluss von 37 Schwangerschaftswochen. Häufig weisen frühgeborene Kinder auch ein niedrigeres Geburtsgewicht auf als Kinder, die zum errechneten Geburtstermin zur Welt kommen. Frühgeborene sind vor allem mit einer erheblichen gesundheitlichen Gefährdung belastet. Manche leiden ihr Leben lang an den Folgen der Frühgeburt, an bestimmten Krankheiten oder Behinderungen. Trotz des medizinisch-technischen Fortschritts in den vergangenen Jahren hat sich die Zahl der Frühgeburten nicht verringert, sondern sogar noch erhöht. Es ist auch nicht abschließend geklärt, wodurch eine Frühgeburt letztlich ausgelöst wird.

Allerdings hat die Wissenschaft in den letzten Jahren und Jahrzehnten eine Fülle gesicherter Risiko- und Schutzfaktoren entdeckt, die die Wahrscheinlichkeit einer Frühgeburt erhöhen oder senken können. Das Risiko der Frühgeburt steigt, wie in Kapitel 1.2 beschrieben, mit zunehmendem Alter. Daran können Sie nichts ändern, an anderen Faktoren aber umso mehr.

In der Abbildung unten können Sie sehen, um welchen Faktor sich die Wahrscheinlichkeit einer Frühgeburt erhöht, je nachdem, zu welcher Gruppe von Frauen Sie gehören.

Ein Beispiel: Nehmen wir an, Sie sind zum ersten Mal schwanger und 35 Jahre alt.
Das Basisrisiko für eine Frühgeburt beträgt für Erstgebärende 7,5 Prozent und erhöht sich durch das Alter (35 Jahre und älter) auf 9,4 Prozent. Wenn Sie nun in der Schwangerschaft zehn Zigaretten und mehr rauchen, erhöht sich das Risiko einer Frühgeburt auf 21 Prozent. Rauchen verdoppelt also das Risiko von Frühgeburten.

Relative Risiken der Frühgeburt je nach Zugehörigkeit zur jeweiligen Gruppe

Quelle: Ergebnisse der Assoziationsanalysen der BabyCare-Daten unter Verwendung von Ergebnissen internationaler epidemiologischer Studien

Gruppenvergleich			Relatives Risiko
Rauchen und illegale Drogen	gegenüber	Nichtrauchen und keine Verwendung von Drogen	3,5
Verwenderinnen illegaler Drogen	gegenüber	Keine Verwendung illegaler Drogen	3,0
Alkohol (mehr als 10 Drinks pro Woche)	gegenüber	Alkoholkonsum (kein bzw. moderat)	2,9
Raucherinnen (mehr als 10 Zigaretten pro Tag)	gegenüber	Nichtraucherinnen	2,2
Soziale Lage unterdurchschnittlich	gegenüber	Soziale Lage überdurchschnittlich	1,8
Starke psychische Belastungen	gegenüber	Keine starken psychischen Belastungen	1,7
Kaffee (mehr als 3 Tassen pro Tag)	gegenüber	Moderater Kaffeekonsum	1,6
Karies, Parodontose	gegenüber	Keine Karies, Paradontose	1,5
Fehlende Soziale Unterstützung	gegenüber	Ausreichende soziale Unterstützung	1,5
Vaginalinfektionen in der Schwangerschaft	gegenüber	Keine Vaginalinfektionen in der Schwangerschaft	1,5
Übergewicht	gegenüber	Kein Übergewicht	1,4
Unzureichende Versorgung mit Beta-Carotin	gegenüber	Ausreichende Versorgung mit Betakarotin	1,4
Alter über 35 Jahre	gegenüber	Alter unter 35 Jahre	1,2
Keine sportliche Aktivität	gegenüber	Sportliche Aktivität	1,2

Auch andere Faktoren haben einen erheblichen Einfluss auf das Frühgeburtsrisiko, zum Beispiel:

- Belastungen durch Stress
- übermäßige sportliche Aktivität
- falsche Ernährung
- Infektionen
- mangelnde Mundhygiene

Empfehlung

Frühgeburten können durch persönliche Vorsorgemaßnahmen wirkungsvoll vermindert werden.

- **Versuchen Sie, das Rauchen ganz einzustellen (siehe Kapitel 5.2)**
- **Ernähren Sie sich abwechslungsreich und gesund (siehe Kapitel 5.1)**
- **Treiben Sie Sport, der Spaß macht. Meiden Sie dabei jedoch extreme Anstrengungen (siehe Kapitel 5.4)**
- **Trinken Sie keinen Alkohol (siehe Kapitel 5.2)**
- **Versuchen Sie, Belastungen durch Stress zu vermeiden. Suchen Sie sich Hilfe, z.B. im Haushalt durch den Partner, Familienangehörige oder Freunde. Bei übergroßem Stress bei der Arbeit sprechen Sie mit Ihrer Frauenärztin/Ihrem Frauenarzt darüber**
- **Erlernen Sie Entspannungstechniken (siehe Kapitel 5.5)**
- **Vermeiden Sie generell Infektionen, vor allem aber Vaginalinfektionen (siehe Kapitel 6.1)**
- **Suchen Sie den Zahnarzt auf, um den Zahngesundheitsstatus überprüfen zu lassen (siehe Kapitel 5.6)**

4.3 Fehlbildungen

Jedes Jahr werden in Deutschland bei 50.000 Schwangerschaften Fehlbildungen des Kindes diagnostiziert, davon 21.000 mit schweren Fehlbildungen. Viele Paare machen sich große Sorgen, dass ihr Kind geistig oder körperlich behindert sein könnte. Die Medizin hat allerdings in den vergangenen Jahren große Fortschritte gemacht, um bestimmte Krankheiten bereits in der frühen Schwangerschaft zu erkennen. International wird hierbei von einem allgemeinen Fehlbildungsrisiko in der Schwangerschaft von insgesamt bis zu 3 Prozent ausgegangen.

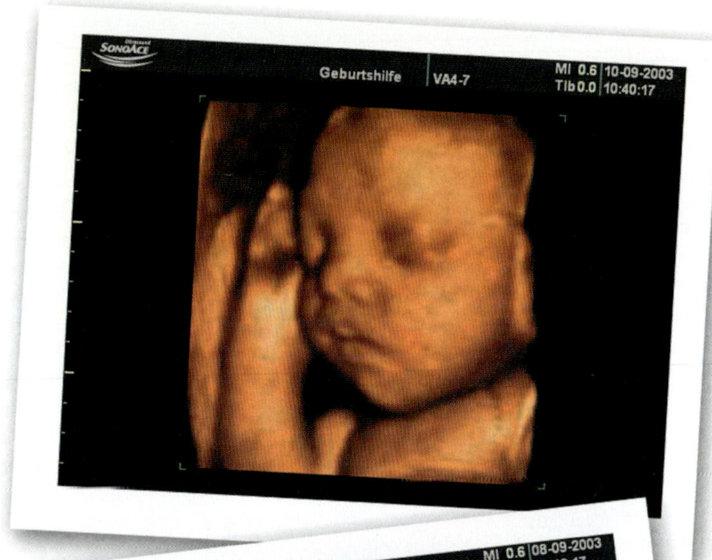

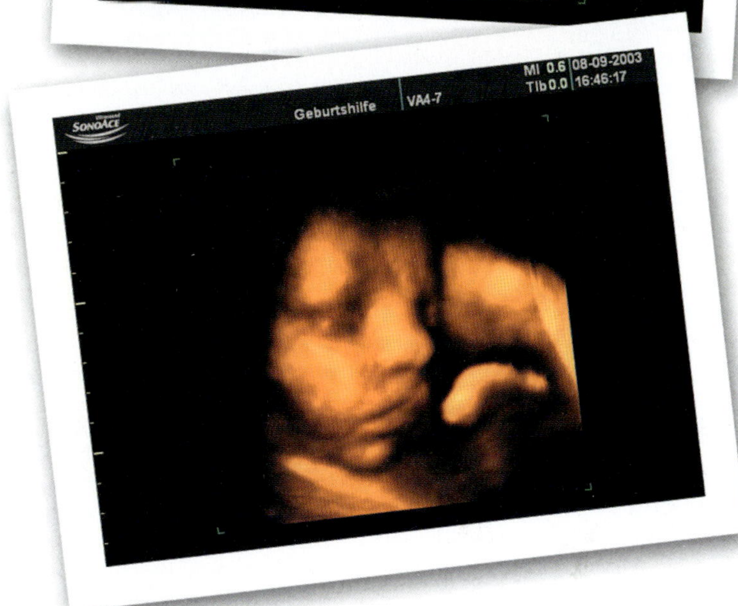

Kindliche Fehlbildungen können mit Ultraschallverfahren recht sicher diagnostiziert werden

Schwerwiegende Krankheiten sind aber sehr viel seltener. Dazu gehören unter anderem:

- 0,5% Lippen-, Kiefer- und Gaumenspalten
- 0,4% Offener Rücken (Spina bifida)
- 0,15% Down-Syndrom bzw. Trisomie 21 (körperliche und geistige Behinderung)
- 0,1% Blindheit, Taubheit
- 0,04% Verschleimung der Atmungsorgane (Mukoviszidose), die häufigste Erbkrankheit

- 0,02% Zwergwuchs
- 0,02% Muskelschwund
- 0,01% Körperliche und geistige Behinderung (Phenylketonurie)
- 0,01% Bluterkrankheit (Hämophilie)
- 0,01% Veitstanz (Chorea Huntington)

Menschen, bei denen in der Familie derartige Krankheiten aufgetreten sind, haben von wenigen Ausnahmen abgesehen, – zu denen das Down-Syndrom gehört – ein erhöhtes Risiko, diese Krankheiten zu vererben (siehe auch Kapitel 6.4). Die Ursache der meisten Fehlbildungen ist bis heute nicht bekannt. Bei 5 Prozent aller Fälle liegen Chromosomenveränderungen vor, bei weiteren 20 Prozent geht man von einem so genannten multifaktoriellen Krankheitsgeschehen aus, das heißt, es liegen verschiedene Krankheitsursachen vor.

Noch vor wenigen Jahren gab es praktisch keine Möglichkeit, Elternpaaren mit erblichen Risiken vorherzusagen, ob sich eine Krankheit auf ihr Kind vererben wird. Viele blieben deshalb trotz ihres Kinderwunsches bewusst kinderlos. Heute ist das anders. Durch Ultraschall und neue Techniken zur Untersuchung der Erbanlagen beim ungeborenen Kind gibt es mittlerweile viele Möglichkeiten, bestimmte erblich bedingte Krankheiten zu erkennen (siehe Kapitel 6.4).

Pränataldiagnostik
Unter Pränataldiagnostik versteht man medizinische Untersuchungen, die während der Schwangerschaft durchgeführt werden können, um eine mögliche Schädigung oder Erkrankung des ungeborenen Kindes zu erkennen. Zu den Untersuchungsmethoden gehören Ultraschall, Blutuntersuchungen sowie die Fruchtwasseruntersuchung (Amniozentese) oder die Chorionzottenbiopsie.

Empfohlen werden werdenden Eltern diese Verfahren, wenn:

- die Schwangere älter als 35 Jahre ist
- die Frau bereits Schwangerschaften mit Chromosomenstörungen hatte oder diese vermutet werden
- eine familiäre Vorbelastung besteht
- ein Familienmitglied einen Neuralrohrdefekt hat, z.B. einen offenen Rücken (Spina bifida)

Eine Garantie für ein gesundes Kind gibt es allerdings nie, da die pränataldiagnostischen Maßnahmen nicht alle Behinderungen entdecken können. Darüber hinaus bergen einige dieser Tests ein allerdings geringes Risiko, das Kind zu verlieren.

Generell sollten Sie pränataldiagnostische Maßnahmen nur in Erwägung ziehen, wenn Sie und Ihr Partner die mögliche Konsequenz eines Schwangerschaftsabbruchs bei (richtig oder falsch) positivem Befund zu tragen bereit sind.

Ab der 14. Schwangerschaftswoche kann eine **Amniozentese** durchgeführt werden. Sie findet unter sterilen Bedingungen und ohne Betäubung statt. Durch die Bauchdecke der Frau wird unter Ultraschallkontrolle eine dünne Punktionsnadel bis in die Fruchtblase vorgeschoben, um ca. 15-20 ml Fruchtwasser als Probe abzusaugen. Eine Berührung oder gar Verletzung des wachsenden Kindes ist dabei in der Regel ausgeschlossen. Die meisten Frauen empfinden diese Untersuchung wie eine intravenöse Injektion; sie wird als etwas unangenehm, aber als nicht schmerzhaft beschrieben.

Untersucht werden Zellen des den Fötus umgebenden Fruchtwassersacks (Amnion) sowie abgeschilferte Hautzellen des Fötus und Zellen aus dem Magen-Darm-Trakt. Im Labor werden die Zellproben »angezüchtet«. Nach erfolgreicher Vermehrung können die Chromosomen isoliert und analysiert werden. Zusätzlich lassen sich aus dem Fruchtwasser bestimmte Stoffe wie das Alpha-Fetoprotein (AFP) bestimmen. Dieses Eiweiß ist speziell bei Neuralrohrdefekten, z.B. beim offenen Rücken (Spina bifida), erhöht. Die Ergebnisse der Untersuchung erhält man in der Regel zwei bis drei Wochen nach der Fruchtwasserentnahme.

Die diagnostische Genauigkeit der Amnionzentese liegt nahezu bei 100 Prozent, bei der Bestimmung von Neuralrohrdefekten etwas niedriger, und zwar bei 90 Prozent.

Die folgenden Diagnosen lassen sich mit ihrer Hilfe feststellen:

- Chromosomenveränderungen, z.B. das Down-Syndrom
- eine Reihe von Neuralrohrdefekten wie ein offener Rücken (Spina bifida)
- erbliche Stoffwechselerkrankungen

Das Risiko, dass bei einer Amniozentese eine Fehlgeburt ausgelöst wird, liegt durchschnittlich bei ca. 0,5 - 1 Prozent. Außerdem besteht eine gewisse Infektionsgefahr für Mutter und Kind. In spezialisierten Kliniken und Praxen werden bis zu 15 Amniozentesen pro Tag durchgeführt. Dort ist das Risiko von Fehlgeburten und Infektionen geringer.

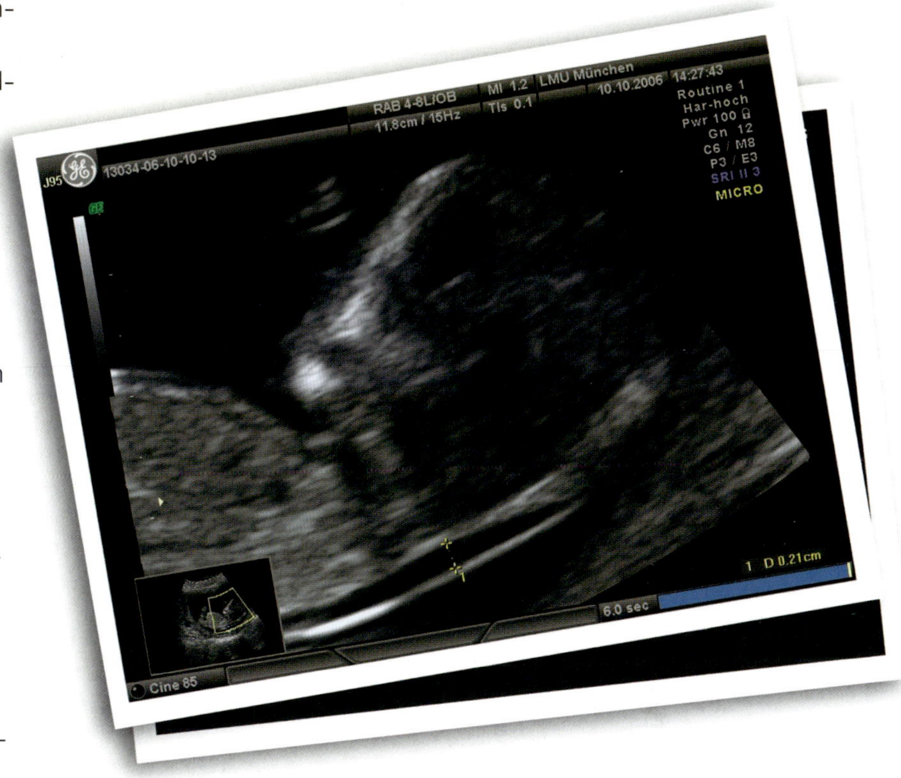

Die Nackentransparenzmessung mittels Ultraschall kann Hinweise auf Chromosomenanomalien liefern

Bereits früher, und zwar ab der elften/zwölften Schwangerschaftswoche lässt sich eine **Chorionzottenbiopsie** durchführen. Bei den Chorionzotten handelt es sich um Bestandteile der Plazenta. Sie stammen, wie der Fötus, ursprünglich aus der befruchteten Eizelle. Über die Chorionzotten kann man den Fötus sozusagen indirekt untersuchen. Nach der Entnahme werden die Zellen im Labor, ähnlich wie bei der Amniozentese, entsprechend aufbereitet und analysiert.

Die Ergebnisse der Kurzzeitkultur liegen normalerweise schon nach ein bis zwei Tagen vor. In jedem Fall sollte aber das Ergebnis der Langzeitkultur, das nach zwei bis drei Wochen feststeht, abgewartet werden, da sich noch in 1-2 Prozent der Fälle Änderungen ergeben. Chromosomenveränderungen (z.B. das Down-Syndrom) und erbliche Stoffwechselerkrankungen können durch eine Chorionzottenbiopsie diagnostiziert werden.

Das Risiko eines Aborts liegt bei der Chorionzottenbiopsie bei ca. 1 - 1,5 Prozent. Auch hier gilt, dass es umso geringer ist, je häufiger der verantwortliche Arzt die Methode anwendet. In Deutschland werden etwa fünfzig- bis hundertmal so viele Amniozentesen wie Chorionzottenbiopsien durchgeführt.

Ultraschall

Durch Ultraschall können Größen gemessen und verglichen sowie »sichtbare« Embryo-Fehlbildungen erkannt werden. Mit Hilfe der Methode des so genannten Farbdopplers kann außerdem der kindliche Blutfluss bestimmt werden. Eine Ultraschalluntersuchung beinhaltet nach derzeitigem Wissen keinerlei Risiko für Mutter und Kind. Die Untersuchung kann von außen »durch« die Bauchdecke erfolgen oder durch Einführung eines Schallkopfes in die Scheide.

Die sogenannte **Feindiagnostik** wird von einem Ultraschallspezialisten mit technisch sehr aufwändigen Geräten durchgeführt, falls die Vorsorgeuntersuchung beim Gynäkologen eine Auffälligkeit ergeben haben sollte. Sie wird auch Spezial-, Organ- oder Fehlbildungsultraschall genannt. Der beste Zeitpunkt für diese Untersuchung ist in der Mitte der Schwangerschaft, wenn alle Organe – vor allem das Herz – ausreichend groß für eine Beurteilung sind. Trotzdem ist das Baby zu dieser Zeit noch vollständig auf dem Bildschirm zu sehen.

Der Feindiagnostik-Ultraschall wird im Rahmen der normalen Schwangerschaftsvorsorge nicht routinemäßig durchgeführt und muss selbst bezahlt werden. Diese Untersuchung ist nicht identisch mit der Ultraschalluntersuchung als Kassenleistung, die in der 19. bis 22. Schwangerschaftswoche routinemäßig durchgeführt wird.

Nackentransparenzmessung (Hautschwellung am Nacken)

Mit Hilfe von speziellen Ultraschallgeräten mit besonders hoher Auflösung kann der erfahrene Untersucher bei Embryos mit einer Scheitel-Steiß-Länge von 4,5 cm bis 8,4 cm in der 11. bis 14. Schwangerschaftswoche eine Untersuchung der Nackendichte des Embryos durchführen. Diese relativ neue Methode beruht auf der Erkenntnis, dass Embryos mit Trisomien (Down Syndrom, Trisomie 13 und 18) in den meisten Fällen einen dickeren Nacken haben als normale Embryos.

Das Verfahren der Ermittlung des Wahrscheinlichkeitswertes ist sehr kompliziert. Die statistische Wahrscheinlichkeit einer Trisomie errechnet sich unter anderem aus dem größten ermittelten Wert der Nackentransparenz, der Scheitel-Steiß-Länge und dem Alter der Schwangeren. Auch vorausgegangene Schwangerschaften mit Trisomien gehen in die Berechnung ein und erhöhen das Risiko. Biochemische Werte wie der PAPP-A und freies ß-HCG können auch mit einbezogen werden.

Im Anschluss an eine Untersuchung muss bei einer erhöhten Wahrscheinlichkeit einer Trisomie der Verdacht unbedingt mit einer Amniozentese oder einer Chorionzottenbiopsie bestätigt werden, weil es auch viele normale Embryos mit einer erhöhten Nackendichte, sogenannte falsch positive Befunde, gibt.

! Empfehlung

Durch zahlreiche Untersuchungen wurde festgestellt, dass eine ausreichende Versorgung mit Folsäure (Vitamin B9) vor der Schwangerschaft das Risiko für diverse Fehlbildungen wie beispielsweise Spina bifida (offener Rücken) um bis zu 70 Prozent verringert. Folsäure ist in vielen Gemüsesorten und Salaten sowie Früchten enthalten. Es ist allerdings nicht einfach, die von der Deutschen Gesellschaft für Ernährung empfohlene tägliche Zufuhrmenge von 400 Mikrogramm (600 Mikrogramm für Schwangere) durch die Nahrung zu sich zu nehmen, da das Vitamin sehr empfindlich und wenig hitzebeständig ist.

Frauen mit Kinderwunsch sollten täglich 800 Mikrogramm Folsäure z.B. als Tabletten einnehmen (K. Pietrzik, 2005). Sind bereits einmal kindliche Fehlbildungen aufgetreten, ist eine stark erhöhte Dosis von 4 bis 6 Milligramm empfohlen (siehe Kapitel 5.1).

Leider wissen in Deutschland weniger als ein Viertel aller Frauen im gebärfähigen Alter davon. In Ländern wie z.B. Kanada, in denen seit Ende der 90er Jahre eine Anreicherung bestimmter Lebensmittel (Mehl, Cerealien) mit diesem Vitamin vorgenommen wird, hat sich die Zahl der Fehlbildungen um mehr als die Hälfte verringert, ein Beweis, dass sie wirkt.

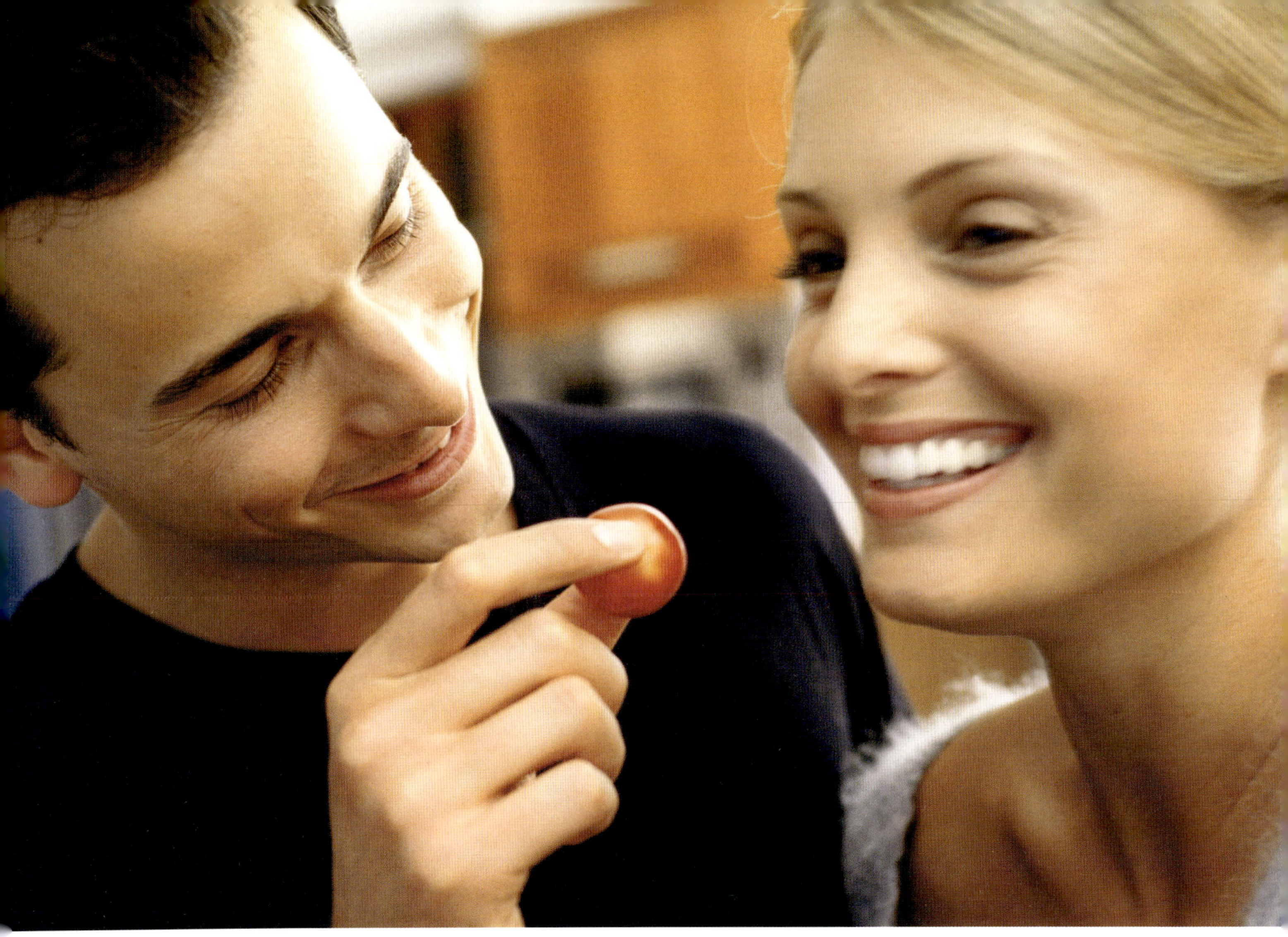

5 Die besten Voraussetzungen

Das Alter der Frau spielt – wie bereits gesagt – eine wichtige Rolle beim Schwangerwerden. Daran können Sie aber nichts ändern. Doch gerade auch der »Lebensstil« hat Auswirkungen auf die Fruchtbarkeit.

Faktoren wie das Körpergewicht oder der Alkohol- und Nikotinkonsum, die sich im Hinblick auf einen Kinderwunsch negativ auswirken können, hat man prinzipiell selbst im Griff. Außerdem gibt es Einflüsse, die den Eintritt einer Schwangerschaft begünstigen oder verhindern können, die Ihnen vielleicht noch gar nicht vertraut sind. In den nächsten Kapiteln möchten wir Sie eingehend darüber informieren. Es wird erläutert, wie eine gesunde und ausgewogene Lebensweise die besten Voraussetzungen bietet, um schnell schwanger zu werden.

5.1 Gesunde Ernährung und Mikronährstoffe

Sich gesund und abwechslungsreich zu ernähren ist eigentlich nicht schwer. Auf dem täglichen Speiseplan sollten Gemüse, Obst, Getreide- und Milchprodukte die Hauptrollen spielen. Fleisch und Eier sollten nur zwei- bis dreimal pro Woche gegessen werden, Fisch mindestens ein- bis zweimal pro Woche. Süßigkeiten und Kuchen sollten nur selten genossen werden und auf tierische Fette ist möglichst zu verzichten. Außerdem sollte täglich mindestens eineinhalb Liter Flüssigkeit (vorwiegend Mineralwasser oder verdünnte Obst- und Gemüsesäfte) getrunken werden. Das ist allgemein bekannt, und dennoch ernährt sich die Mehrzahl der Deutschen falsch und nimmt zu viel Zucker und Fett und auch insgesamt zu viele Kalorien zu sich. Die Folgen: Immer mehr Männer und Frauen haben Übergewicht und erkranken an Diabetes mellitus oder an anderen Krankheiten, die im Zusammenhang mit ihrem Übergewicht stehen.

Empfohlen wird folgende Ernährungszusammensetzung:

- 20 Prozent Eiweiß in Form von Milchprodukten, Fisch, fettarmem Fleisch und Hülsenfrüchten
- 35 Prozent Fett. Möglichst einfach oder mehrfach ungesättigte Fette, wie sie in Pflanzenölen, Nüssen und Fischen enthalten sind. Weniger günstig sind tierische Fette aus Käse und Wurst
- 45 Prozent Kohlenhydrate, beispielsweise aus Brot, Getreideprodukten, Kartoffeln, Nudeln, Müsli, Gemüse, Obst

Der tägliche Energiebedarf wird in Kilojoule oder Kilokalorien angegeben, umgangssprachlich auch einfach als Kalorien bezeichnet. Er ist vom Geschlecht, vom Alter, von der Körpergröße sowie vom Umfang der körperlichen Betätigung abhängig. Wer viel Sport treibt oder eine schwere körperliche Arbeit ausübt, verbraucht mehr Kalorien als jemand, der nur am Schreibtisch sitzt. Wenn Sie wissen wollen, wie hoch Ihr individueller täglicher Gesamtenergie-

Die Ernährungspyramide

Obst, Gemüse und Getreideprodukte sollten Sie zu den Hauptbestandteilen Ihrer Ernährung machen.

Tierische Fette
lieber drauf verzichten
Süßes, Kuchen, Alkohol
nur ab und zu

Fleisch
2-3 Portionen/Woche
Eier
2-3 pro Woche

Fisch
1-2 Portionen/Woche
Milchprodukte
täglich, z.B. 1/4 l Milch,
3 Scheiben Käse (fettarm)

Obst
mind. 2x täglich
Gemüse
2-3 Portionen/Tag

Getreideprodukte (möglichst Vollkorn), Brot, Teigwaren, Kartoffeln, Hülsenfrüchte
mehrmals täglich

Getränke
mind. 1,5 l täglich,
vorwiegend Mineralwasser,
aber auch Saftschorle, Früchte- und Kräutertees, Molke usw.

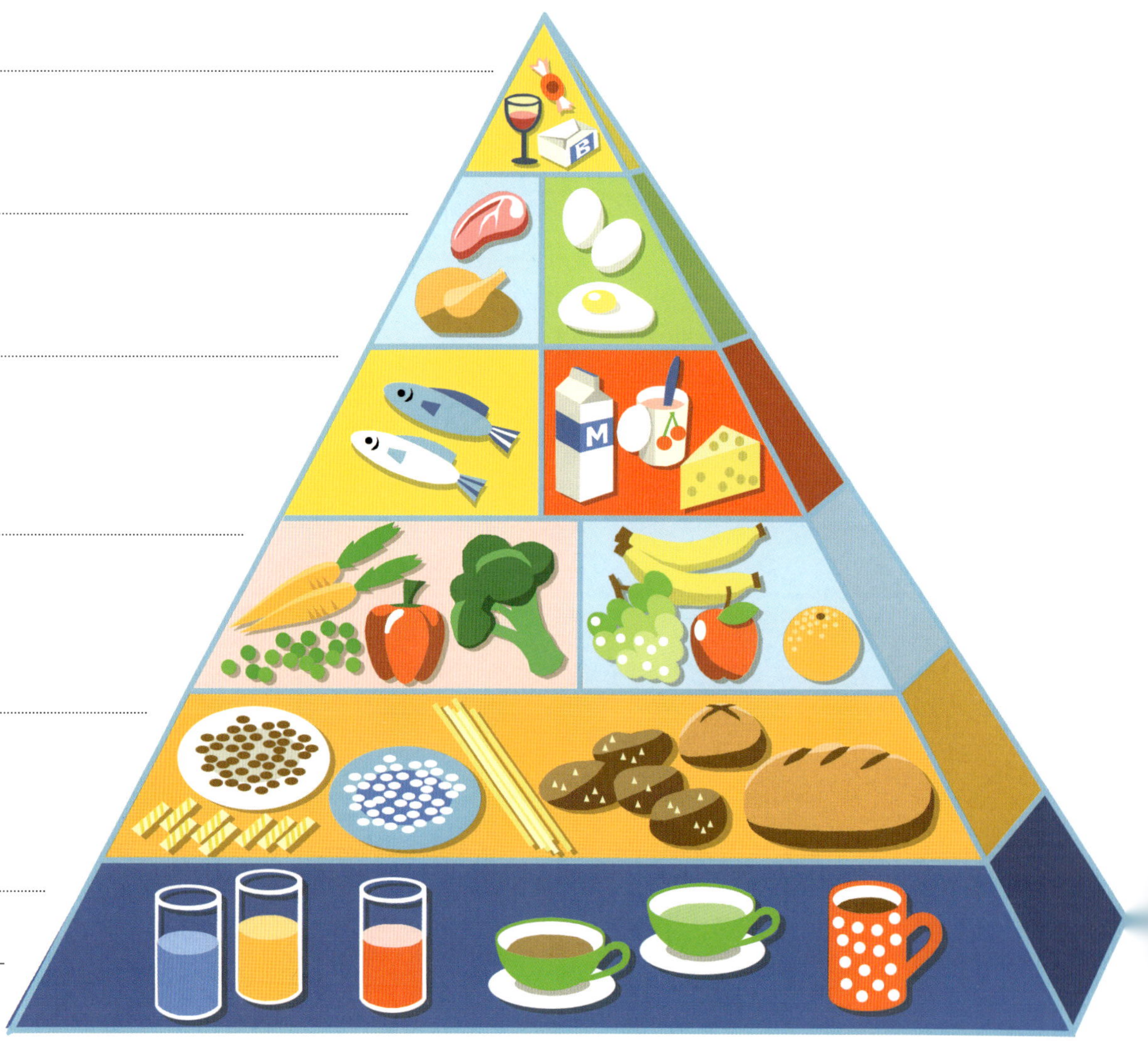

bedarf ist, das heißt wie viele Kilokalorien Sie pro Tag zu sich nehmen sollen, können Sie dieses auf unserer Internetseite www.planbaby.de ganz einfach berechnen lassen.

Ob Sie sich gesund ernähren, erfahren Sie durch eine Ernährungsanalyse, wenn Sie den im Buch beiliegenden Fragebogen ausfüllen und einsenden. Hierfür müssen Sie so genau wie nur möglich alles eintragen, was Sie über einen Zeitraum von sieben Tagen essen. Die Auswertung wird Ihnen dann in ca. 2-3 Wochen per Post oder Mail zugeschickt.

Mikronährstoffe

Neben einer ausgewogenen Ernährung, die aus den genannten Anteilen von Eiweiß, Fett und Kohlenhydraten bestehen sollte, ist die Versorgung mit lebensnotwendigen Vitaminen und Mineralstoffen (auch Mikronährstoffe genannt) sehr wichtig. Wer täglich fünf Portionen Obst, Gemüse und Salat zu sich nimmt, ist mit den meisten Mikronährstoffen ausreichend versorgt. Doch das schaffen nur die wenigsten.

Studien haben gezeigt, dass nicht wenige Frauen und Männer – obwohl sie glauben, sich gesund zu ernähren – zu wenig Jod, Folsäure (Vitamin B9), Calcium und Eisen zu sich nehmen. Drei Viertel aller Frauen wissen nicht, dass eine ausreichende Menge an Folsäure bereits vor der Schwangerschaft das Risiko von verschiedenen auch schweren Fehlbildungen (z.B. offener Rücken) beim Kind um bis zu 70 Prozent mindern kann (Quelle: Robert Koch Institut Berlin, Bundesgesundheitssurvey 1998).

Die kritischen Vier

Bestimmte Mikronährstoffe, die in ausreichender Menge vor der Schwangerschaft eingenommen werden, können auch das Risiko von Fehl- und Frühgeburten vermindern. Besonders wichtig sind »die kritischen Vier«: Jod, Folsäure, Eisen und Calcium. Aus dem BabyCare-Programm wissen wir, dass bis zu drei Viertel der Schwangeren ebenso wie ein Drittel der Frauen mit Kinderwunsch täglich nur 50 Prozent der

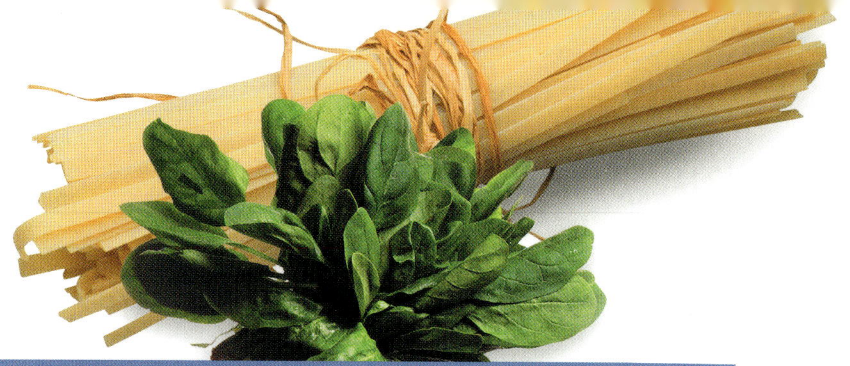

Die aufgeführten Lebensmittel enthalten besonders hohe Anteile der »kritischen Vier«

jeweils 100 g des Lebensmittels enthalten (in mg bzw. µg):

Eisen: mg		Jod: µg		Folsäure: µg		Calcium: mg	
Blutwurst	17	Schellfisch	200	Weizenkeime	520	Mohn	1460
Kakaopulver	13	Garnelen	130	Algen	180	Parmesan	1200
Hirse	9	Fischfilet (gebraten)	120	Rinderleber	160	Emmentaler	1100
Weizenkeime	8	Kabeljau	120	Sonnenblumenkerne	100	Gouda	800
Rinderleber	7,9	Seelachs	100	Mandeln	96	Tilsiter	750
Leberwurst	7	Miesmuscheln	80	Tofu	84	Sesam	738
Sonnenblumenkerne	6,3	Feldsalat	60	Walnüsse	77	Blauschimmelkäse	550
Haferflocken	4,6	Algen	50	Haselnüsse	71	Camenbert	500
Schokolade (Zartbitter)	4,6	Hering	50	Hühnerei	65	Schafskäse	450
Miesmuscheln	4,5	Scholle	40	Spargel	65	Gummibärchen	360
Haselnüsse	4	Thunfisch (frisch)	40	Erdbeeren	60	Ölsardinen	330
Mandeln	4	Thunfisch in Öl (Dose)	40	Fenchel	60	Mandeln	250
Müsli-Frucht	3,3	Makrele	36	Leberwurst	54	Haselnüsse	230
Müsli-Schoko	3,2	Sardinen	22	Brokkoli	50	Grünkohl	210
Getrocknete Feigen	3	Käse (hart, frisch)	20	Erdnussbutter	50	Leinsamen	200
Kichererbsen	3	Champignons (Pilze gesamt)	18	Paprika (frisch)	50	Tofu	159
Mangold	3	Hühnerei	18	Linsen	48	Milcheis	150
Roggenvollkornbrot	3	Brokkoli	15	Pizza	46	Weiße Bohnen	130
Spinat	3	Rinderleber	14	Toastbrot	46	Garnelen	125
Weiße Bohnen	2,7	Sonnenblumenkerne	14	Kakaopulver	44	Milch	120
Weizenvollkornbrot	2,7	Grünkohl (Rosenkohl)	12	Weiße dicke Bohnen	44	Quark (Magerstufe)	120
Linsen	2,64	Salat (frisch)	12	Salat (frisch)	42	Joghurt	120
Schinken (gekocht)	2,6	Möhren	11	Artischoke	40	Fenchel	110
Tofu	2,5	Schwarzwurzeln	11	Tomaten	40	Brokkoli	105
Walnüsse	2,5	Mangold	10	Porree	39	Mangold	103
Getrocknete Pflaumen	2,4	Milch	10	Müsli-Frucht	38	Sonnenblumenkerne	100
Algen	2,3	Quark (Magerstufe)	10	Mangold	37	Porree	90
Fenchel	2,3	Spinat	10	Spinat	37	Frischkäse	90
Kalbfleisch	2,3	Getrocknete Feigen	9	Roggenvollkornbrot	36	Algen	70

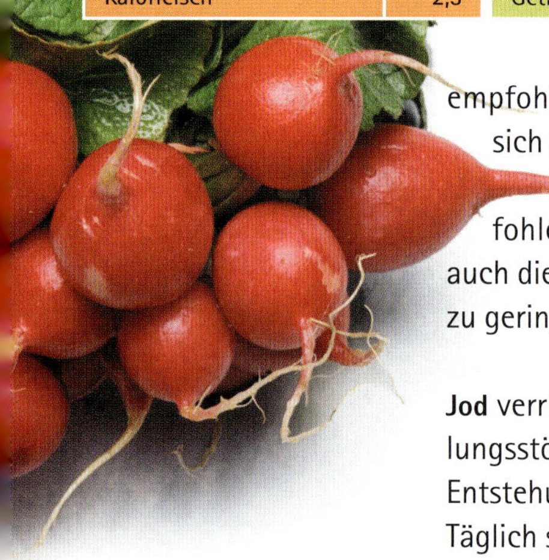

empfohlenen Menge an Jod und Folsäure zu sich nehmen. Jede zweite Schwangere nimmt nur die Hälfte der empfohlenen Tagesmenge an Eisen auf, und auch die Calcium-Versorgung ist nicht selten zu gering.

Jod verringert das Risiko geistiger Entwicklungsstörungen beim Kind und verhindert die Entstehung eines Kropfes bei Mutter und Kind. Täglich sollten 100-150 Mikrogramm Jod zusätzlich aufgenommen werden. Der Stoff ist in Seefischen und Meeresfrüchten enthalten. Aufgrund der hohen Umweltbelastung vieler Meere sollte Fisch aber nicht täglich gegessen weden, sondern maximal zwei- bis dreimal pro Woche.

Unzureichende Aufnahme von Folsäure, Eisen, Jod und Calcium bei Frauen, die eine Schwangerschaft planen (Aufnahmenge in Prozent der täglich empfohlenen Mengen)

Quelle: BabyCare-Teilnehmerinnen (nicht schwanger), 1100 Befragte

	Aufnahmemenge	Anteil der Frauen
Jod	<50%	36%
Folsäure	<50%	34%
Eisen	<70%	32%
Calcium	<70%	15%

Calcium verringert bestimmte Herz-Kreislauf-Erkrankungen sowie schwere Komplikationen (Schwangerschaftshypertonie und Präeklampsie) in der Schwangerschaft.

Calcium ist wichtig für die Stabilität der Knochen. Risikogruppen für eine unzureichende Calciumzufuhr sind junge Frauen, Schwangere und Stillende. Nicht wenige Frauen nehmen über ihre Ernährung nicht genug Calcium auf. Die empfohlene tägliche Menge für Frauen im gebärfähigen Alter beträgt 1000 Milligramm. Voraussetzung dafür, dass Calcium in größeren Mengen vom Körper aufgenommen werden kann, ist eine ausreichende Versorgung mit Vitamin D.

Folsäure kann Fehlbildungen des Ungeborenen verhindern und die Fruchtbarkeit bei Kinderwunsch erhöhen. Folsäure ist in Tomaten, Hefe, Sojasprossen, Eiern, Nüssen, Leber, Orangen, Kohl und grünem Gemüse enthalten. Die empfohlene Tagesmenge von 400 Mikrogramm (bzw. 800 Mikrogramm bei Kinderwunsch und in den ersten drei Schwangerschaftsmonaten) wird nur von wenigen und nur bei ausgesprochen gesundheitsbewusster Ernährung erreicht.

Erhöht die Substitution von Folsäure das Asthmarisiko des Kindes?

Eine Ende 2009 publizierte Studie zeigt einen Zusammenhang zwischen der Verwendung von Folsäure in der späten Schwangerschaft und einem erhöhten Risiko für eine Asthmaerkrankung des Kindes (Quelle: American Journal of Epidemiology 2009). Die Studie weist erhebliche methodische Mängel auf. Schwangere sollten sich dadurch nicht beirren lassen, weiterhin Folsäure zu verwenden. Für die Frauen und Männer mit Kinderwunsch ist die folsäurereiche Ernährung und ggf. zusätzliche Substitution in jedem Fall zu empfehlen.

Eisen verhindert Anämie (Blutarmut), die auch zu Herz-Kreislauf-Erkrankungen führen kann und sich in Müdigkeit, Infektanfälligkeit und Appetitlosigkeit zeigt. In der Schwangerschaft erhöht Eisenmangel das Risiko von Frühgeburten. Schwangere Frauen sollten im Vergleich zu nicht schwangeren Frauen doppelt so viel Eisen zu sich nehmen. Die empfohlene tägliche Aufnahmemenge beträgt für Frauen 15 Milligramm, in der Schwangerschaft 30 Milligramm.

Eisenmangel

Eisenmangel kann auch zu Fertilitätsstörungen führen. Eine amerikanische Studie mit mehr als 18.000 Frauen konnte zeigen, dass durch eine Eisendiagnostik und Eisensubstitution die Fertilität signifikant erhöht werden kann (Quelle: J.E. Chavarro 2006).

Wenn Sie Fertilitätsstörungen vermuten oder einfach ganz sicher gehen wollen, sollten Sie sich eingehend mit Ihrer Eisenaufnahme befassen. Einen ersten Hinweis auf die mit der üblichen Ernährung aufgenommenen Eisenmengen erhalten Sie mit der Ernährungsanalyse in der Auswertung des planBaby-Fragebogens.

Ein Eisenmangel oder eine Eisenmangelanämie werden häufig nicht rechtzeitig erkannt. Dies liegt zum einen an den zahlreichen unspezifischen Merkmalen wie Müdigkeit oder Konzentrationsschwäche, zum anderen aber auch an einer unzureichenden Diagnostik, die mittels einer Serumanalyse erfolgen sollte.

! Info

Mindestens drei Laborwerte sind für eine eindeutige Bestimmung notwendig:

Hämoglobingehalt im Blut (Hb-Wert)
Serum-Ferritin (Eisenspeicher)
Transferrin-Sättigung Sättigungszustand des Transportproteins Transferrin durch Eisen
C-reaktives Protein (CRP) Eine Entzündung liegt vor, wenn der CRP-Wert über 3 mg/dl ist. In diesem Fall kann der Serum-Ferritin-Wert erhöht sein, obwohl ein Eisenmangel vorliegt.

Info

Täglicher Bedarf an den kritischen vier Mikronährstoffen

- **Jod:** täglich 200 Mikrogramm (in der Schwangerschaft 100-150 Mikrogramm zusätzlich)
- **Folsäure:** 400 Mikrogramm (bei Kinderwunsch und in den ersten drei Schwangerschaftsmonaten 800 Mikrogramm zusätzlich. Ab dem 4. Schwangerschaftsmonat und in der Stillzeit 400 Mikrogramm zusätzlich)
- **Eisen:** 15 Milligramm (Schwangerschaft 30 Milligramm)
- **Calcium:** 1000 Milligramm (Schwangerschaft (ab 6. Monat) 1.200 Milligramm)

Bei Jod, Folsäure und Calcium wird vor und während der Schwangerschaft die Einnahme entsprechender Präparate empfohlen. Bei Blutarmut (Anämie) wird die zusätzliche Einnahme von Eisenpräparaten empfohlen.

Eine neuere Studie aus Großbritannien zeigt, dass Frauen eine um 50 Prozent geringere Wahrscheinlichkeit einer Fehlgeburt haben, wenn Sie vor dem Eintritt einer Schwangerschaft viel Obst und Gemüse essen und/oder Vitamine und Mineralstoffe zu sich nehmen.

	Serum-Ferritin (µg/l)	Transferin-Sättigung (%)	Hämoglobin (g/dl)
Normalwerte	100 ± 60	35 ± 15	normal (12-13)
Eisenmangel	< 15	< 20	normal (12-13)
Eisenmangel-Anämie	< 10	< 10	niedrig (< 12-13)

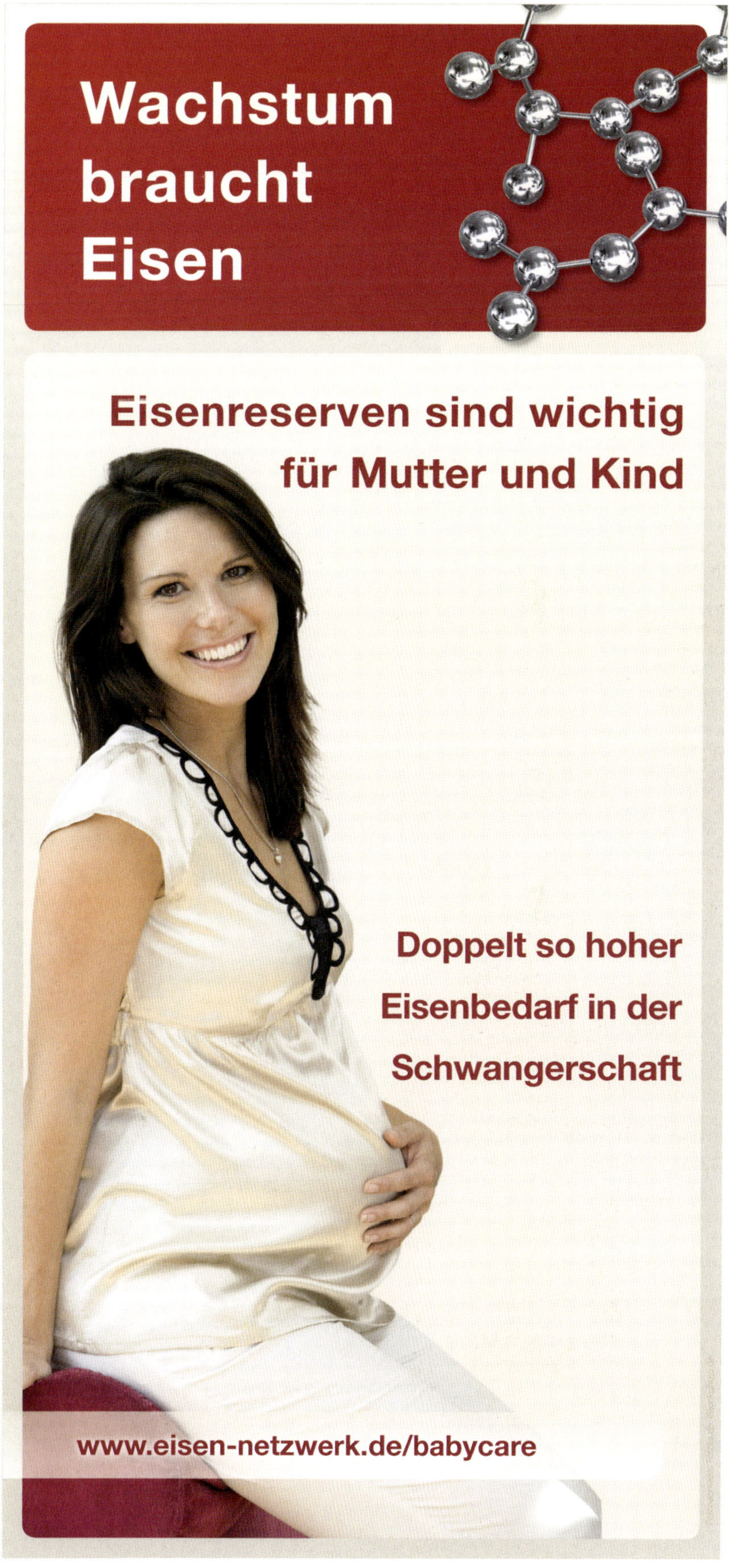

Was sollten Sie für eine ausreichende Versorgung mit Mikronährstoffen tun?

Sie haben vier Handlungsmöglichkeiten. Die untenstehende Tabelle stellt Ihnen diese mit ihren Vor- und Nachteilen vor.

Eine recht einfache Methode um festzustellen, ob Sie ausreichend mit Mikronährstoffen versorgt sind, ist die Durchführung einer Ernährungsanalyse anhand eines Ernährungsprotokolls über sieben Tage.

Die Vorteile:

- Sie können genau ersehen, mit welchen Nährstoffen Sie eventuell zu wenig versorgt werden und wo Bedarf besteht
- Sie können selbst entscheiden, ob Sie diesen Bedarf durch eine Veränderung Ihrer Ernährungsgewohnheiten decken oder gezielt entsprechende Präparate zu sich nehmen
- Sie können Ihre tatsächliche Energieaufnahme mit Ihrem Energiebedarf vergleichen

Um bei der Ernährungsanalyse mitzumachen, füllen Sie das 7-Tage-Ernährungsprotokoll sorgfältig aus, das am Ende des Fragebogens in der hinteren Buchklappe integriert ist.

Ihre Ernährungsanalyse geht Ihnen etwa 2-3 Wochen nach dem Einschicken des Fragebogens zusammen mit der restlichen Auswertung zu.

Die folgende Abbildung zeigt Ihnen ein Beispiel der Auswertung eines Ernährungsprotokolls. Anhand der Farbe der Balken können Sie ganz leicht erkennen, ob alles in Ordnung ist. Grün bedeutet, dass in Bezug auf den jeweils angegebenen Stoff alles in Ordnung ist. Bei gelb besteht ein Defizit, wenn der Balken nach links zeigt, und eine zu hohe Aufnahme, wenn der Balken nach rechts zeigt. Rote Balken zeigen erhebliche Unter- oder Überversorgungen auf.

Vitamin B1 (Thiamin)	1 mg	0,953 mg	0,99
Vitamin B2 (Riboflavin)	1,2 mg	1,15 mg	1
Niacinäquivalent	13 mg	20,1 mg	0,93
Pantothensäure	6 mg	3,99 mg	0,9
Vitamin B6 (Pyridoxin)	1,2 mg	1,55 mg	1
Biotin	60 µg	39 µg	0,97
Gesamte Folsäure	0,6 mg	0,206 mg	0,13
Vitamin B12 (Cobalamin)	3,5 µg	3,7 µg	1
Vitamin C (Ascorbinsäure)	0,1 g	0,124 g	1
Mineralstoffe			
Natrium	> 0,62 g	1,47 g	1
Kalium	> 2 g	2,4 g	0,97
Calcium	1 g	1,05 g	1
Magnesium	0,31 g	0,405 g	0,99
Phosphor	0,8 g	1,08 g	0,98
Eisen	30 mg	8,98 mg	0,1
Zink	7 mg	7,28 mg	1
Kupfer	1 - 1,5 mg	1,62 mg	1
Mangan	2 - 5 mg	3,48 mg	1
Fluoride	3,1 mg	0,708 mg	0,92
Jod	0,23 mg	0,0641 mg	0,093
Spezielle Inhaltsstoffe			
Ballaststoffe	30 g	22 g	0,88
Cholesterin	< 0,3 g	0,177 g	0,99
Alkohol	< 1,00 g	0 g	1

Quelle: Deutsche Gesellschaft für Ernährung (DGE)

Möglichkeit A	Möglichkeit B	Möglichkeit C	Möglichkeit D
Sie tun nichts.	Sie essen fortan gesund.	Sie nehmen Vitamin- und Mineralstoffpräparate ein (die »kritischen Vier«).	Sie führen eine Ernährungsanalyse durch.
Vorteil	Vorteil	Vorteil	Vorteil
Alles bleibt beim Alten, Sie essen wie bisher und müssen Ihre Ernährungsgewohnheiten nicht verändern.	Sie essen viel mehr Obst und Gemüse, aber richtig zubereitet.	Sie ernähren sich wie bisher, sind jedoch auf der »sicheren Seite«.	Sie kennen Ihre persönliche Versorgung genau und erhalten konkrete Handlungsempfehlungen und eine Rezeptbroschüre.
Nachteil	Nachteil	Nachteil	Nachteil
Sie nehmen ggf. Risiken für Ihre Gesundheit und – im Falle einer Schwangerschaft – die Gesundheit Ihres Kindes in Kauf, die vermeidbar wären.	Theoretisch die beste Lösung, aber leider auch die schwierigste. Sie müssen Nahrungsmittel verwenden, die jeweils höchste Anteile an Mikronährstoffen enthalten und diese auch noch richtig zubereiten. Sie wissen aber nicht, auf was Sie persönlich achten müssen.	Sie nehmen die »kritischen Vier« ungezielt zu sich. Wenn Sie aber durch die normale Ernährung gut versorgt sein sollten, ist das nicht sinnvoll, kann zu Überdosierungen führen und ist auch nicht ganz billig.	Es kostet Sie sieben Tage lang jeweils fünf Minuten Ihrer Zeit.

Wer es noch genauer wissen will, kann auch die angegebenen Ist- und Sollwerte (DGE-Empfehlungen) miteinander vergleichen.

Bestimmung der Mikronährstoffe im Blut

Wer über seinen Ernährungsstatus ganz genau Bescheid wissen will, sollte eine Blutanalyse durchführen. Dies ist besonders Paaren zu empfehlen, die begründet Fertilitätsstörungen vermuten, deren mögliche Ursachen nicht bekannt sind. Das Gleiche gilt für Personen, die an unklaren Beschwerden oder Symptomen leiden.

Empfehlung

Wenn Sie nicht verhüten, sollten Sie jederzeit die empfohlene Menge der »kritischen Vier« erreichen. Frauen mit Kinderwunsch, die bisher verhütet haben, sollten sofort nach Absetzen der Verhütungsmittel auf die »kritischen Vier« achten. Besonders gilt das für diejenigen Frauen, die bisher die Pille genommen haben, denn die Aufnahme von Jod und Folsäure wird durch die Pille gemindert. Bei einem Jodmangel vergehen im Durchschnitt drei Monate, bis der Jodmangel durch zusätzliche Einnahmen ausgeglichen werden kann.

Ernährung und Kinderwunsch

Ernährungsfehler können das Schwangerwerden erschweren, aber auch verantwortlich für Komplikationen in der späteren Schwangerschaft und bei der Geburt sein. Vor allem gilt dies bei einer Unterversorgung mit Folsäure und Jod.

Auch beim Mann kann es bei der Unterversorgung mit bestimmten Mikronährstoffen zu Fertilitätsproblemen kommen. Die Sexualfunktionen im menschlichen Körper werden unter anderem durch hormonproduzierende Drüsen gesteuert. Dazu zählen:

- die Hypophyse (Hirnanhangsdrüse)
- die Schilddrüse
- die weiblichen und männlichen Keimdrüsen (Gebärmutter, Eierstock, Hoden)

Mikronährstoffe, die für die Fertilität wichtig sind

Quelle: W. Kirschner, 2007

Hirnanhangsdrüse	B-Vitamine	Folsäure	Pantothensäure	Niacin
	Vitamin E			
Schilddrüse	B-Vitamine	Vitamin B 1	Pantothensäure	Niacin
	Vitamin C			
	Vitamin E			
Gebärmutter	B-Vitamine			
	Vitamin C			
	Vitamin E			
	ß-Carotin			
Eierstock	B-Vitamine	Folsäure	Niacin	
Hoden	B-Vitamine	Folsäure	Vitamin B 12	
	Vitamin C			
	Vitamin E			
	ß-Carotin			
	Selen			
	Zink			

Für das richtige Funktionieren dieser Organe und die Fertilität ist eine ausreichende Versorgung mit bestimmten Mikronährstoffen wichtig. Gleichzeitig helfen diese Mikronährstoffe auch dabei, Belastungen durch Schadstoffe im Körper abzubauen. Man nennt sie auch Antioxidantien oder Radikalenfänger.

Auch für Männer ist bei Kinderwunsch eine gesunde Ernährung wichtig. Neuere Studien zeigen, dass eine gute Versorgung mit Vitamin C, Vitamin E, Zink, Selen, Folsäure, Vitamin B6 und 12, Beta-Carotin, L-Carnitin, L-Arginin und Coenzym Q10 zu einer besseren Spermienqualität und -beweglichkeit führt. Insgesamt ist die Datenlage zu der Frage, ob Männer mit Fertilitätsproblemen zusätzliche Mikronährstoffe einnehmen sollten, noch unklar. Mit Ausnahme von Folsäure sollten hier aber keine Präparate eingenommen werden, vielmehr sollten verstärkt Nahrungsmittel gegessen werden, die viel dieser Stoffe enthalten. Wenn Sie als Mann erwägen, Ihre Fruchtbarkeit durch die Einnahme von Mikronährstoffen verbessern zu wollen, tun Sie das nur nach Rücksprache mit Ihrer Ärztin oder Ihrem Arzt.

L-Carnitin ist eine natürlich vorkommende, vitaminähnliche Substanz, die eine wichtige Rolle im Energiestoffwechsel menschlicher Zellen spielt. Einige Studien zeigten, dass die tägliche Einnahme von 2 Gramm L-Carnitin zu einer deutlichen Verbesserung der Spermien führte. In anderen Studien konnte dies allerdings nicht bestätigt werden.

In jedem Fall ist bei Kinderwunsch auch beim Mann die Durchführung der Ernährungsanalyse sehr wichtig.

Fettarme Ernährung und Kinderwunsch

Wenn eine Frau schwanger werden möchte und es nicht klappen will, so kann es auch an einer zu fettarmen Ernährung liegen. Eine aktuelle Studie aus den USA (J.E. Chavarro, 2006) mit über 18.000 Frauen fand heraus, dass der Eintritt einer Schwangerschaft bei jenen Frauen deutlich verringert war, die sich sehr fettarm ernährten.

Spurenelemente und Mineralstoffe, die bei einer Unterversorgung zu Fertilitätsstörungen führen können, und Lebensmittel, die besonders viel dieser Stoffe enthalten

Mikronährstoff	Zink		Mangan		Molybdän	
Fertilitätsstörungen bei	Mann		Mann / Frau		Mann / Frau	
Quelle(n)	*		**		**	
Empfohlene Aufnahmemenge	12 mg		2-5 mg		50-100 µg	
Lebensmittel mit hohem Gehalt pro 100 Gramm	Produkt	mg	Produkt	mg	Produkt	µg
	Weizenkleie	12	Weizenkeime	8	Sojamehl	180
	Leber (Schwein)	7	Haferflocken	5	Rotkohl	120
	Austern	7	Haselnüsse	5	Weiße Bohnen	100
	Linsen	5	Sojamehl, vollfett	4	Reis	80
	Gelbe Erbsen	4	Weizenvollkorn	3	Trockenerbsen	70
	Weizenvollkorn	4	Weizenvollkornbrot	2	Kartoffel	50
	Haferflocken	4	Walnüsse, Mandeln	2	Spinat	50
	Weiße Bohnen	3	Weiße Bohnen	2	Hühnerei	50
	Fleisch	3	Reis	1	Schweinefleisch	30
	Mais	3	Schwarztee	0,1		
	Weizenvollkornbrot	2				
	Hühnerei	2				

Mikronährstoff	Selen		Kupfer	
Fertilitätsstörungen bei	Mann		Mann	
Quelle(n)	**		**	
Empfohlene Aufnahmemenge	50-100 µg		2-3 mg	
Lebensmittel mit hohem Gehalt pro 100 Gramm	Produkt	µg	Produkt	mg
	Hering	140	Leber (Rind, Kalb)	4
	Thunfisch	130	Austern	3
	Sardine	90	Sonnenblumenkerne	3
	Sojabohnen	60	Emmentaler Käse	1
	Weizenvollkornbrot	55	Linsen, Erbsen	1
	Leber (Rind, Kalb)	50	Nüsse, Mandeln	0,5
	Rindfleisch	40	Marillen, Pfirsiche	0,5
	Schweinefleisch	30	Huhn, Gans, Lamm	0,4
	Dorsch, Lachs	30	Seefische	0,2
	Weiße Bohnen	20		
	Milchprodukte	5		

Quellen:

* Steven Sinclair, ND, Lac – Associate Editor: *Male Infertility: Nutritional and Environmental Considerations*, Alternative Medicine Review, 2000, Volume 5, Number 1

** C. Ekmekcioglu, *Spurenelemente auf dem Weg ins 21. Jahrhundert – zunehmende Bedeutung von Eisen, Kupfer, Selen und Zink*, Journal für Ernährungsmedizin 2000; 2 (2) (Ausgabe für Österreich): 18-23

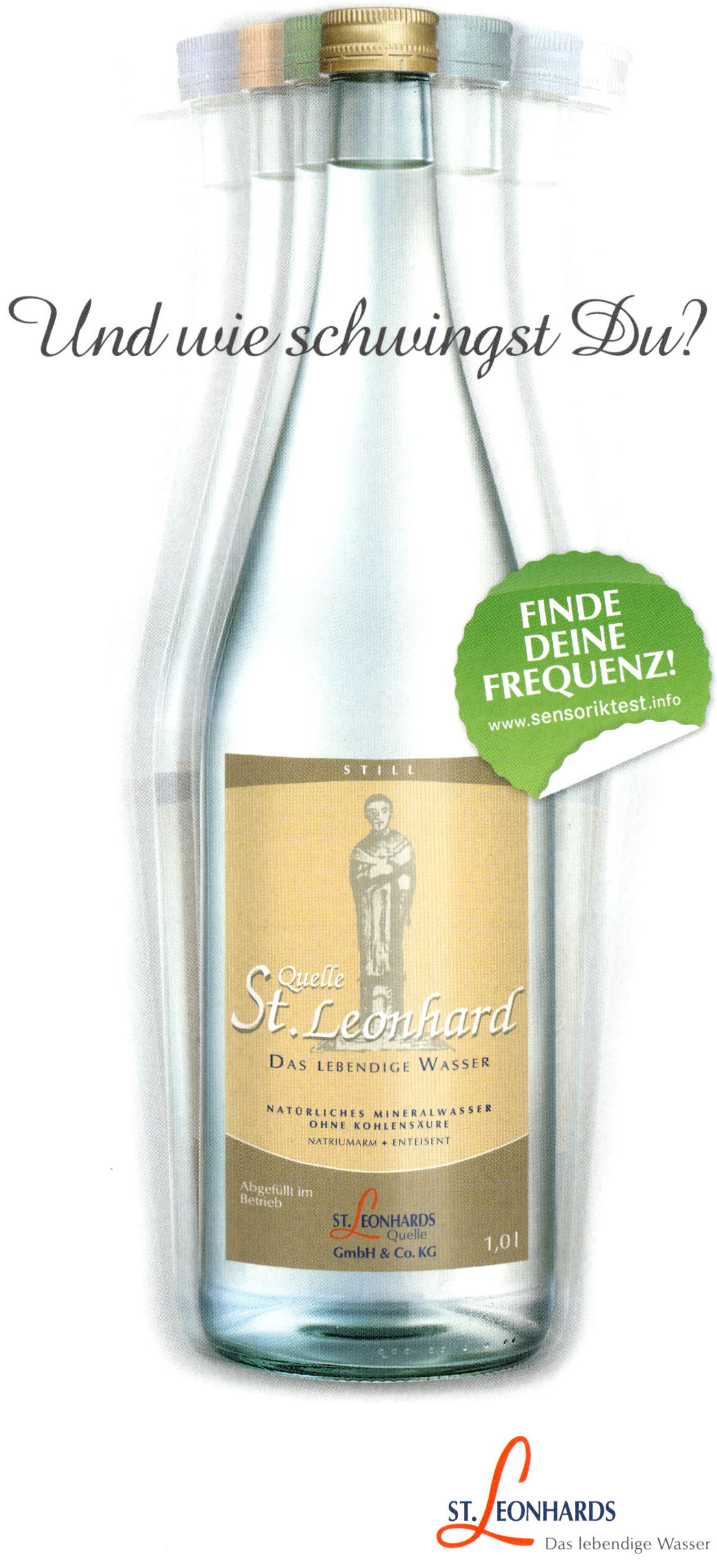

Frauen, die sich normal ernährten, wurden schneller schwanger. Die Autoren empfehlen Frauen, die Fertilitätsprobleme vermuten, die fettarmen Diäten einzustellen.

Die Bedeutung des Wassers

Viele trinken Wasser aus der Leitung, andere bevorzugen Mineralwasser. Zu unterscheiden sind zunächst folgende Wasserarten:

- Trinkwasser (Wasser aus der Leitung)
- Quellwasser (Wasser aus unterirdischen Reservoirs, die aber keine Mineralstoffe enthalten müssen)
- Tafelwasser (Leitungs- und Mineralwasser gemischt)
- Mineralwasser (siehe unten)
- Heilwasser (Arzneimittel, da es zur Vorbeugung und Heilung von Beschwerden dient)

In Deutschland werden pro Jahr fast 10 Milliarden Liter Mineralwasser getrunken. Im Durchschnitt trinkt jeder jährlich 127 Liter Mineralwasser. Bei Mineralwasser handelt es sich um Wasser, das beim Fließen durch die Gesteine Minerale aufgelöst hat und diese nun in löslicher Form enthält (z.B. Calciumchlorid). Mineralwasser ist ein genehmigungspflichtiges Lebensmittel. Es muss natürlich rein sein und muss aus unterirdischen, vor Verschmutzung geschützten Wasservorkommen stammen und an der Quelle abgefüllt worden sein.

Die Mineralwässer unterscheiden sich je nach Quelle stark im jeweiligen Mineralstoffgehalt. Die Inhaltsstoffe der Mineralwasser sind gut gekennzeichnet, so dass Sie einen Teil des genannten Mikronährstoffbedarfs auch über ein gutes Mineralwasser decken können. Dies gilt natürlich besonders auch für Sportler und Sportlerinnen. Auch wenn ein Mineralwasser Ihnen vor allem schmecken muss, sollten Sie auch hier auf Nummer Sicher gehen. Manche Mineralwasserhersteller verzichten zum Beispiel auf die Ozonbehandlung des Wassers.

Empfehlung

Für Frauen und Männer mit Kinderwunsch ist es besonders wichtig, dass die Ernährung ausgewogen, abwechslungsreich und vielseitig ist. Die tägliche Basis bilden die energieliefernden Kohlenhydrate (Getreide, Kartoffeln, Hülsenfrüchte) sowie das vitaminreiche Obst und Gemüse.

Sättigen sollen die Beilagen, nicht die Fleischportion. Eiweiß und Fett sollten insgesamt weniger und eher aus pflanzlichen Lebensmitteln aufgenommen werden (Hülsenfrüchte, Getreide, Nüsse, Öle), weniger aus tierischen (Milchprodukte, Fisch, Fleisch, Eier).

Da versteckte Fette den größten Anteil am Nahrungsfett haben, sollten Sie mit sichtbaren Fetten sparsam umgehen (2 EL Streichfett + 2 EL Kochfett pro Tag). Süßigkeiten und Knabbereien sollten nicht täglich verzehrt werden.

Wichtig ist eine ausreichende Flüssigkeitszufuhr (1,5 bis 2 Liter pro Tag), am besten sind Wasser, Mineralwasser, Früchte- oder Kräutertee und Saftschorlen.

Besonders wichtig ist es, auf sein Gewicht zu achten (siehe auch Kapitel 5.3), auf regelmäßigen Alkoholkonsum zu verzichten und Mangelzustände in der Ernährung auszugleichen, vor allem bei den »kritischen Vier« Folsäure, Eisen, Calcium und Jod. Wichtig für die Fruchtbarkeit ist vor allem auch die Versorgung mit Eisen.

Weitere Spurenelemente und Mineralstoffe, die bei einer Unterversorgung in einem Zusammenhang mit Fertilitätsstörungen stehen können, sind: Zink, Mangan, Molybdän, Selen und Kupfer. Eine zusätzliche Einnahme dieser Stoffe in Form von zum Beispiel Tabletten kann allerdings nicht empfohlen werden.

Wenn Sie mit Mikronährstoffen Ihre Fruchtbarkeit verbessern wollen, sollten Sie dies nur in Rücksprache mit der behandelnden Ärztin/dem behandelnden Arzt tun – das gilt für Frauen und Männer. Generell empfehlen wir Ihnen die zusätzliche Einnahme von Mikronährstoffen nur auf Basis einer Ernährungsanalyse. Nutzen Sie deshalb unseren Fragebogen und lassen Sie sich von uns eine individuelle Ernährungsanalyse erstellen.

Von Ernährungsexperten werden fünf Portionen Obst oder Gemüse oder Salat pro Tag empfohlen

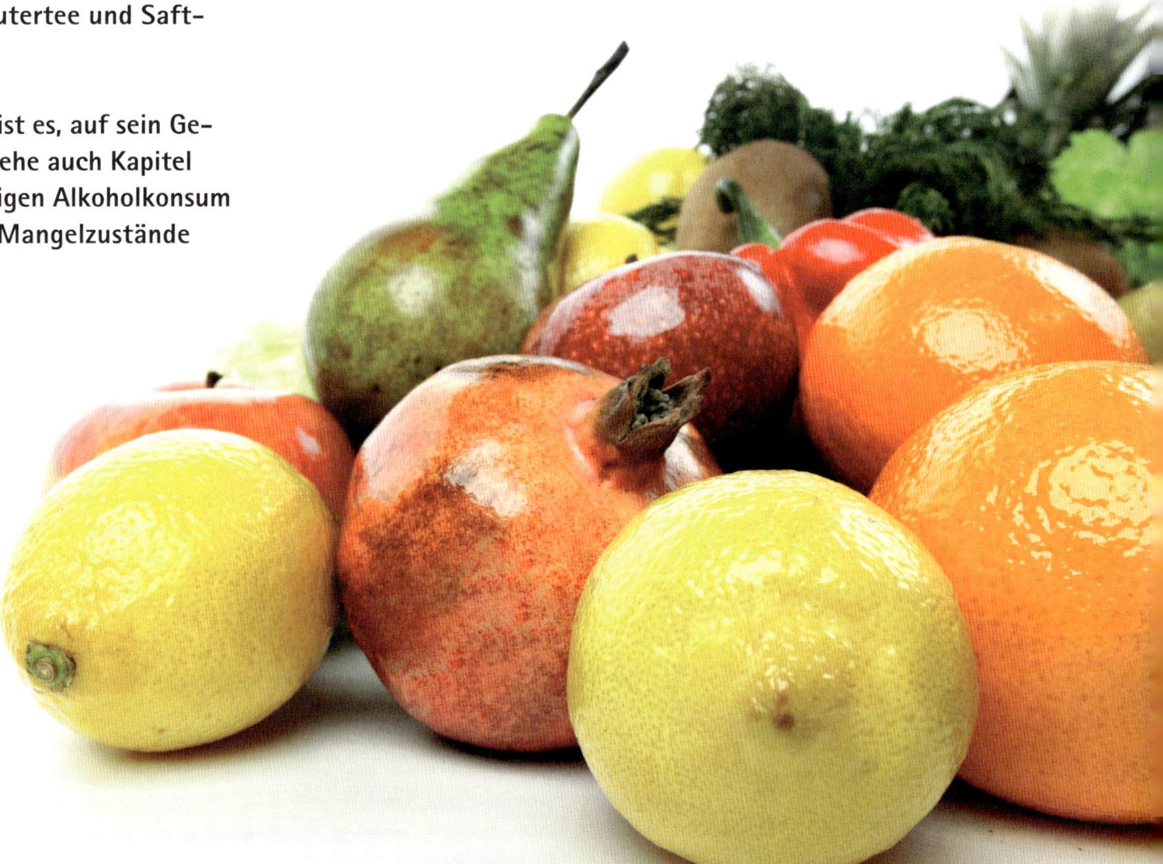

Nahrungsmittel mit hohem Gehalt an Vitamin B6 und B12

Quelle: W. Kirschner, 2007

Vitamin B 6 (empfohlen 1,8 mg pro Tag)	mg pro100 gr	Vitamin B 12 (empfohlen 3 Mikrogramm pro Tag)	µg pro 100 gr
Sardinen	1 mg	Rinderleber	65 µg
Lachs	1 mg	Muscheln	9 µg
Rinderleber	0,7 mg	Makrele	9 µg
Linsen	0,6 mg	Leberwurst	5 µg
Thunfisch	0,5 mg	Forelle	5 µg
Schweinefleisch	0,5 mg	Rotbarsch	4 µg
Huhn	0,5 mg	Putenfleisch	3 µg
Avocado	0,5 mg	Lamm-, Rindfleisch	3 µg
Kartoffeln	0,3 mg	Schweinefleisch	2 µg
Rindfleisch	0,2 mg	Käse	2 µg
Käse	0,2 mg	Quark	1 µg

Naturheilmittel mit positiver Wirkung auf Hormonhaushalt und Fruchtbarkeit

Quelle: W. Kirschner, 2007

Bei der Frau	Bei dem Mann
Falscher Einkorn	Falscher Einkorn
Engelwurz	Ginseng
Frauenmantel	Sabal
Himbeere	Seetang
Kamille	Wilder Yams
Mönchspfeffer	
Seetang	
Shatavari	
Wilder Yams	

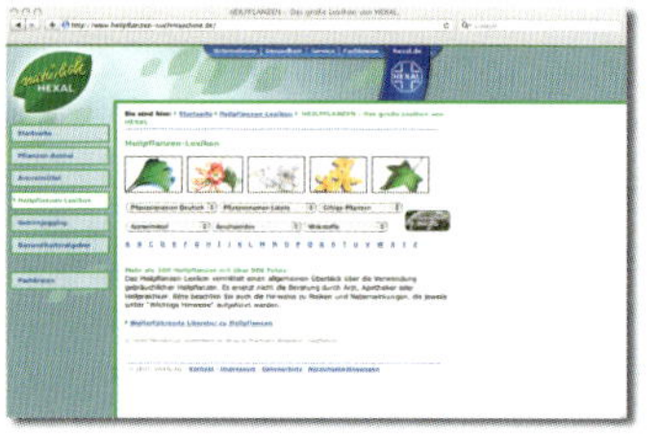

Infos zu Heilkräutern und Tees finden Sie auch auf der Internetseite www.heilpflanzen-suchmaschine.de

Info

Vorsicht vor Vitamin A

Bei Schwangeren kann eine zu hohe Aufnahme von Vitamin A in der Frühschwangerschaft zu Fehlbildungen des Kindes führen.

Auch Frauen, die schwanger werden wollen, sollten den Vitamin A-Konsum verringern und auf keinen Fall Multivitaminpräparate verwenden, die viel Vitamin A enthalten. Das gilt nur für Vitamin A, wobei Beta-Carotin unbedenklich aufgenommen werden kann. Huflattich, Beinwell, Muskatnuss und Safran sind in größeren Mengen tabu.

Wie Sie mit Mikronährstoffen versorgt sind, erfahren Sie durch eine Ernährungsanalyse, die Sie erhalten, wenn Sie den beiliegenden Fragebogen ausfüllen und einsenden. **Die Analyse umfasst nicht die Stoffe Molybdän und Selen.**

Naturheilmittel und Fruchtbarkeit

Auch durch Pflanzen und Kräuter kann man auf natürliche Weise den Hormonhaushalt bei Mann und Frau stabilisieren. In Apotheken und im Teehandel gibt es auch bestimmte Fruchtbarkeits-Teemischungen. Wenn Sie derartige Mittel oder Tees verwenden wollen, erkundigen Sie sich bitte genau, ob irgendwelche Kontraindikationen bei bestehenden Krankheiten oder Wechselwirkungen mit Arzneimitteln, die Sie gegebenenfalls anwenden, bestehen.

Falls Sie an bestimmten Krankheiten leiden und/oder Medikamente verwenden, sollten Sie die Anwendung dieser pflanzlichen Mittel unbedingt mit Ihrer Ärztin oder Ihrem Arzt besprechen.

5.2 Genussmittel

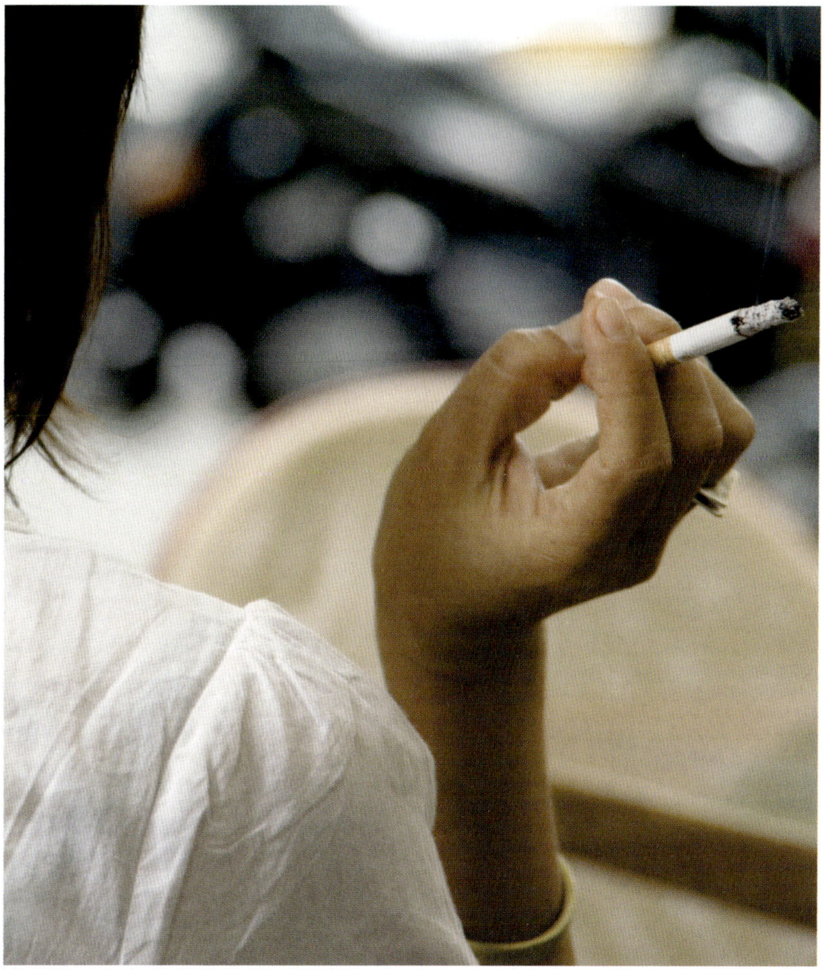

Genussmittel werden nicht in erster Linie wegen ihres Nährwertes und/oder zur Sättigung verzehrt, sondern vor allem wegen ihrer anregenden Wirkung und wegen ihres Geschmacks. Auch Tabakwaren werden zu den Genussmitteln gezählt. Jeder weiß, dass man seine Gesundheit durch Rauchen oder einen zu hohen Konsum von Alkohol und koffeinhaltigen Getränken schädigen kann. Etwa 30 Prozent der Frauen im gebärfähigen Alter rauchen, etwa 40 Prozent von ihnen trinken mehrmals pro Woche Alkohol und einige wenige (ca. 3 Prozent der 20- bis 39-Jährigen) nehmen illegale Drogen. Nicht nur die so genannten harten Drogen bergen verschiedene Risiken, auch der regelmäßige Konsum von Marihuana kann zu gesundheitlichen Schäden führen.

Nikotin

Vor der Schwangerschaft kann Rauchen die Fruchtbarkeit beeinträchtigen, auch in der Schwangerschaft schädigt Rauchen das Kind auf verschiedenste Weise. Es erhöht unter anderem die Wahrscheinlichkeit von:

- Unfruchtbarkeit
- Menstruationsstörungen
- Fehlgeburten
- Frühgeburten
- einem verminderten Geburtsgewicht oder Kleinwüchsigkeit des Kindes

Vieles spricht auch dafür, dass Rauchen zu Fehlbildungen des Kindes führt. Außerdem: Babys, die bereits im Mutterleib mitrauchen, haben später häufiger mit etlichen Gesundheitsstörungen und Krankheitsanfälligkeiten zu kämpfen, beispielsweise dem Aufmerksamkeits-Defizit-Syndrom (ADHS).

Es ist eindeutig bewiesen, dass Rauchen die Fruchtbarkeit bei Mann und Frau deutlich reduziert. Rauchen schädigt nicht nur den Fötus, sondern bereits die empfängnisbereite Eizelle. So müssen Frauen, die rauchen und sich ein Kind wünschen, um die Hälfte länger auf eine Schwangerschaft warten als Nichtraucherinnen. Bereits zehn Zigaretten pro Tag führen zu einer messbaren Verringerung der Fruchtbarkeit.

Frauen, die vor der Schwangerschaft rauchen, haben nach einer großen Studie:

- eine um 42 Prozent erhöhte Wahrscheinlichkeit, länger auf den Eintritt einer Schwangerschaft zu warten
- und eine um 60 Prozent erhöhte Wahrscheinlichkeit von Fertilitätsstörungen

Nikotin verändert unter anderem den Hormonhaushalt und führt beispielsweise dazu, dass die Wechseljahre bei Raucherinnen früher eintreten. Man vermutet auch, dass sich Giftstoffe aus dem Zigarettenrauch in der Gebärmutterschleimhaut anreichern, die Einnistung des befruchteten Eis behindern oder dieses in bestimmten Fällen abtöten.

Infos zur Raucherentwöhnung gibt es auf der Internetseite der Bundeszentrale für gesundheitliche Aufklärung: www.bzga.de

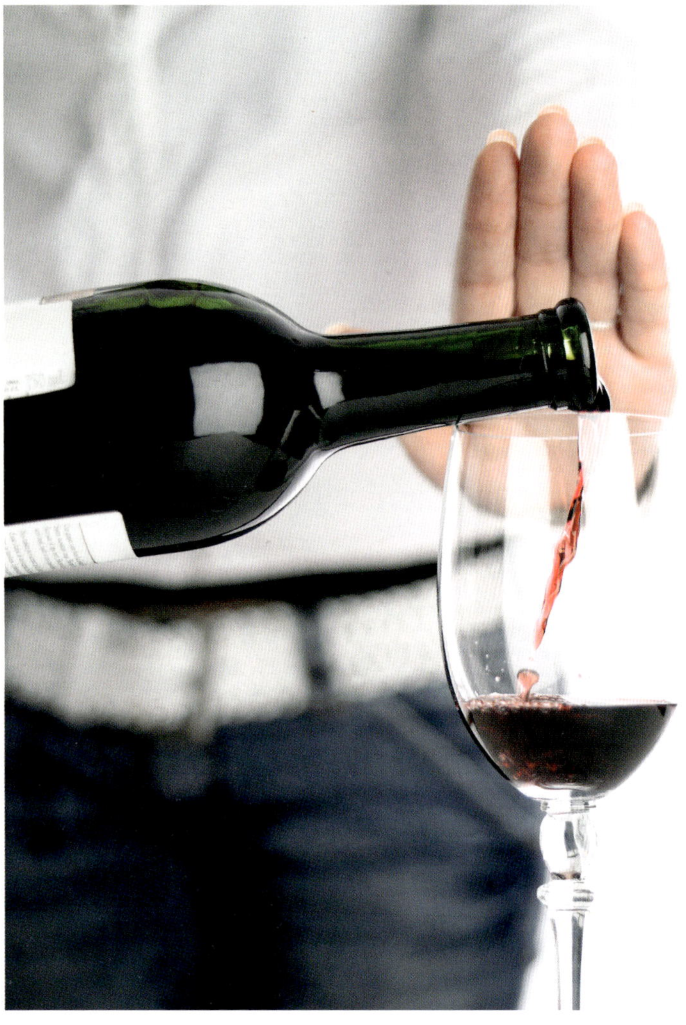

Raucht der Mann, so verringert sich seine Spermienqualität. In vielen Untersuchungen wurde gezeigt, dass die Spermienqualität von Rauchern gegenüber Nichtrauchern um ca. 20 Prozent geringer ist. Rauchen reduziert auch die Dichte der Spermien und ihre Beweglichkeit. Rauchen führt im Übrigen nicht selten auch zu Erektionsstörungen. Studien, die bei Paaren mit einer Kinderwunschbehandlung durchgeführt wurden, zeigten, dass bei nicht rauchenden Männern eine Schwangerschaft in 35 Prozent der Behandlungen, bei rauchenden Männern nur in 20 Prozent eingetreten war. Die Beeinträchtigung der Fruchtbarkeit ist dabei nicht nur von der Zahl der täglich gerauchten Zigaretten abhängig, sondern auch von der Anzahl der Jahre, die man geraucht hat.

Genussmittelkonsum der 20- bis 39-jährigen Bevölkerung in Deutschland

Quelle: Institut für Therapieforschung, Robert Koch Institut

Genussmittel	20–29 Jahre	30–39 Jahre
Rauchen	33%	30%
Alkoholkonsum*	40%	42%
Illegale Drogen**	3%	1%

* täglich oder mehrmals die Woche

** in den letzten 12 Monaten

Empfehlung

Da die Fruchtbarkeit durch Rauchen – sowohl bei der Frau als auch beim Mann – verringert wird, sollten Sie, wenn Sie eine Schwangerschaft planen, am besten ganz aufhören zu rauchen oder wenigstens Ihren Konsum deutlich einschränken. Dadurch wird sich auch Ihr allgemeines Wohlbefinden verbessern. Ihr Geruchs- und Geschmackssinn wird sich verfeinern, außerdem können Sie natürlich auch eine Menge Geld sparen. Über die verschiedenen Methoden der Raucherentwöhnung informiert Sie eine kostenlose Schriftenreihe der Bundeszentrale für gesundheitliche Aufklärung.

Alkohol

Einigen Studien zufolge hat der moderate Konsum von Alkohol (vor allem von Wein) schützende Funktionen in Bezug auf Herz-Kreislauf-Erkrankungen. Dennoch: Grundsätzlich ist es besser, vor und vor allem während der Schwangerschaft ganz auf Alkohol zu verzichten. Gerade zu Beginn der Schwangerschaft, wenn vom 15. bis 60. Tag nach der Befruchtung die Organe des Fötus ausgebildet werden, kann Alkohol zu folgenschweren Fehlbildungen beim Ungeborenen führen. Kinder von Schwangeren, die zu viel Alkohohl trinken, haben ein deutlich niedrigeres Geburtsgewicht. Zuviel Alkohol in der Schwangerschaft heißt im Klartext: Bereits 20 Gramm reiner Alkohol – das sind zwei bis drei kleine Gläser Bier oder ein viertel Liter Wein – gefährden das Ungeborene und können das Erbgut schädigen. Wenn Frauen regelmäßig und viel Alkohol trinken, ist ihre Chance schwanger zu werden stark reduziert. Daher sollte auch schon vor der Schwangerschaft weniger Alkohol getrunken werden.

Beim Mann kann hoher und regelmäßiger Alkoholkonsum zu einem niedrigeren Testosteronspiegel und damit zu einer Verringerung der Zahl der Spermien und des gesamten Spermavolumens führen.

Eine Studie an über 4.000 europäischen Paaren mit Kinderwunsch hat gezeigt, dass der Konsum von acht und mehr Gläsern Alkohol pro Woche bei Frauen den Eintritt einer Schwangerschaft gegenüber Frauen, die angaben keinen Alkohol zu trinken, um 70 Prozent verringert, bei Männern um 30 Prozent (Olsen, J. et al, 1997).

Illegale Drogen

Es gibt nur wenige Studien zum Zusammenhang des Konsums illegaler Drogen mit der Fertilität. So genannte harte Drogen (wie z.B. Heroin) führen bei Männern häufig zu Potenzstörungen. Aber auch bei Marihuanakonsumenten konnten vielfach Veränderungen der Spermienqualität gefunden werden.

Kaffee

Etwa vier Tassen Kaffee trinkt der Durchschnittsdeutsche pro Tag. Frauen mit Kinderwunsch sollten nicht mehr als diese vier Tassen Kaffee täglich zu sich nehmen, weil ein Konsum von fünf und mehr Tassen pro Tag die Wahrscheinlichkeit schwanger zu werden verringern kann. Sehr deutlich eingeschränkt ist die Fertilität bei Frauen, die viel Kaffee trinken und rauchen. Denken Sie auch an andere Getränke und Produkte, die Koffein enthalten (»Koffeinfallen«).

Koffeingehalt verschiedener Lebensmittel

Produkt	Menge	Koffein
Filterkaffee	150 ml	100 mg
Löslicher Kaffee	150 ml	100 mg
Zartbitterschokolade	100 g	75 mg
Energydrink	250 ml	80 mg
Schwarzer Tee	150 ml	50 mg
Espresso	40 ml	40 mg
Cola	333 ml	40 mg
Vollmilchschokolade	100 g	15 mg

Wenn Sie sich eingehender über den Koffeingehalt von Nahrungsmitteln informieren wollen, finden Sie im Internet eine gute Seite unter: www.cspinet.org/reports/caffeine.pdf
Die Menganangaben erfolgen dort in Ounzes (oz.). Eine fluid Ounze entspricht 30 Milliliter.

Empfehlung

Der Einfluss, den Alkoholkonsum auf die Fruchtbarkeit von Mann und Frau hat, ist wissenschaftlich noch nicht abschließend geklärt. Sie sind aber auf der sicheren Seite, wenn Sie Ihren Alkoholkonsum ganz einstellen oder zumindest sehr stark einschränken. Ein Glas Wein oder Bier pro Tag dürften nach derzeitiger wissenschaftlicher Erkenntnislage jedoch nicht schaden. Frauen, die Drogen konsumieren und schwanger werden wollen, sollten den Drogenkonsum konsequent einstellen oder, falls das nicht gelingt, eine Suchtberatung aufsuchen. Bis zu vier Tassen Kaffee täglich scheinen nach wissenschaftlicher Erkenntnislage keine Auswirkungen auf die weibliche Fruchtbarkeit zu haben.

Trinken Sie nicht mehr als 4 Tassen Kaffee täglich

5.3 Welche Rolle spielt das Körpergewicht?

Übergewicht ist eine Volkskrankheit. Etwa jeder dritte erwachsene Bundesbürger ist übergewichtig. Von den Frauen im gebärfähigen Alter sind allerdings mehr als die Hälfte normalgewichtig, knapp 25 Prozent haben Übergewicht und etwa jede fünfte hat Untergewicht. Die Frage, ob ein Mensch über- oder untergewichtig ist, wird heute üblicherweise mit dem Body-Mass-Index (BMI) bestimmt.

Übergewicht entsteht, wenn die tägliche Kalorienaufnahme langfristig den Energiebedarf des Körpers übersteigt. Der Energiebedarf errechnet sich aus einem Grundumsatz, der durch Geschlecht, Körpergröße und Alter bestimmt wird und einem Leistungsumsatz, der Sport und körperliche Arbeit berücksichtigt.

Ihren persönlichen Energiebedarf können Sie auf unserer Internetseite www.planbaby.de berechnen. Eine 30-jährige Frau, die 1,75 cm groß ist, hat einen Energiebedarf von 1980 kcal.

Der Body-Mass-Index wird in Grade eingeteilt:
Untergewicht: **BMI unter 19**
Normalgewicht: **BMI 19 bis unter 25**
Übergewicht: **BMI ab 25**
Grad I: Übergewicht BMI 25 bis unter 30
Grad II: Adipositas BMI 30 bis 40
Grad III: Schwere Adipositas BMI über 40

So wird der BMI berechnet:
Körpergewicht in Kilogramm geteilt durch (Körpergröße in Meter mal Körpergröße in Meter)
Beispiel: Eine Frau wiegt 60 kg und ist 1,66 Meter groß.
BMI: 60 : (1,66x1,66) = 60 : 2,7556 = 22

- Normalgewicht
- Übergewicht
- Starkes Übergewicht
- Untergewicht

Ihre Körpergröße / Ihr Körpergewicht	45	46	47	48	49	50	51	52	53	54	55	56	57	58	59	60	61	62	63	64	65	66	67	68	69	70	71	72	73	74	75	76	77	78	79	80	81	82	83	84
1,50	20	20	21	21	22	22	23	23	24	24	24	25	25	26	26	27	27	28	28	28	29	29	30	30	31	31	32	32	32	33	33	34	34	35	35	36	36	36	37	37
1,51	20	20	21	21	21	22	22	23	23	24	24	25	25	25	26	26	27	27	28	28	29	29	29	30	30	31	31	32	32	32	33	33	34	34	35	35	36	36	36	37
1,52	19	20	20	21	21	22	22	23	23	23	24	24	25	25	26	26	26	27	27	28	28	29	29	29	30	30	31	31	32	32	32	33	33	34	34	35	35	35	36	36
1,53	19	20	20	21	21	21	22	22	23	23	23	24	24	25	25	26	26	26	27	27	28	28	29	29	29	30	30	31	31	32	32	32	33	33	34	34	35	35	35	36
1,54	19	19	20	20	21	21	22	22	22	23	23	24	24	24	25	25	26	26	27	27	27	28	28	29	29	30	30	30	31	31	32	32	32	33	33	34	34	35	35	35
1,55	19	19	20	20	20	21	21	22	22	22	23	23	24	24	25	25	25	26	26	27	27	27	28	28	29	29	30	30	30	31	31	32	32	32	33	33	34	34	35	35
1,56	18	19	19	20	20	21	21	21	22	22	23	23	23	24	24	25	25	25	26	26	27	27	28	28	28	29	29	30	30	30	31	31	32	32	32	33	33	34	34	35
1,57	18	19	19	19	20	20	21	21	22	22	22	23	23	24	24	24	25	25	26	26	26	27	27	28	28	28	29	29	30	30	30	31	31	32	32	32	33	33	34	34
1,58	18	18	19	19	20	20	20	21	21	22	22	22	23	23	24	24	24	25	25	26	26	26	27	27	28	28	28	29	29	30	30	30	31	31	32	32	32	33	33	34
1,59	18	18	19	19	19	20	20	21	21	21	22	22	23	23	23	24	24	25	25	25	26	26	27	27	27	28	28	28	29	29	30	30	30	31	31	32	32	32	33	33
1,60	18	18	18	19	19	20	20	20	21	21	21	22	22	23	23	23	24	24	25	25	25	26	26	27	27	27	28	28	29	29	29	30	30	30	31	31	32	32	32	33
1,61	17	18	18	19	19	19	20	20	20	21	21	22	22	22	23	23	24	24	24	25	25	25	26	26	27	27	27	28	28	29	29	29	30	30	30	31	31	32	32	32
1,62	17	18	18	18	19	19	19	20	20	21	21	21	22	22	22	23	23	24	24	24	25	25	26	26	26	27	27	27	28	28	29	29	29	30	30	30	31	31	32	32
1,63	17	17	18	18	18	19	19	20	20	20	21	21	21	22	22	23	23	23	24	24	24	25	25	26	26	26	27	27	27	28	28	29	29	29	30	30	30	31	31	32
1,64	17	17	17	18	18	19	19	19	20	20	20	21	21	22	22	22	23	23	23	24	24	25	25	25	26	26	26	27	27	28	28	28	29	29	29	30	30	30	31	31
1,65	17	17	17	18	18	18	19	19	19	20	20	21	21	21	22	22	22	23	23	24	24	24	25	25	25	26	26	26	27	27	28	28	28	29	29	29	30	30	30	31
1,66	16	17	17	17	18	18	19	19	19	20	20	20	21	21	21	22	22	22	23	23	24	24	24	25	25	25	26	26	26	27	27	28	28	28	29	29	29	30	30	30
1,67	16	16	17	17	18	18	18	19	19	19	20	20	20	21	21	22	22	22	23	23	23	24	24	24	25	25	25	26	26	27	27	27	28	28	28	29	29	29	30	30
1,68	16	16	17	17	17	18	18	18	19	19	19	20	20	21	21	21	22	22	22	23	23	23	24	24	24	25	25	26	26	26	27	27	27	28	28	28	29	29	29	30
1,69	16	16	16	17	17	18	18	18	19	19	19	20	20	20	21	21	21	22	22	22	23	23	23	24	24	25	25	25	26	26	26	27	27	27	28	28	28	29	29	29
1,70	16	16	16	17	17	17	18	18	18	19	19	19	20	20	20	21	21	21	22	22	22	23	23	24	24	24	25	25	25	26	26	26	27	27	27	28	28	28	29	29
1,71	15	16	16	16	17	17	17	18	18	18	19	19	19	20	20	21	21	21	22	22	22	23	23	23	24	24	24	25	25	25	26	26	27	27	27	28	28	28	28	29
1,72	15	16	16	16	17	17	17	18	18	18	19	19	19	20	20	20	21	21	21	22	22	22	23	23	23	24	24	24	25	25	25	26	26	26	27	27	27	28	28	28
1,73	15	15	16	16	16	17	17	17	18	18	18	19	19	19	20	20	20	21	21	21	22	22	22	23	23	23	24	24	24	25	25	25	26	26	26	27	27	27	28	28
1,74	15	15	16	16	16	17	17	17	18	18	18	18	19	19	19	20	20	20	21	21	21	22	22	22	23	23	23	24	24	24	25	25	25	26	26	26	27	27	27	28
1,75	15	15	15	16	16	16	17	17	17	18	18	18	19	19	19	20	20	20	21	21	21	22	22	22	23	23	23	24	24	24	24	25	25	25	26	26	26	27	27	27
1,76	15	15	15	15	16	16	16	17	17	17	18	18	18	19	19	19	20	20	20	21	21	21	22	22	22	23	23	23	24	24	24	25	25	25	26	26	26	26	27	27
1,77	14	15	15	15	16	16	16	17	17	17	18	18	18	19	19	19	19	20	20	20	21	21	21	22	22	22	23	23	23	24	24	24	25	25	25	26	26	26	26	27
1,78	14	15	15	15	15	16	16	16	17	17	17	18	18	18	19	19	19	20	20	20	21	21	21	21	22	22	22	23	23	23	24	24	24	25	25	25	26	26	26	27
1,79	14	14	15	15	15	16	16	16	17	17	17	17	18	18	18	19	19	19	20	20	20	21	21	21	22	22	22	22	23	23	23	24	24	24	25	25	25	26	26	26
1,80	14	14	15	15	15	15	16	16	16	17	17	17	18	18	18	19	19	19	19	20	20	20	21	21	21	22	22	22	23	23	23	23	24	24	24	25	25	25	26	26
1,81	14	14	14	15	15	15	16	16	16	16	17	17	17	18	18	18	19	19	19	20	20	20	20	21	21	21	22	22	22	23	23	23	24	24	24	24	25	25	25	26
1,82	14	14	14	14	15	15	15	16	16	16	17	17	17	18	18	18	18	19	19	19	20	20	20	21	21	21	21	22	22	22	23	23	23	24	24	24	24	25	25	25
1,83	13	14	14	14	15	15	15	16	16	16	16	17	17	17	18	18	18	19	19	19	19	20	20	20	21	21	21	21	22	22	22	23	23	23	24	24	24	24	25	25
1,84	13	14	14	14	14	15	15	15	16	16	16	17	17	17	17	18	18	18	19	19	19	19	20	20	20	21	21	21	22	22	22	22	23	23	23	24	24	24	25	25
1,85	13	13	14	14	14	15	15	15	15	16	16	16	17	17	17	18	18	18	18	19	19	19	20	20	20	20	21	21	21	22	22	22	22	23	23	23	24	24	24	25
1,86	13	13	14	14	14	14	15	15	15	16	16	16	16	17	17	17	18	18	18	18	19	19	19	20	20	20	21	21	21	21	22	22	22	23	23	23	23	24	24	24
1,87	13	13	13	14	14	14	15	15	15	15	16	16	16	17	17	17	17	18	18	18	19	19	19	19	20	20	20	21	21	21	21	22	22	22	23	23	23	23	24	24
1,88	13	13	13	14	14	14	14	15	15	15	16	16	16	16	17	17	17	18	18	18	18	19	19	19	20	20	20	20	21	21	21	22	22	22	22	23	23	23	23	24
1,89	13	13	13	13	14	14	14	15	15	15	15	16	16	16	17	17	17	17	18	18	18	18	19	19	19	20	20	20	20	21	21	21	22	22	22	22	23	23	23	24
1,90	12	13	13	13	14	14	14	14	15	15	15	16	16	16	16	17	17	17	17	18	18	18	19	19	19	19	20	20	20	20	21	21	21	22	22	22	22	23	23	23
1,91	12	13	13	13	13	14	14	14	15	15	15	15	16	16	16	16	17	17	17	18	18	18	18	19	19	19	19	20	20	20	21	21	21	21	22	22	22	22	23	23
1,92	12	12	13	13	13	14	14	14	14	15	15	15	15	16	16	16	17	17	17	17	18	18	18	18	19	19	19	20	20	20	20	21	21	21	21	22	22	22	23	23
1,93	12	12	13	13	13	13	14	14	14	14	15	15	15	16	16	16	16	17	17	17	17	18	18	18	19	19	19	19	20	20	20	20	21	21	21	21	22	22	22	23
1,94	12	12	12	13	13	13	14	14	14	14	15	15	15	15	16	16	16	16	17	17	17	18	18	18	18	19	19	19	19	20	20	20	20	21	21	21	22	22	22	22
1,95	12	12	12	13	13	13	13	14	14	14	14	15	15	15	16	16	16	16	17	17	17	17	18	18	18	18	19	19	19	19	20	20	20	21	21	21	21	22	22	22
1,96	12	12	12	12	13	13	13	14	14	14	14	15	15	15	15	16	16	16	16	17	17	17	17	18	18	18	18	19	19	19	20	20	20	20	21	21	21	21	22	22
1,97	12	12	12	12	13	13	13	13	14	14	14	14	15	15	15	15	16	16	16	16	17	17	17	18	18	18	18	19	19	19	19	20	20	20	20	21	21	21	21	22
1,98	11	12	12	12	12	13	13	13	14	14	14	14	15	15	15	15	16	16	16	16	17	17	17	17	18	18	18	18	19	19	19	19	20	20	20	20	21	21	21	21
1,99	11	12	12	12	12	13	13	13	13	14	14	14	14	15	15	15	15	16	16	16	16	17	17	17	17	18	18	18	18	19	19	19	19	20	20	20	20	21	21	21

Wenn sie Sport treibt oder körperliche Arbeit verrichtet, dann wird sich ihr Energiebedarf erhöhen. Liegt die tägliche Energieaufnahme länger über dem Bedarf, entsteht Übergewicht. Wie viel Energie Sie durch Ihre Ernährung aufnehmen, erfahren Sie mit Hilfe der Ernährungsanalyse, wenn Sie den Fragebogen ausfüllen (siehe auch Kapitel 5.1).

Wer abnehmen will, muss bei gleicher Energieaufnahme mehr Kalorien verbrauchen. Noch mehr nimmt man ab, wenn man mehr Kalorien verbraucht, während man gleichzeitig kalorienarme Nahrungsmittel zu sich nimmt oder weniger isst. Dieser einfache Zusammenhang liegt allen empfehlenswerten Diäten zugrunde.

Beachten sollte man auch, dass es zusätzliche Einflüsse gibt, die das Ernährungsverhalten und das Gewicht des Menschen steuern. Diese können genetisch, hormonell oder psychisch bedingt sein und auch durch die Verwendung von Medikamenten und auch Drogen verursacht werden.

Es gibt Männer und Frauen, die auch im Ruhezustand viele Kalorien verbrennen und dementsprechend mehr essen können, ohne zuzunehmen. Solche Menschen werden im Volksmund »schlechte Futterverwerter« genannt. Andere Menschen dagegen verbrauchen genetisch bedingt viel weniger Kalorien und haben damit ein hohes Risiko, übergewichtig zu werden. Bei einigen Übergewichtigen stellt sich das Sättigungsgefühl auch bei hoher Kalorienzufuhr erst spät ein, sie essen häufiger und schneller als normalgewichtige Menschen und oft auch mehr als erforderlich wäre. Auch psychische Belastungen und Stress können sich auf den Appetit auswirken. Medikamente und Drogen können die Esslust zügeln oder erhöhen. Ein Beispiel dafür ist Nikotin. Rauchen mindert das Hungergefühl, was meistens die Konsequenz hat, dass ehemalige Raucher in der Regel zunehmen, nachdem sie das Rauchen eingestellt haben.

Untergewicht und Übergewicht können Organe schädigen und eine ganze Reihe von Krank-

Body-Mass-Index (BMI) bei Frauen im gebärfähigen Alter, in Deutschland

Quelle: W. Kirschner, 2006

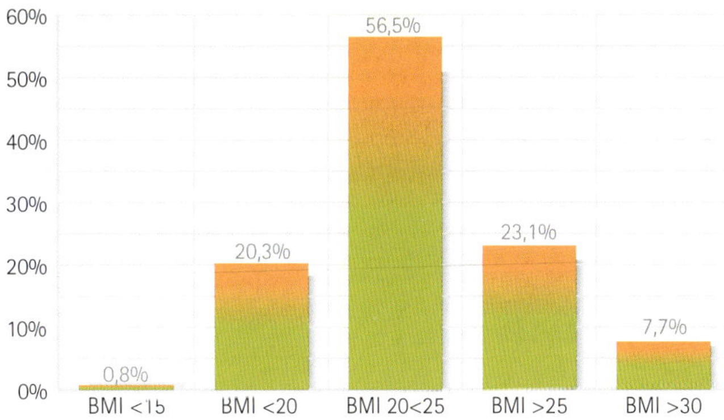

heiten verursachen. Viele Erkrankungen des Herzkreislaufsystems und der Diabetes mellitus Typ 2 sind im Wesentlichen ernährungsbedingt. So ist die Wahrscheinlichkeit des Eintretens eines Bluthochdrucks (Hypertonie) bei Menschen mit einem BMI von mehr als 27 z.B. um das Dreifache höher. Aus medizinischer Sicht sollte der BMI zwischen 20 und 25 liegen. Bei einem BMI von mehr als 25 sollte – falls schon eine chronische Krankheit vorliegt – das Gewicht reduziert werden. Ein BMI von mehr als 27 ist in jedem Fall behandlungsbedürftig.

Frauen, die eine Schwangerschaft planen, sollten versuchen, deutliches Übergewicht zu verringern und annähernd Normalgewicht zu erreichen. Das gleiche gilt für Frauen mit einem BMI, der unter 19 liegt.

Untergewicht sollte ebenso vermieden werden wie Übergewicht. Dies erhöht nicht nur die Wahrscheinlichkeit schwanger zu werden, sondern verringert nach der Empfängnis auch die Wahrscheinlichkeit des Eintretens von Komplikationen im Verlauf der Schwangerschaft und der Geburt.

Die wichtigsten Risiken für Übergewichtige sind: Bluthochdruck, Präeklampsie (im Volksmund »Schwangerschaftsvergiftung« genannt), Diabetes mellitus und Thrombosen. Die Rate der Frühgeburten ist bei Übergewichtigen erhöht und die Wahrscheinlichkeit, dass das Kind mit Fehlbildungen zur Welt kommt, liegt

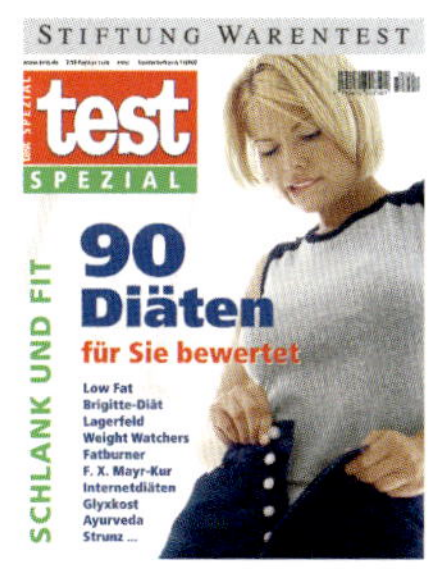

Welche Diäten wirklich helfen, hat »Stiftung Warentest« für Sie getestet

um 54 Prozent höher als bei Vergleichsgruppen (A. Queißer-Luft, 1998). Zusätzlich ist die Kaiserschnittrate bei stark übergewichtigen Schwangeren deutlich höher als bei normalgewichtigen.

Untergewichtige Frauen haben ein um mehr als 70 Prozent erhöhtes Fehlgeburtsrisiko.

Schwangerschaftseintritt nach Body-Mass-Gewichtsklassen bei Frauen

Quelle: K. Ferlitsch et al., 2002

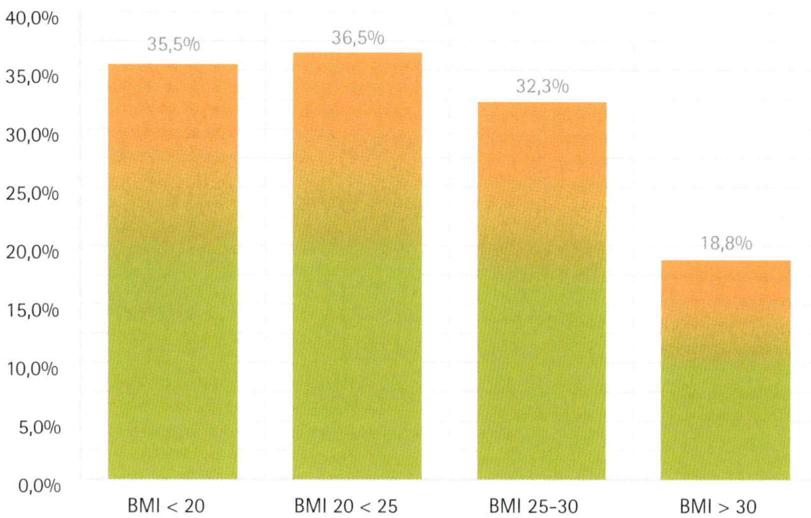

Kinder von untergewichtigen Frauen weisen oft ein zu geringes Geburtsgewicht auf. Das Frühgeburtsrisiko ist bei Frauen mit einem BMI von weniger als 19 ebenfalls erhöht.

Gewicht und Kinderwunsch

Über- und Untergewicht führen zu hormonellen Veränderungen, die Störungen im menschlichen Reproduktionssystem verursachen. Der Testosteronspiegel beim Mann verringert sich, bei der Frau erhöhen sich der Androgen- und der Östrogenspiegel. Ein Zuviel an Östrogen wirkt sich störend auf den Zyklus aus, ein zu hoher Androgenspiegel kann die Reifung des Follikels erschweren.

Übergewicht und Fertilität

Die Wahrscheinlichkeit schwanger zu werden ist bei Frauen mit einem BMI von mehr als 30 gegenüber Frauen mit einem BMI zwischen 20 und 25 um fast die Hälfte vermindert. Das haben verschiedene Untersuchungen an Frauen aus gleichen Altersgruppen gezeigt. Erfreulich ist, dass sich die Wahrscheinlichkeit schwanger zu werden für die übergewichtigen Frauen bereits erhöht, wenn sie ihr Gewicht um etwa

Das Risiko von Erkrankungen bei Übergewicht (BMI ab 27) sowie der Prozentsatz der auf Übergewicht zurückzuführenden Krankheiten

Quelle: U. Keller, 2002

Erkrankungen	Risikomaß	Anteil der durch Übergewicht bedingten Krankheitsfälle
Hirninfakt (Schlaganfall)	3,1	25,8%
Hypertonie – Bluthochdruck	2,9	24,1%
Diabetes mellitus Typ II	2,9	24,1%
Gicht	2,5	20,0%
Durchblutungsstörungen des Herzens	2,5	20,5%
Gallensteine	2	14,3%
Myokardinfarkt – Herzinfarkt	1,9	13,9%
Kniegelenkarthrose	1,8	11,8%
Krebs der Geschlechtsorgane	1,6	9,1%
Venenentzündungen u. Thrombose	1,5	7,7%
Hyperlipidämie – Erhöhtes Cholesterin	1,5	7,7%
Kolorektales Karzinom – Darmkrebs	1,3	4,7%
Mammakarzinom – Brustkrebs	1,2	3,2%

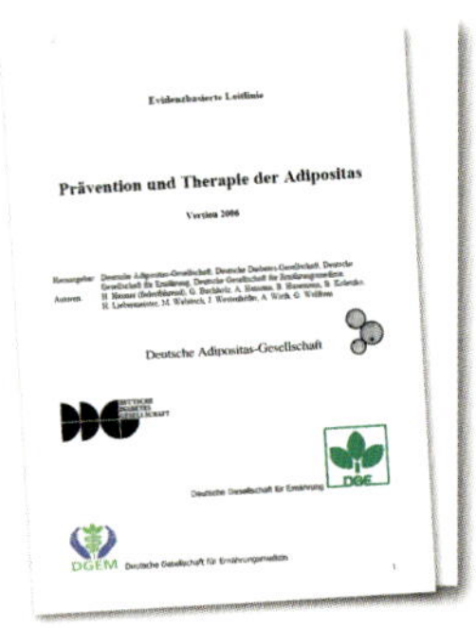

Interessante Hinweise zur Gewichtsreduzierung liefern die Leitlinien der Deutschen Adipositasgesellschaft

10 Prozent reduzieren. Übergewicht wirkt sich nicht nur bei Frauen negativ auf die Fruchtbarkeit aus. Neuere Studien haben gezeigt, dass dies auch bei Männern der Fall ist.

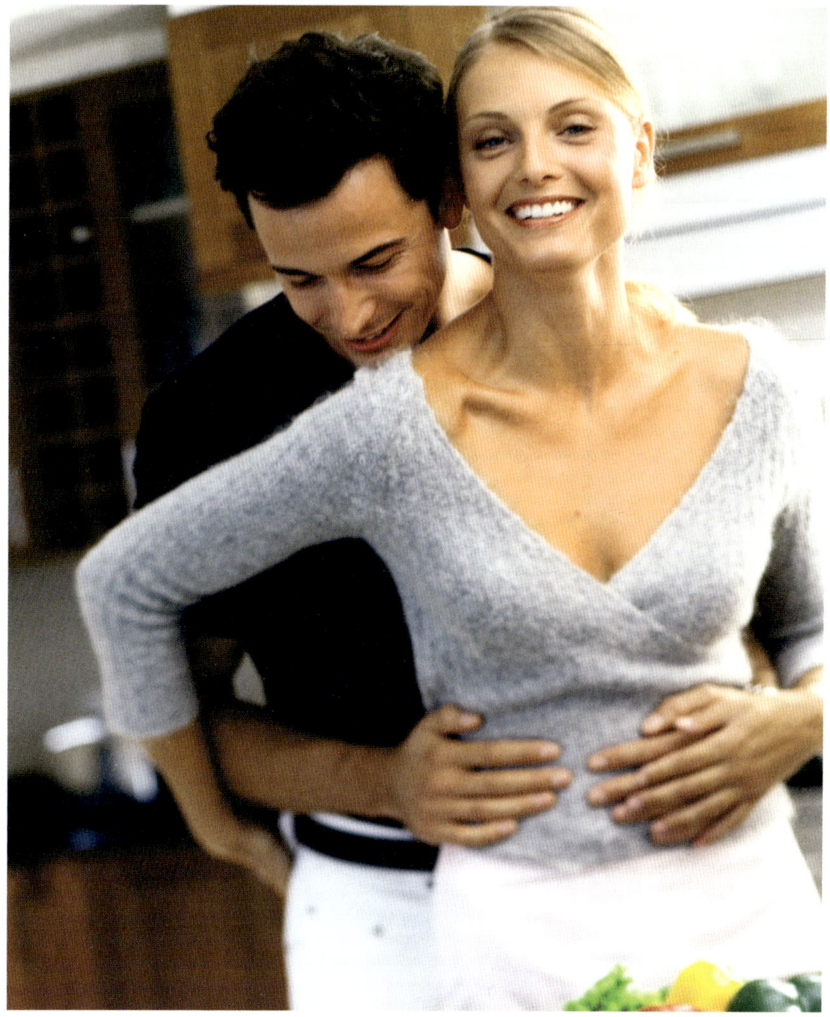

Untergewicht und Fruchtbarkeit

Unterhalb eines Body-Mass-Index von 17 bleiben Eisprung und Menstruation oft aus. Wahrscheinlich hat der Körper bei einem zu niedrigen Körpergewicht nicht mehr genug Energie, um die Fortpflanzungsfunktionen aufrecht zu erhalten und eine Schwangerschaft durchzustehen. Dieses Phänomen wird auch Notstands-Amenorrhoe genannt und ist aus Kriegs- und Hungerjahren bekannt. Extremes Untergewicht ist oft auch mit schweren psychischen Belastungen verbunden, die den Stoffwechsel ebenfalls in hohem Maße beeinflussen. Dadurch kann der Eisprung ausbleiben. Die Fruchtbarkeit kehrt meist von alleine zurück, wenn sich das Körpergewicht normalisiert hat. Menschen, deren Körper einen niedrigen Fettanteil hat, produzieren zu geringe Mengen des Hormons Leptin. Es wird angenommen, dass ein niedriger Leptinspiegel auch die Produktion der Fortpflanzungshormone hemmt.

Empfehlung

Wer normalgewichtig ist, hat die besten Chancen schwanger zu werden. Eine Reduktion des Körpergewichts lohnt sich für übergewichtige Frauen, auch wenn sie dadurch kein Normalgewicht erreichen! Frauen, die 10 Prozent ihres Körpergewichts abnehmen, erhöhen die Wahrscheinlichkeit schwanger zu werden deutlich.

Der Partner sollte ebenfalls auf sein Gewicht achten, da sich Übergewicht auch bei Männern negativ auf die Fertilität auswirken kann. Wenn Sie sich noch eingehender über die Möglichkeiten der Gewichtsreduktion informieren möchten, empfehlen wir Ihnen im Internet die Leitlinie der Deutschen Adipositas Gesellschaft: www.dgem.de/material/pdfs/Adipositas_LL_DGEM.pdf mit Verweisen auf weitere nützliche Links.

Viele Krankenkassen bieten ihren Versicherten eine Ernährungsberatung sowie Ernährungskurse an. Fragen Sie einfach bei Ihrer Krankenkasse nach den so genannten Präventionskursen nach § 20 Sozialgesetzbuch V.

Frauen mit starkem Untergewicht sollten Ihre Ernährung verbessern, um wenigstens in die Nähe des Normalgewichts zu gelangen. Eventuell vorliegende Essstörungen sollten ärztlich diagnostiziert und behandelt werden.

Auch Untergewicht kann zu Fertilitätsstörungen führen

5.4 Sportliche Aktivität

Sport tut gut. Bewegung und sportliche Aktivitäten wirken sich positiv auf den Gesundheitszustand und das allgemeine Wohlbefinden aus. Menschen, die regelmäßig Sport treiben, schätzen ihren Gesundheitszustand und ihre Lebenszufriedenheit deutlich besser ein als Sportmuffel. Und: Sport wird immer beliebter. Der Anteil der Deutschen, die gar keinen Sport betreiben, ist von 1992 bis 2003 von 51 Prozent auf 45 Prozent gesunken. Gleichzeitig ist der Anteil der Bundesbürger, die mindestens wöchentlich Sport treiben, von 25 Prozent auf 30 Prozent gestiegen. Aufgeholt haben die Frauen, bei denen der Anteil der wöchentlich Sport treibenden von 23 Prozent auf 30 Prozent zugenommen hat. Nach wie vor gibt es aber viele, die keinen Sport treiben.

Vor dem Eintritt einer Schwangerschaft gibt es beim Sport keinerlei Einschränkungen, wobei natürlich jede Sportart immer im Rahmen Ihrer persönlichen Fitness und Leistungsfähigkeit ausgeübt werden sollte. Wenn Sie bisher keinerlei Sport betrieben haben und damit anfangen wollen, sollten Sie sich ärztlich beraten lassen. Beim Sport gilt im Übrigen ein recht einfaches Rezept: Jeder muss die für ihn passende Sportart finden. Sport soll Spaß machen. Wer Sport als »Muss« ansieht, wird schnell den Spaß daran verlieren.

Ein österreichischer Arzt (J. Tandler 1869-1936) hat einmal gesagt: »Wer Sportplätze baut, hilft Krankenhäuser sparen.« Die positiven Wirkungen sportlicher Aktivität auf die Gesundheit und das Wohlbefinden sind zweifelsfrei nachgewiesen.

Regelmäßige sportliche Aktivität bewirkt:

- einen Rückgang von Risikofaktoren und Erkrankungen des Herz-Kreislauf-Systems
- einen Rückgang des Diabetesrisikos
- eine Stärkung des Immunsystems
- eine Stärkung des zentralen Nervensystems sowie Stressabbau, Steigerung der Lebensfreude und Abbau depressiver Verstimmungen
- eine Stärkung von Muskeln, Bindegewebe und Knochen
- eine Senkung des Osteoporoserisikos
- eine Senkung des Risikos von Gallensteinen
- bei Menschen mit niedrigem Blutdruck eine willkommene Blutdrucksteigerung

Info

Sport in der Schwangerschaft

Ein Drittel der Schwangeren treibt keinerlei Sport. Immerhin fast drei Viertel der schwangeren Frauen betreiben wöchentlich Sport. Der Anteil der Frauen mit hoher sportlicher Aktivität, die wöchentlich 4 Stunden und mehr Sport treiben, ist mit 5 Prozent allerdings recht gering. Vor der Schwangerschaft haben 46 Prozent der Befragten nach eigenen Angaben mehr Sport betrieben.

Auf die meisten Sportarten müssen Frauen zumindest im ersten Drittel der Schwangerschaft keinesfalls verzichten. Einige machen allerdings bei fortschreitender Schwangerschaft weniger Spaß. Und natürlich gibt es Sportarten, die in der Schwangerschaft nur eingeschränkt oder gar nicht ausgeübt werden sollten wie Kampfsport, Tauchen, Handball und Fußball – grundsätzlich alle Sportarten, die mit schnellen Bewegungen und/oder harten Stößen verbunden sind oder ein allgemein höheres Verletzungsrisiko durch Stürze haben wie z.B. Skaten, Reiten oder Alpinschi.

Sportliche Aktivität von Schwangeren pro Woche

Quelle: BabyCare-Daten, 6016 Befragte

4 Std. und mehr	4,7%
2 bis 4 Std.	13,5%
1 bis 2 Std.	25,3%
Weniger als 1 Std.	25,0%
Kein Sport	31,5%

Sport wirkt auf nahezu alle Krankheiten risikosenkend. Durch regelmäßigen Sport können Stressfolgen abgebaut werden, die Lebensfreude und die Lebensqualität werden erhöht. Die allgemeine Befindlichkeit verbessert sich, das Selbstwertgefühl und das Selbstbewusstein steigen. Die vielen positiven Wirkungen wiegen die gesundheitlichen Risiken durch Sportverletzungen zweifellos auf.

Sport und Kinderwunsch

Die wissenschaftliche Datenlage zur Frage nach dem Zusammenhang zwischen sportlicher Aktivität und Fruchtbarkeit ist insgesamt noch recht unklar. Bisher gingen Wissenschaftler davon aus, dass regelmäßiges Sporttreiben die Fruchtbarkeit eher fördere. Eine neue US-amerikanische Studie (S.N. Morris, 2006) kommt nun zu einem gegenteiligen Ergebnis. Danach ist bei Frauen, die Sport treiben, gegenüber solchen, die keinen Sport treiben, der Eintritt einer Schwangerschaft und die Geburt eines Kindes um 15 Prozent verringert. Diese Ergebnisse bedürfen allerdings der Überprüfung durch weitere Studien. Sicher ist aber, dass Ausdauer- und Hochleistungssport bei Männern und Frauen die Fertilität und die Spermienqualität mindert. Die verbreitete Auffassung, dass grundsätzlich sportliche Aktivität bei Frauen zu Zyklusstörungen (Amenorrhoe) führe, stimmt übrigens nicht. Dies gilt nur für die kleine Gruppe von Frauen, die Ausdauersport betreiben und z. B. pro Woche mehr als 60 Kilometer laufen. Von diesen sind ca. 25 Prozent von Zyklusstörungen betroffen.

Sportliche Aktivität der Deutschen von 18 bis 70 Jahren (mind. 1x pro Woche)

Quelle: Becker, S. et al 2006 / Sozioökonomisches Panel

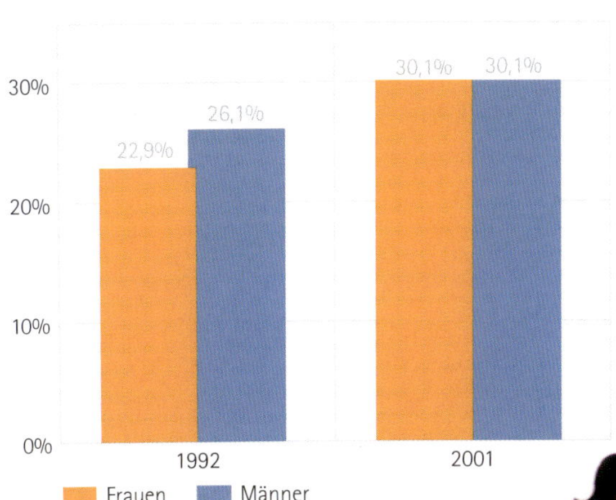

Die beliebtesten Sportarten in Deutschland

Quelle: Amazon- Sportstudie, 2005

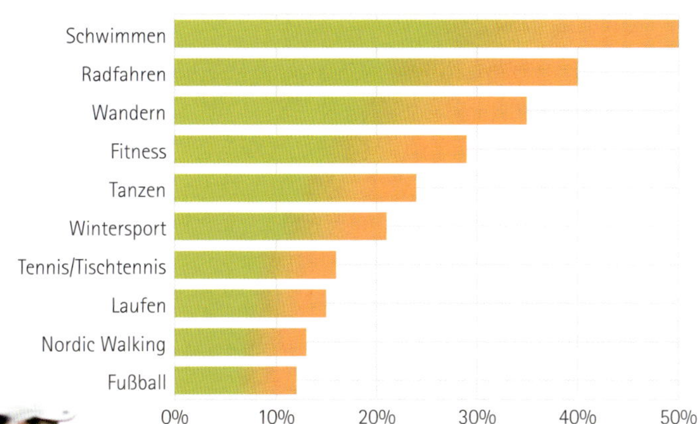

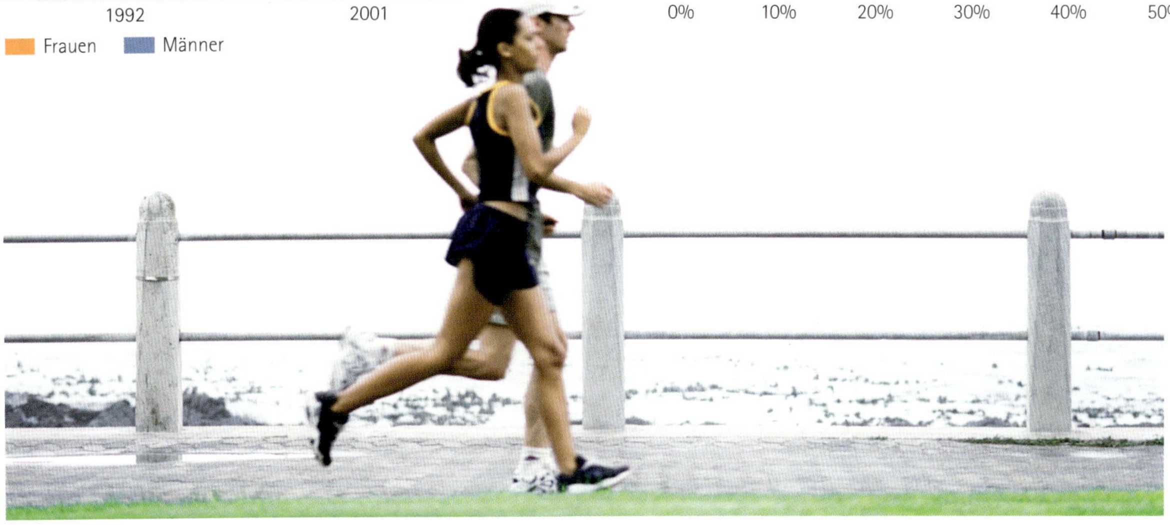

Info

Langes Radfahren und falsche Sättel können bei Männern zu Problemen führen

Radfahren ist eine der beliebtesten Sportarten in Deutschland. Doch immer wieder tauchen Vermutungen auf, dass Radfahren die Fertilität des Mannes beeinträchtigen kann. Der Münchner Urologe und selbst Mountainbike-Fahrer Stefan Staudte meint, dass Radfahren im Sitzen zu einer verminderten Damm- und Genitaldurchblutung führen kann. Das kann sogar nach längerer Zeit zu Taubheitsgefühlen und selten zu temporärer Impotenz führen. Aber der Körper sendet Warnsignale.

Staudte gibt folgende Empfehlungen:
Wer entsprechende Symptome bemerkt, sollte das Radfahren sein lassen oder

1. **Häufig die Sitzposition wechseln.** Oft in den Wiegetritt gehen. Aufrechtere Sitzposition einnehmen (aufrechte Beckenneigung). Wer unbedingt in eine tiefe Rennhaltung gehen will, kann durch eine gut trainierte Rückenmuskulatur und bewegliche Wirbelsäule auch in der Aero-Position das Becken vergleichsweise aufrecht halten.
2. **Änderung der Körpergeometrie auf dem Fahrrad:** Hoher (Downhill-) Lenker, kurzer, steiler Vorbau, mehr Sattelvorschub und den Sattel ein paar Grad nach vorne neigen. GANZ WICHTIG: möglichst ganz hinten, mit den Sitzknochen auf der breitesten Stelle des Sattels sitzen! Die Sattelnase dient nur der Bikekontrolle beim Downhill im Stehen.
3. **Wahl eines für die individuelle Anatomie passenden Sattels.** Ausprobieren! Im Zweifelsfall den breiteren nehmen.
4. **Stoßabsorbierende Elemente einbauen:** Gefederte Sattelstütze, Federgabel. Optimal ist ein vollgefedertes Rad.
5. **Geeignete Bekleidung:** Radhosen mit Sitzpolster. Steife Radschuhe ermöglichen eine effektivere Druckentlastung über den Tritt.
6. **Symptomabhängige Ausübung:** Pausieren bei Symptomen, Wechsel vom Rennrad zum MTB und umgekehrt.
7. **Das Körpergewicht erzeugt außer dem Sattel den schädigenden Druck:** Übergewichtige mit Symptomen haben einen Grund mehr zum Abnehmen.

Eine österreichische Untersuchung zeigt, dass bei Männern, die viel und ausdauernd Radfahren, zwar eine sportbedingte Erwärmung des Hodens festzustellen ist, Auswirkungen auf die Spermienqualität waren jedoch nicht nachweisbar.

(Quelle: www.kup.at/kup/pdf/4196.pdf)

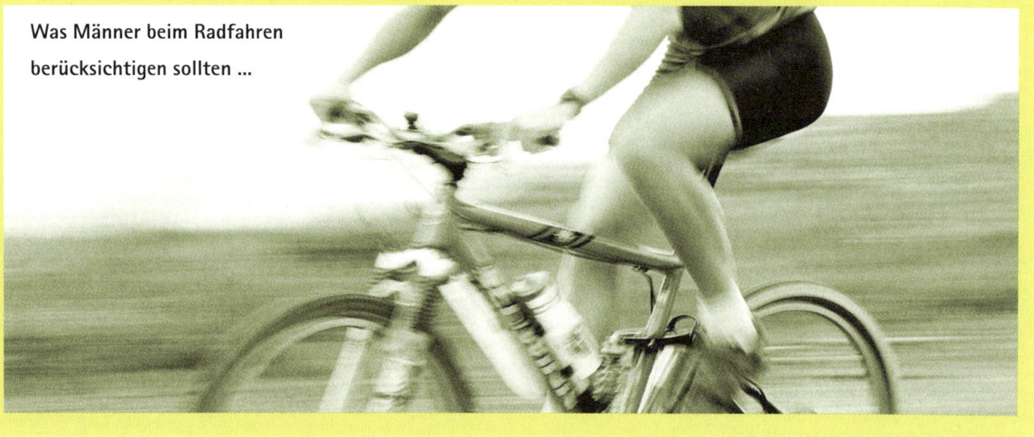

Was Männer beim Radfahren berücksichtigen sollten ...

Empfehlung

Frauen und Männer, die sportlich sehr aktiv sind, sollten weiter Sport treiben, dabei aber gegebenenfalls die Intensität verringern.

Frauen, die tendenziell untergewichtig sind, müssen dabei vor allem auf ein ausreichendes Gewicht und Körperfett achten. Denken Sie bitte auch immer an den erhöhten Bedarf an Vitaminen und Mineralstoffen bei hoher sportlicher Aktivität (siehe auch Kapitel 5.1).

Normale sportliche Aktivität von 3 bis 4 Stunden pro Woche hat keinen deutlich belegbar negativen Effekt auf die Fruchtbarkeit. Schon wegen Ihres persönlichen Wohlbefindens sollten Sie den Sport weiter ausüben wie bisher.

Frauen und Männer, die bisher keinen Sport betreiben und Übergewicht haben (Body-Mass-Index > 25), sollten nach Rücksprache mit ihrem Arzt versuchen, durch geeigneten Sport Pfunde zu verlieren.

Frauen und Männer, die bisher keinen Sport betreiben und an starken Belastungen leiden, sollten wegen des Stressabbaus mit Sport beginnen.

Frauen und Männern, die sich auch ohne Sport wohl fühlen, kann auf einer wissenschaftlich gesicherten Grundlage keine Empfehlung zu mehr Sport im Hinblick auf eine Erhöhung der Fruchtbarkeit gegeben werden. Wegen der gesundheitsfördernden Effekte kann aber dennoch an ein (kleines) Sportprogramm gedacht werden.

Frauen und Männern mit Kinderwunsch, die bisher keinen Sport betrieben haben und an chronischen Krankheiten leiden, sollten mit dem behandelnden Arzt über mögliche Aktivitäten sprechen.

5.5 Stress kann krank machen – auch unfruchtbar?

Auch wenn es seltsam klingen mag: Stress ist eine ganz natürliche Reaktion auf alle möglichen Umweltreize. Ohne ihr Reaktionsvermögen auf Geräusche, Gerüche und optische Signale wären Menschen und Tiere nicht überlebensfähig. Sie könnten in Gefahrensituationen nicht fliehen und wären Feinden und Naturgewalten hilflos ausgeliefert. In unserer heutigen Zeit sind solche Gefahrensituationen selten geworden, für die Menschen gilt es jetzt, das Verhältnis zwischen den Anforderungen und individuellen Bewältigungsmöglichkeiten in einer sinnvollen Balance zu halten.

Bei unerfülltem Kinderwunsch spielen psychische Belastungen oft eine große Rolle

Bei starken psychischen Belastungen bildet der Körper unter anderem das Stresshormon Adrenalin. Seine Hauptfunktion ist die Anpassung des Herzkreislaufsystems und des Stoffwechsels an stressbedingte Belastungen. Adrenalin steigert die Pulsfrequenz, das Herzvolumen und den Blutdruck. Der Körper wird so in die Lage versetzt, sich mit neuen Anforderungen besser auseinander zu setzen.

Andauernder Stress birgt allerdings gesundheitliche Risiken. Durch die dauerhaft erhöhte Ausschüttung von Stresshormonen steigt der Blutzuckerspiegel an und der Blutdruck erhöht sich. Das Herz wird so belastet und das Immunsystem geschwächt.

Die Belastung durch Stress kann in Studien auf verschiedene Weise gemessen werden, beispielsweise indem man Urin- oder Blutuntersuchungen durchführt. Die Körperflüssigkeiten weisen bei starker Belastung durch Stress biochemische Veränderungen auf. Auch Herzfrequenz, Muskelaktivität und Hautwiderstand können gemessen und beurteilt werden. Am gebräuchlichsten sind jedoch psychologische Fragebogen und Skalen zur Messung von Stressfaktoren, wie sie im beiliegenden Fragebogen verwendet werden. Bis heute gibt es aber noch keine Methode, mit der man einfach und zuverlässig Stress messen kann.

Häufige Arbeitsbedingungen, die starken Stress verursachen

Quelle: BabyCare-Daten, 2005, 6016 Befragte

Die rechte Spalte zeigt die Bedingungen, die als stark belastend empfunden wurden. Das rot markierte Feld zeigt die höchste Stressbelastung in Abhängigkeit von der Häufigkeit, mit der die Befragten ihr ausgesetzt sind.

Tätigkeit	Häufig	Belastet stark
Arbeit am Bildschirm, EDV-Terminal	63,9%	3,0%
Starke Konzentration	48,4%	7,4%
Hohe Verantwortung für Menschen	32,7%	10,7%
Überstunden, lange Arbeitszeit	27,4%	4,5%
Häufige Störungen und Unterbrechungen	24,5%	22,8%
Zwang zu schnellen Entscheidungen	19,8%	9,7%
Arbeit in klimatisierten Räumen	15,2%	9,0%
Akkordarbeit, hohes Arbeitstempo, Zeitdruck	13,2%	35,1%
Arbeitsleistung wird ständig kontrolliert	11,4%	25,2%
Lärm	9,2%	24,1%
Wechselschicht ohne Nachtarbeit	8,5%	10,0%
Körperlich schwere Arbeit	7,5%	24,0%
Widersprüchliche Anforderungen, Anweisungen	7,4%	44,9%
Arbeit allein, keine Gespräche mit Kollegen möglich	7,2%	12,2%
Starke Konkurrenz durch Kollegen	6,0%	35,4%
Gase, Chemikalien, Öle, Fette	5,8%	16,5%
Hitze, Kälte, Nässe	5,3%	29,6%
Wechselschicht mit Nachtarbeit	5,2%	22,1%
Staub in der Luft	4,7%	21,4%
Langweilige, gleichförmige Arbeit	4,2%	35,9%
Hohe Verantwortung für Maschinen	3,1%	8,2%
Arbeit im Freien unter Sonneneinstrahlung	2,5%	7,6%
Ausschließlich Nachtarbeit, nicht in Wechselschicht	0,6%	25,0%
Fließbandarbeit	0,6%	23,1%

Wie häufig ist Stress unter Frauen im gebärfähigen Alter?

Im BabyCare-Fragebogen haben wir untersucht, wie stark Frauen sich in den letzten 12 Monaten vor der Schwangerschaft durch Ereignisse in Familie und Beruf belastet fühlten. Sieben Antwortmöglichkeiten von »sehr stark« bis »überhaupt nicht« waren vorgegeben.

Die Wahrnehmung der Stressbelastung ist bei Frauen sehr unterschiedlich: 24 Prozent der Befragten fühlen sich sehr stark und stark belastet und 26 Prozent sind fast gar nicht belastet. Die große Mehrzahl findet sich im mittleren Feld.

Welche Situationen verursachen die stärkste Stressbelastung?

Die Untersuchung bei den BabyCare-Teilnehmerinnen ergab, dass ein großer Teil der Stressbelastung durch den Beruf und die Arbeitsbedingungen verursacht wird. Die Befragten waren zu 82 Prozent berufstätig und gaben an, unter welchen Arbeitsbedingungen sie ihren Beruf ausüben und als wie belastend sie diese Arbeitsbedingungen empfinden.

Ein Hinweis zum Lesen der Tabelle: Neuerdings ist die Arbeit am PC mit 64 Prozent am häufigsten anzutreffen. Von allen Frauen, die angegeben haben, häufig am PC zu arbeiten, fühlen sich aber nur 3 Prozent dadurch stark belastet. Am stärksten am Arbeitsplatz belastet sind die Frauen, die widersprüchliche Anforderungen und Anweisungen erhalten. 45 Prozent geben an, dadurch stark belastet zu sein, aber nur 7 Prozent der Befragten müssen unter solchen Bedingungen arbeiten. Auch langweilige, gleichförmige Arbeit wird von mehr als einem Drittel der Betroffenen als Belastung empfunden, aber nur etwa jede zwanzigste Frau ist tatsächlich am Arbeitsplatz davon betroffen. Wenn Sie an Ihrem Arbeitsplatz häufiger einigen oder mehreren Arbeitsbedingungen ausgesetzt sind, die Sie stark belasten, dürfte Ihre Stressbelastung wohl vor allem auf die Arbeit zurückzuführen sein.

Nicht nur der Beruf, auch die Familie und der Freundes- und Bekanntenkreis können jede Menge möglicher Stressfaktoren bergen. In den letzten 12 Monaten waren 49 Prozent der Befragten von Belastungen und unvorhergesehenen Ereignissen betroffen, bei über 10 Prozent waren es familiäre Probleme. Damit kommt auch dem »privaten Bereich« ein erhebliches Stresspotenzial zu.

Was bewirkt häufiger, starker Stress?

Menschen, die oft Stresssituationen ausgesetzt sind, können verschiedene Befindlichkeitsstörungen entwickeln. Man spricht in einem solchen Fall auch von psychosozialen Beschwerden, da sie mit psychischen und sozialen Belastungen zu tun haben. Charakteristisch ist, dass bei starker Stressbelastung nicht sofort Krankheiten auftreten, vielmehr kommt es zu Beschwerden wie Rücken- und Kopfschmerzen, Reizbarkeit, Grübelei, Schwitzen, Sodbrennen, Schlafbedürfnis und Müdigkeit – um nur einige der Beschwerden zu nennen.

Stress hat dramatische Auswirkungen auf das Wohlbefinden und die Beschwerdenhäufigkeit. Wenn man Frauen mit gering, durchschnittlich und überdurchschnittlich empfundener Stressbelastung vergleicht, ist die Häufigkeit des Auftretens psychosozialer Beschwerden sehr unterschiedlich. So beklagten beispielsweise Frauen mit starker Stressbelastung, dass sie im Durchschnitt unter elf dieser Beschwerden in mäßiger oder starker Ausprägung leiden, während Frauen mit wenig Stress nur ein bis zwei solcher Beschwerden hatten.

Starker und chronischer Stress kann also zu einem gesundheitlichen Risiko werden. Durch die häufig auftretenden Beschwerden wird die Lebensqualität erheblich eingeschränkt. Treten die Beschwerden sogar chronisch auf, dann kann es zu schweren Erkrankungen kommen. Es lohnt sich daher, möglichst schon vor der Schwangerschaft entsprechende Stressbewältigungsstrategien zu erlernen. Hilfreich sind Selbsthilfemethoden wie Autogenes Training, Meditation, Yoga, Chi-gong, Thai-chi, Feldenkrais oder progressive Muskelentspannung. Besonders empfehlenswert ist ein vom Frauenarzt und Psychotherapeuten Jakob Derbolowsky entwickeltes »Blitzentspannungsprogramm« für den Alltag, das TrophoTraining®, da es leicht zu erlernen ist, man es mit wenig Zeitaufwand überall ausüben kann und es auch bei der Geburt gut eingesetzt werden kann.

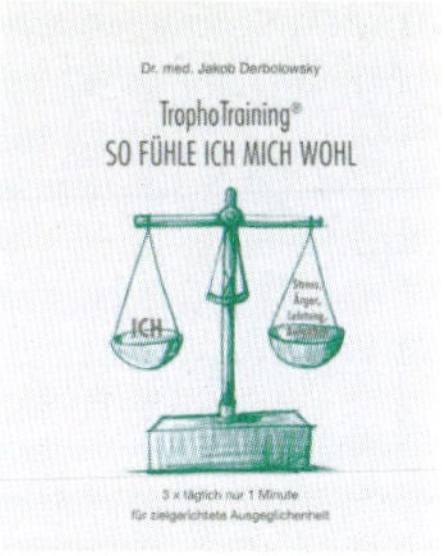

BUCHTIPP
»TrophoTraining®. Nur 3x täglich 1 Minute für Entspannung und Ausgeglichenheit«
Psychopädica Verlag Germering
www.psychopaedica.de

Belastungen im privaten Bereich

Quelle: BabyCare-Daten, 6016 Befragte

Lebens- und Schicksalsereignisse insgesamt darunter:	49,3%
Eigene berufliche Veränderungen, Arbeitslosigkeit, Umzug etc.	28,9%
Tod nahestehender Personen	12,6%
Schwere Erkrankung nahestehender Personen	12,0%
Familiäre Probleme	9,2%
Psychische Belastungen durch Streit und Ärger	8,6%
Probleme in der Partnerbeziehung	7,9%
Finanzielle Belastungen	5,6%

Beschwerdenhäufigkeit nach dem Grad der Stressbelastung

Quelle: BabyCare-Daten, 6016 Befragte

Beschwerden in den letzten 12 Monaten mäßig bis stark	Gesamt	Wenig Stress	Normalstress	Viel Stress
Mittelwert der Beschwerden	5,4	1,6	5,1	11
0-5 Beschwerden	57,1%	98,0%	58,8%	9,2%
6-9 Beschwerden	26,0%	2,0%	31,1%	27,1%
>10 Beschwerden	16,7%	0,0%	10,1%	63,7%

Stress und Kinderwunsch

Wer unter starkem Stress steht und den Kopf voller Sorgen hat, hat in der Regel nur wenig Lust auf Sex – diese Erfahrung haben viele gemacht. Auch die Fortpflanzungsfähigkeit von Männern und Frauen lässt unter starker Anspannung nach. In Tierversuchen wurde bereits ein Zusammenhang zwischen psychischem Stress und Unfruchtbarkeit nachgewiesen.

Dies erscheint logisch, da gerade in einer Bedrohungs- oder Stresssituation eine zusätzliche Belastung durch eine Schwangerschaft unsinnig wäre. Seit über 40 Jahren wurde national und international eine Vielzahl von Studien zum Zusammenhang zwischen Stress und Unfruchtbarkeit durchgeführt, meist im Zusammenhang mit einer Kinderwunschbehandlung.

Wenn man Paare untersucht, die sich aktuell einer Kinderwunschbehandlung unterziehen, dann zeigt sich folgendes Problem: Ein unerfüllter Kinderwunsch stellt für die meisten Menschen eine starke psychische Belastung dar. Die ganze Situation verursacht Stress, genau wie die verschiedenen Schritte und Phasen der Behandlung selbst. Eine Fruchtbarkeitsstörung kann also durch zuviel Stress bedingt sein, sie kann aber auch selbst Stress auslösen. Es ist in solch einem Fall kaum möglich zu klären, was Ursache und Wirkung ist. In jedem Fall macht es Sinn, stressreduzierende oder stressbeseitigende Maßnahmen einzusetzen, um die Chancen für eine Schwangerschaft zu verbessern.

Folgende Faktoren können nach derzeitigen wissenschaftlichen Erkenntnissen in einem direkten Zusammenhang mit Fertilitätsstörungen stehen:

- Ängstlichkeit und Depressivität bei Frauen
- Starker Stress bei Männern (Beeinträchtigung der Samenqualität)

Welchen Einfluss starker Stress bei Frauen auf die Fruchtbarkeit hat, ist nach Datenlage noch unklar. Es gibt eine Reihe von Untersuchungen, die einen Zusammenhang nachweisen, aber auch solche, die keinerlei Zusammenhang zeigen. Einen deutlich positiven Einfluss auf den Eintritt einer Schwangerschaft hatte jedoch der Einsatz von stressreduzierenden Maßnahmen bei Frauen, die sich einer In-vitro-Fertilisation unterzogen hatten. Es macht also in jedem Fall Sinn, Entspannungsmethoden und -techniken zu lernen und einzusetzen, um die Chancen für den Eintritt einer Schwangerschaft zu verbessern. Hilfreich können auch körpertherapeutische und psychotherapeutische Angebote sein. Stress als alleinige Ursache der Infertilität kann aber bei Frauen wohl ausgeschlossen werden.

Auch wenn die Bedeutung, die Belastungen und Stress für die Fruchtbarkeit haben können, noch nicht völlig geklärt ist, so zeigt die epidemiologische Analyse der BabyCare-Daten, dass sich das Frühgeburtsrisiko erhöht. Bei den BabyCare-Teilnehmerinnen, die in den letzten zwölf Monaten vor dem Beginn ihrer Schwangerschaft unter starkem Stress standen, kam es bedeutend häufiger zu Frühgeburten als bei Frauen, die nur gering mit Stress belastet waren. Die Wahrscheinlichkeit für eine Frühgeburt war um den Faktor 1,7 höher, wenn eine hohe Belastung durch Stress in den letzten zwölf Monaten vor der Schwangerschaft bestand. Auch hier kann also durch gezielte Maßnahmen zum Stressabbau viel getan werden.

Empfehlung

Kinderwunsch und Stress vertragen sich nicht. Gehen Sie dem Stress – wo immer es geht – aus dem Weg und nehmen Sie sich die Zeit zum Entspannen. Musik und Entspannungsübungen können helfen. Entspannungstechniken und Selbsthilfemethoden wie Autogenes Training, Yoga, Progressive Muskelentspannung und TrophoTraining® können die Fruchtbarkeit und den Verlauf der Schwangerschaft positiv beeinflussen. Viele Krankenkassen bieten Programme unter der Überschrift »Entspannung und Stressabbau« an oder bezuschussen die Teilnahme.

Auch sportliche Aktivität kann helfen, Stress abzubauen (siehe Kapitel 5.4). Neben den Selbsthilfemethoden kann es durchaus sinnvoll sein, professionelle psychologische Hilfe in Anspruch zu nehmen. Dies gilt unbedingt auch für Paare, die sich in eine Kinderwunschbehandlung begeben, denn diese Behandlung ist in der Regel mit Stress und oft auch mit erheblichen psychischen Belastungen verbunden.

5.6 Die Zähne

»Pro Kind einen Zahn« würden Mütter verlieren – das behaupteten noch unsere Großmütter. Diese Faustregel entbehrt heute jeder wissenschaftlichen Grundlage und ist in Zeiten moderner zahnmedizinischer Versorgung längst passé. Einen Zusammenhang zwischen Zahngesundheit und werdendem Leben sehen Mediziner dennoch. Allerdings wirkt sich eine Schwangerschaft nicht unbedingt negativ auf den Zustand der Zähne der Mutter aus – vielmehr hat die Zahngesundheit einen Einfluss auf die Fruchtbarkeit und den Verlauf einer Schwangerschaft. Hierbei stehen die Parodontitis und die Amalgamfüllungen im Mittelpunkt.

Vergessen Sie den Termin beim Zahnarzt nicht

Die Parodontitis ist eine tiefgreifende Form der Zahnfleischentzündung und kann zu Komplikationen im Verlauf der Schwangerschaft führen. Das Frühgeburtsrisiko von Frauen, die unter Parodontitis leiden, ist erhöht.

Bei Frauen, die sehr viele Amalgamfüllungen haben, sind negative Auswirkungen auf die Fertilität nicht völlig auszuschließen. Außerdem gibt es auch Hinweise auf eine höhere Fehlgeburtenrate. Am Amalgam scheiden sich seit Jahren die Geister, man kann sogar von einem wissenschaftlichen Krieg sprechen. Wir wollen Sie deshalb auch hier möglichst objektiv über dieses strittige Thema informieren.

Eine Vielzahl überwiegend US-amerikanischer Untersuchungen zeigt einen Zusammenhang zwischen dem Auftreten von Frühgeburten und der Parodontitiserkrankung der Schwangeren. Dass bakterielle Scheideninfektionen das Frühgeburtsrisiko mehr als verdoppeln, ist seit langer Zeit bekannt und muss als gesichert gelten (vgl. Kap. 6.1). Die Möglichkeit, dass eine Parodontitis die Wahrscheinlichkeit einer Frühgeburt erhöht, ist auch biologisch plausibel. Schließlich handelt es sich um eine bakterielle Infektion des Mund- und Rachenraums, die z.B. über Sexualpraktiken (Masturbation, Oralverkehr) auch den Weg in die Vagina nehmen kann.

Parodontitis ist gefährlich

Wenn eine Schwangerschaft geplant ist, sollte also vorher der Zahngesundheitszustand gecheckt und gegebenenfalls eine zahnärztliche Behandlung durchgeführt werden. Möglicherweise sind sonst während der Schwangerschaft Zahnbehandlungen notwendig, die mit diagnostischen oder therapeutischen Maßnahmen wie Röntgen oder örtlicher Betäubung verbunden sein können. Wenn diese in der Regel auch keine oder nur geringe Risiken aufweisen, so ist es dennoch ratsam, sie in einer Schwangerschaft möglichst zu vermeiden.

Parodontitis und Kinderwunsch

Bei unzureichendem Zahnputzverhalten bilden sich Zahnbeläge, die zunächst noch leicht entfernbar sind. Sie können mit Farbindikatoren sichtbar gemacht werden, da sie sonst von Laien oft nicht erkannt werden. Werden Zahnbeläge nicht entfernt, dann entsteht eine oberflächliche Entzündung des Zahnfleisches, die in der Fachsprache auch Gingivitis genannt wird. Eine Gingivitis kann man mit einer geeigneten Behandlung problemlos bekämpfen. Parodontitis ist eine Entzündung des Zahnhalteapparates. Sie wird durch Bakterien verursacht, die sich auf den Zähnen ablagern und sich bei schlechter Mundhygiene stark vermehren. Falls man diese Ablagerungen nicht regelmäßig entfernt, werden sie hart und es entsteht Zahnstein. Mit der Zahnbürste alleine kann man Zahnstein nicht zuleibe rücken, die Beläge müssen durch Zahnärzte oder Dentalhygieniker entfernt werden. Es entstehen immer tiefere Zahnfleischtaschen. In ihrer extremsten Form zerstört die Parodontitis die Fasern und den Knochen des Zahnhalteapparats. Unbehandelt wird der Zahn immer lockerer und fällt schließlich aus.

Wichtige Hinweise auf eine Parodontitis sind:

- blutendes Zahnfleisch
- Mundgeruch
- Eiterausfluss aus den Zahntaschen
- freigelegte Zahnhälse

Ein Zusammenhang zwischen einer Parodontitis und Fertilitätsstörungen besteht nicht. Nach US-amerikanischen Untersuchungen erhöht aber eine unbehandelte Parodontitis der Frau die Wahrscheinlichkeit einer Frühgeburt um das Dreifache. Eine entsprechende Analyse der BabyCare-Daten ergab, dass die Wahrscheinlichkeit einer Frühgeburt um den Faktor

Info

Parodontitis - die neue Volkskrankheit?

Der Zahngesundheitszustand der Deutschen wird vom Institut der Deutschen Zahnärzte in repräsentativen Befragungen und Untersuchungen der Bevölkerung regelmäßig ermittelt. Raucher, Übergewichtige und Diabetiker haben beispielsweise ein deutlich höheres Parodontitisrisiko. Auch in der Schwangerschaft besteht hormonell bedingt ein erhöhtes Erkrankungsrisiko. Als bakterielle Infektionskrankheit ist eine Parodontitis auch übertragbar.

Der Schweregrad einer Parodontitiserkrankung wird in vier Stufen gemessen. Die Stufen III und IV stehen für mittelschwere und schwere Erkrankungen. Parodontitis lässt sich heute einfach, wenig schmerzhaft und erfolgreich behandeln. Eine Parodontitisbehandlung wird in der Regel durch eine Schulung im Mundhygiene- und Zahnputzverhalten abgeschlossen.

Der Parodontitisbefall der Bevölkerung nimmt stark zu. Waren im Jahr 1997 32 Prozent der Bevölkerung im Alter von 35 bis 44 Jahren betroffen, so war es im Jahr 2005 schon mehr als die Hälfte. Die schwere und dringend behandlungsbedürftige Form IV wiesen 14 Prozent bzw. 21 Prozent der Untersuchten in dieser Altergruppe auf.

Diese Zunahme ist allerdings zum Teil auf bessere Erfolge in der Bekämpfung der Karies-

1,5 höher ist, wenn Schwangere angeben, verstärkt unter Zahnfleischbluten zu leiden. Häufig blutendes Zahnfleisch ist nämlich ein wichtiger Hinweis auf eine bestehende Parodontitis. Eine genaue Diagnose kann allerdings nur ein Zahnarzt/eine Zahnärztin stellen.

Amalgambelastung

Das für die Zahnfüllungen verwendete Amalgam enthält neben Quecksilber (50 Prozent) vor allem Silber und Zinn, teilweise auch Kupfer und Zink. Bei Quecksilber handelt es sich zweifelsfrei um eines der giftigsten nicht-radioaktiven Elemente. Amalgamfüllungen setzen nicht nur beim Einlegen und auch Entfernen Quecksilber frei, vielmehr erfolgen Ausscheidungen von Quecksilberdämpfen regelmäßig beim Kauen, Zähneknirschen und beim Kontakt mit sauren Nahrungsmitteln sowie mit Alkohol und heißen Getränken. Diese Dämpfe werden über die Schleimhäute nahezu vollständig vom Körper aufgenommen und in verschiedenen Organen – vor allem der Niere – gespeichert. Amalgam ist neben dem Verzehr von Seefisch die hauptsächliche Ursache für die Quecksilberbelastung des Menschen. Aber sind Amalgamfüllungen nun schädlich oder nicht? Viele Einrichtungen, auch auf Bundesebene wie das Bundesamt für Risikobewertung, stufen die Risiken als gering ein, andere Wissenschaftler warnen ausdrücklich vor den gesundheitlichen Gefahren, die von Amalgam ausgehen können. In einer Ausgabe des Bundesgesundheitsblattes aus dem Jahr 2001 ist zu lesen: »Nach gegenwärtigem Stand wissenschaftlicher Erkenntnis besteht kein begründeter Verdacht dafür, dass ordnungsgemäß gelegte Amalgamfüllungen negative Auswirkun-

Häufigkeit von Zahnfleischbluten/Parodontitis bei Frauen mit und ohne Frühgeburt

Quelle: BabyCare-Daten, 2005, 3.500 Geburtsergebnisse

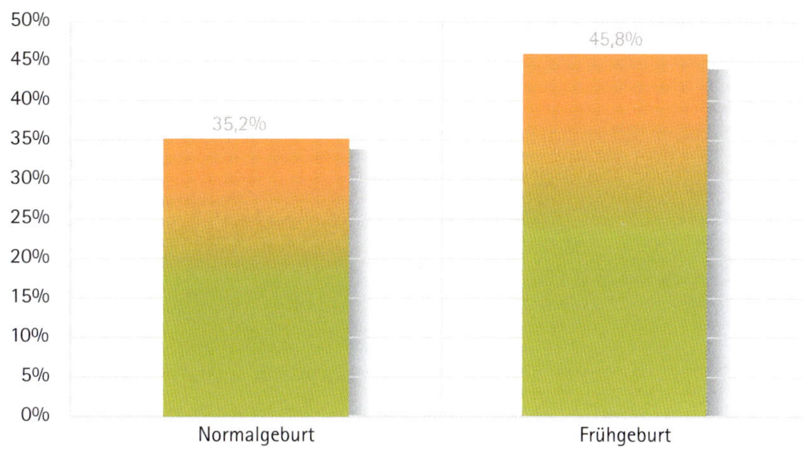

Zunahme der Parodontitis in der deutschen Bevölkerung (im Alter von 35 bis 44 Jahren) zwischen 1997 und 2005

Quelle: Institut der deutschen Zahnärzte, 2006

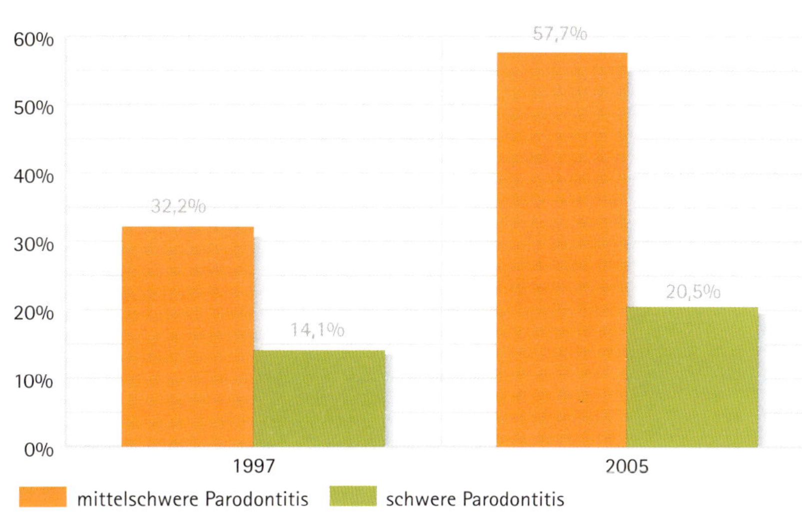

erkrankungen zurückzuführen. Da mehr Zähne über einen längeren Zeitraum erhalten werden können, ist das Risiko, an einer Parodontitis zu erkranken, erhöht.

Parodontitis in der Bevölkerung 2005, Gruppenvergleich

Quelle: Institut der deutschen Zahnärzte 2006

Gesamt	20,5%
Männer	21,8%
Frauen	19,1%
Raucher	27,1%
Nichtraucher	17,1%
Übergewicht BMI >25	24,6%
Schulbildung niedrig	32,9%
Schulbildung mittel	19,1%
Schulbildung hoch	13,4%

gen auf die Gesundheit zahnärztlicher Patienten haben.« (Quelle: Bundesgesundheitsblatt-Gesundheitsforschung-Gesundheitsschutz 2001) Für viel gefährlicher halten es dagegen andere Einrichtungen und Wissenschaftler, die so genannten Amalgamkritiker.

Hinter dieser Kontroverse stehen auch finanzielle Interessen, in diesem Fall sowohl auf Seiten der Hersteller der Füllungsmaterialien als auch auf der Seite der Krankenkassen. Bisher werden von den Kassen in der Regel nur die Kosten der Amalgamfüllungen erstattet.

Es gibt eine Reihe von Wissenschaftlern, die sich bemühen, auf der Grundlage der verfügbaren Studien ein objektives Bild des gesundheitlichen Risikos von Amalgam zu zeichnen. Eine Risikobewertung von Wissenschaftlern aus Freiburg kommt unter anderem zu dem Schluss, dass eine erhöhte Quecksilberbelastung einer Schwangeren in einem Zusammenhang mit einer späteren Autismuserkrankung des Kindes stehen kann. In Zellkulturen wurde außerdem nachgewiesen, dass Amalgam Chromosomenveränderungen auslösen kann. Auch Fertilitätsstörungen können nicht ausgeschlossen werden (www.amalgam-info.ch/Amarisk5.pdf).

Eine Risikoabwägung ist beim Thema Amalgamsanierung sehr wichtig. Schließlich ist die Behandlung mit Kosten, Schmerzen und Quecksilberbelastungen verbunden. Auch wenn sich die Quecksilberbelastung des Körpers nach einer Amalgamsanierung lang- und mittelfristig verringert, so ist die Phase der Sanierung selbst mit einer erhöhten Belastung durch Quecksilber verbunden. Trotz aller Vorsichtsmaßnahmen werden beim Austausch der Füllungen erhöhte Mengen des giftigen Stoffes frei.

Info

Mit der Zahl der Amalgamfüllungen steigt die Quecksilberbelastung

Im deutschen Umweltsurvey – einer Studie zur Analyse der Belastungen der Bundesbürger durch bestimmte Chemikalien – wurden Erwachsene und Kinder nach der Zahl der Amalgamfüllungen befragt und das Blut auf die Quecksilberbelastung untersucht. Dabei zeigte sich eine mit der Zahl der Amalgamfüllungen steigende Quecksilberbelastung im Blut. Auch die Quecksilberbelastung der Muttermilch steigt mit der Zahl der Amalgamfüllungen. Nach allen vorliegenden epidemiologischen Untersuchungen zur Quecksilberbelastung des Menschen steigt die Belastung mit:

- der Zahl der Amalgamfüllungen
- dem Konsum von Meeresfrüchten und -fischen

Auch haben Bewohner von Städten und Großstädten eine etwas höhere Quecksilberbelastung als Menschen, die auf dem Land wohnen.

Auch bei Quecksilber ist die Höhe der Dosis darüber entscheidend, ob die Belastung giftig ist. Der Stoff kann sowohl im Urin als auch im Blut bestimmt werden. Im Bereich des Arbeitsschutzes gilt, dass die Quecksilberbelastung einen Wert von 35 Mikrogramm pro Liter im Blut nicht überschreiten sollte. Bei Frauen, die keine Amalgamfüllung im Mund hatten, wurde ein Wert von 0,6 Mikrogramm gemessen – bei Frauen, die 14 Füllungen aufwiesen, wurden Werte von 1,8 Mikrogramm gemessen. Die Belastung hatte sich verdreifacht, blieb aber noch immer deutlich unter dem genannten Grenzwert. Weitere Faktoren können bei Menschen mit Amalgamfüllungen den Quecksilberspiegel zusätzlich erhöhen: das Alter der Amalgamfüllungen, der Konsum von Seefisch, der Konsum von Alkohol und das Kauen von Kaugummi. Nach den Ergebnissen des genannten Umweltsurveys erreichen knapp 2 Prozent der Untersuchten den Grenzwert von 35 Mikrogramm.

Leider gibt es keine verlässlichen Studien über die gesundheitlichen Risiken der Belastung durch Quecksilber und auch Amalgam, so dass der endgültige und sichere Nachweis des gesundheitlichen Risikos bisher fehlt. Nach Datenlage sind Fertilitätsstörungen beim Mann und auch bei der Frau durch eine stark erhöhte Quecksilberbelastung nicht völlig auszuschließen. Außerdem gibt es Hinweise auf eine erhöhte Zahl von Fehlgeburten unter hoher Quecksilberbelastung.

In Schweden und in den USA wird aber bereits ein schrittweises Verbot von Amalgam zunächst für Kinder, Schwangere, stillende Mütter und bestimmte Risikogruppen erwogen. Die Deutschen halten sich bisher deutlich zurück. Amalgam scheint dennoch nicht so unbedenklich zu sein, wie unsere Behörden glauben machen wollen. Denn auch von ihnen wird empfohlen, auf Amalgamfüllungen bei Kindern und Schwangeren aus vorbeugendem Gesundheitsschutz prinzipiell zu verzichten.

Amalgam ist und bleibt umstritten

Dass immerhin bei 5 Prozent der Schwangeren seit Beginn der Schwangerschaft Zahnfüllungen mit Amalgam gelegt wurden – wie die Baby-Care-Daten zeigen – macht jedoch deutlich, dass diese Botschaft noch nicht überall angekommen ist.

Empfehlung

Frauen mit Kinderwunsch sollten ihre Zahnärztin/ihren Zahnarzt konsultieren. Dadurch können akute zahnärztliche Behandlungen, die mit Risiken wie Röntgen und der Einnahme von Medikamenten einhergehen, während der Schwangerschaft in der Regel weitgehend vermieden werden.

Besonders wichtig ist eine gezielte zahnärztliche Behandlung, wenn eine Parodontitis besteht, da diese Entzündung das Risiko von Frühgeburten nach der Auswertung der BabyCare-Daten um ca. 50 Prozent erhöht. Auch eine zahnärztliche Untersuchung des Partners empfiehlt sich, da bei einer vorhandenen Parodontitisinfektion ein Ansteckungsrisiko besteht.

Zahnfüllungen mit Amalgam stellen die Hauptquelle der menschlichen Quecksilberbelastung dar. Diese liegt für die ganz große Mehrheit der Deutschen zwar weit unterhalb kritischer, potenziell gesundheitsschädigender Werte. Überdurchschnittliche Werte sind aber nicht auszuschließen, wenn Sie viele, insbesondere viele neue Amalgamfüllungen haben, oft Seefisch essen, regelmäßig Kaugummi kauen sowie Wein und andere Alkoholika konsumieren. Bei gleichzeitig bestehender beruflicher Belastung durch Quecksilber (z.B. in der Zahnmedizin) kann es durchaus zu einer Quecksilberbelastung in kritischer Höhe kommen. Eine hohe Quecksilberbelastung kann zu Fertilitätsstörungen und auch zu Fehlgeburten führen.

Nach der derzeitigen Erkenntnislage sollten Sie eine Amalgamsanierung Ihrer Zähne nicht vornehmen lassen. Wenn Sie oder Ihr Partner Fertilitätsstörungen vermuten oder die oben benannten Risikofaktoren bei Ihnen vorliegen, sollten Sie gegebenenfalls eine Analyse des Quecksilbergehaltes im Blut oder Urin in Erwägung ziehen. Empfehlungen dazu erhalten Sie in der Auswertung Ihres Fragebogens.

Bei Schwangeren sollten weder neue Amalgamfüllungen gelegt noch vorhandene entfernt werden.

5.7 Fernreisen und Kinderwunsch

Die Urlaubszeit ist für viele die schönste Zeit des Jahres. Man kann den Alltag vergessen, sich erholen, Abenteuer erleben, fremde Kulturen kennen lernen und neue Kraft tanken. Wir wollen Paaren mit Kinderwunsch die wohlverdienten Ferien keinesfalls ausreden – allerdings gibt es auch einige Punkte, die man unbedingt beachten sollte. Die wichtigste Frage ist: Wohin geht die Reise?

Reisen? Entscheidend ist wohin. Fernreisen nach Afrika und Asien sind nicht ohne Risiko

Im BabyCare-Fragebogen haben wir Schwangere gefragt, ob sie vor Beginn der Schwangerschaft außerhalb von Deutschland verreist waren und wohin. Ferner wollten wir wissen, ob gesundheitliche Probleme bei Urlaubsreisen aufgetreten waren und wenn ja, welche.

Fast die Hälfte der Frauen, die vor der Schwangerschaft noch Reisen unternommen haben, zog es nach Südeuropa, mehr als 10 Prozent machten aber auch eine Fernreise nach Asien und Afrika. Fernreisen bergen einige gesundheitliche Risiken. Dazu gehören:

- Nebenwirkungen der erforderlichen Impfungen und prophylaktischen Maßnahmen, z.B. bei Malaria
- langes Sitzen im Flugzeug mit der Gefahr von Thrombosen
- unzureichende Hygiene am Urlaubsort und damit verbundene Risiken von Infektionskrankheiten

Über die Strahlenbelastung beim Fliegen, die mitunter in den Medien diskutiert wird, brauchen Sie sich keine Sorgen zu machen. Sie liegt weit unterhalb der Dosis, die gesundheitlich bedenklich ist. Die zusätzliche Strahlung durch das Fliegen ist übrigens auch für Frauen in der frühen Schwangerschaft und auch für Kleinkinder unbedenklich.

Bei 14 Prozent der Reisenden traten gesundheitliche Probleme auf. Von ihnen hatte ein Drittel der Befragten Magen- und Darmbeschwerden mit Durchfall, 25 Prozent hatten eine Erkältung, 18 Prozent einen Sonnenbrand und 10 Prozent litten an Ausschlägen. Neben diesen meist eher harmlosen Krankheiten und Beschwerden traten aber – wenn auch deutlich weniger oft – ernstere Ereignisse wie

Gesundheitliche Probleme während der Reise

Quelle: BabyCare-Daten (6016 Befragte) 2005

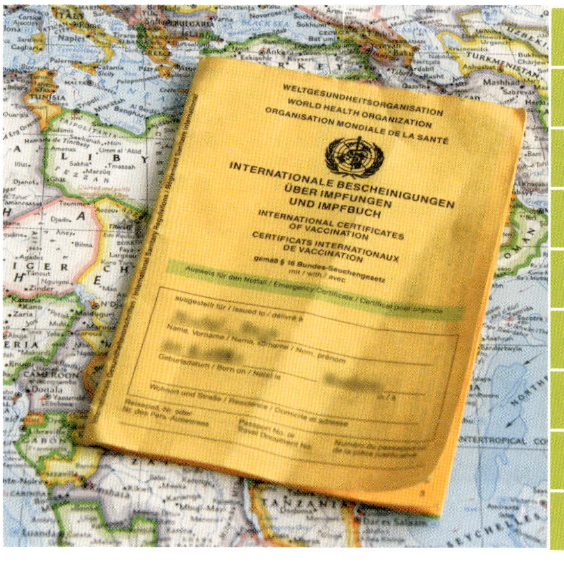

Durchfall	38,8%
Erkältung	25,4%
Sonnenbrand	17,9%
Ausschlag	10,0%
Unfall	3,9%
Sonnenstich	3,2%
Fieber	1,1%
Geschlechtskrankheit	1,1%
Malaria	0,7%

Unfälle (4 Prozent), Sonnenstich (3 Prozent) oder Fieber auf. Von Malaria war knapp 1 Prozent der Reisenden betroffen. Bei Frauen, die in Afrika Urlaub machten, ergab sich dabei eine Erkrankungshäufigkeit von immerhin 5 Prozent.

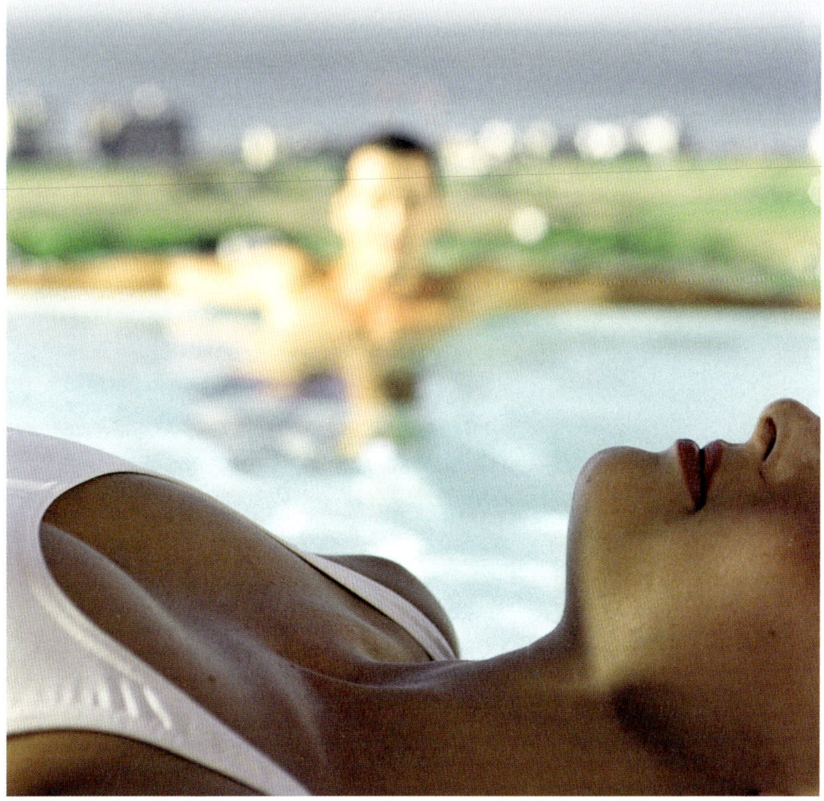

Impfschutz auf Reisen

Selbstverständlich spricht bei Kinderwunsch nichts gegen eine Fernreise. Wenn Sie aber einen akuten Kinderwunsch haben, d.h. die Möglichkeit nicht ausschließen, dass Sie während oder kurz nach der Reise schwanger werden, sollten Sie mögliche Impfrisiken ebenso bedenken wie Infektions- und Erkrankungsrisiken. Vor einer Schwangerschaft sind alle Impfungen möglich, die auch während einer Schwangerschaft unbedenklich sind. Das sind: Diphtherie, FSME (passiv), Hepatitis A (passiv), Tetanus (vgl. Kap. 6.2).

Die Impfung gegen Gelbfieber, aber auch gegen Masern, Mumps, Röteln und Windpocken ist in einer Schwangerschaft kontraindiziert. Das heißt, dass diese Impfungen nur durchgeführt werden dürfen, wenn eine Schwanger-

Reiseverhalten von Schwangeren in den letzten Monaten vor der Schwangerschaft

Quelle: BabyCare-Daten (6016 Befragte) 2005

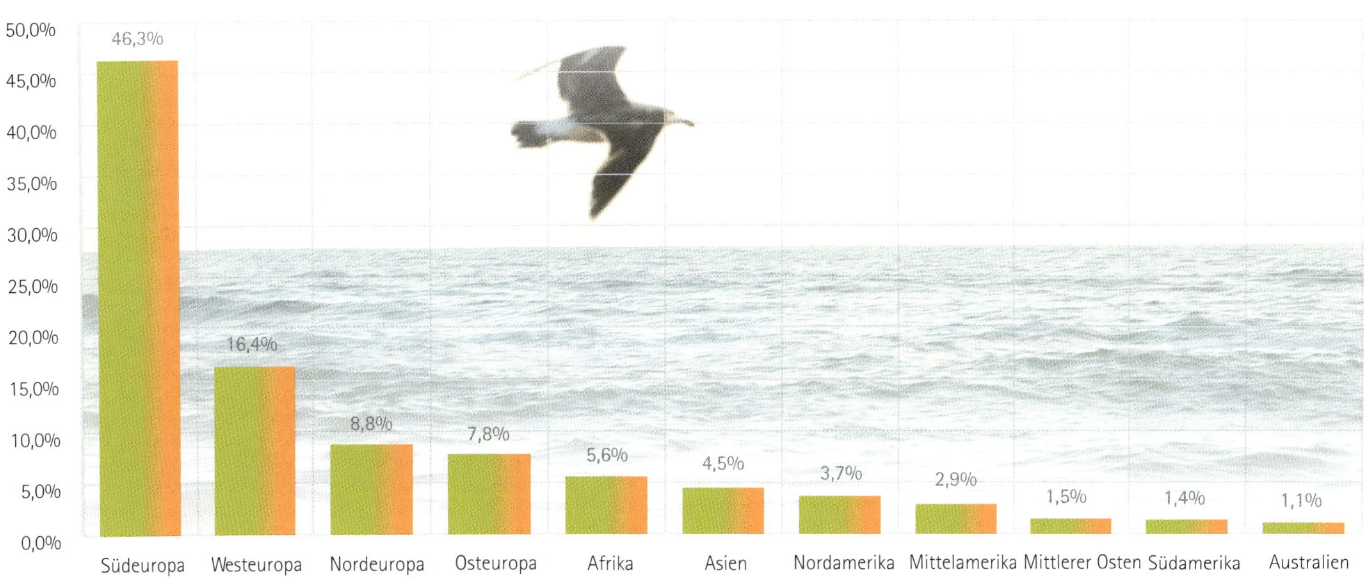

schaft sicher ausgeschlossen ist, also sicher verhütet wird.

Bei Fernreisen und akutem Kinderwunsch sind folgende Impfungen für den Fall des Eintritts der Schwangerschaft während der Reise oder kurz nach der Impfung riskant:

- Cholera
- Gelbfieber
- Japanische Enzephalitis
- sowie insbesondere die Malariaprophylaxe

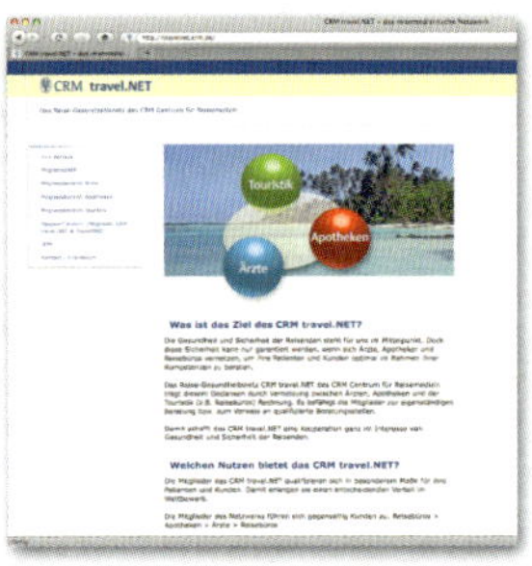

Informationen zu Fernreisen und die dazu notwendigen Impfungen finden Sie im Internet: www.travelmed.de

Die Choleraimpfung ist in der (frühen) Schwangerschaft mit einem erhöhten Fehlgeburtsrisiko verbunden. In ganz seltenen Fällen können bei schweren Impfreaktionen (hohes Fieber) auch Fehlbildungen des Kindes auftreten. Auch eine Gelbfieberimpfung ist gut zu überlegen, da auch hier ein Risiko für kindliche Fehlbildungen nicht auszuschließen ist. Zu Risiken der Enzephalitisimpfung in der frühen Schwangerschaft liegen bislang kaum gesicherte Daten vor.

Eine Malariainfektion verläuft bei Schwangeren häufig viel schwerer als bei Nichtschwangeren und birgt weitere gesundheitliche Risiken wie Fehl- und Frühgeburten sowie Wachstumsstörungen des Ungeborenen. Bei Reisen in Malariagebiete sollte man vor allem für einen guten Mückenschutz sorgen. Bei einer medikamentösen Prophylaxe stehen verschiedene Präparate zur Verfügung. Chloroquin und Proguanil können auch in der Frühschwangerschaft genommen werden. Mefloquin (Lariam) und Doxycyclin sollten nicht verwendet werden. Zu Atovaquon/Proguanil (Malarone®) liegen derzeit noch keine ausreichenden Daten vor. Es sollte während der Schwangerschaft allenfalls unter strenger Risiko-Nutzen-Abwägung angewandt werden.

Empfehlung

Fernreisen bei Kinderwunsch sind grundsätzlich möglich. Da aber bei Reisen in die Tropen viele Impfungen notwendig sind, ist es für Frauen, die schwanger werden wollen besser, Fernreisen auf einen späteren Zeitpunkt zu verschieben. Besonders Trekkingreisen sind meist mit einer erhöhten Infektionsgefahr verbunden.

Schwangeren und Frauen mit akutem Kinderwunsch ist deshalb aus ärztlicher Sicht von einer solch körperlich belastenden Reise abzuraten. Gegen viele Tropenkrankheiten gibt es außerdem keine Impfstoffe. Das gilt besonders für Malaria, die in der Schwangerschaft sehr schwer verlaufen und zu Fehlgeburten führen kann. Besprechen Sie Ihre Reisepläne in jedem Fall mit der behandelnden Ärztin/Arzt, vor allem, wenn Sie oder Ihr Partner an chronischen Krankheiten leiden. Gute Informationen finden Sie im Internet unter www.travelmed.de.

Ist eine Reise ins südeuropäische Ausland geplant, wo immer das Risiko für eine Hepatitis A-Infektion besteht, sollten Sie sich zuvor gegen Hepatitis A impfen lassen.

Bis auf den Verzicht auf Lebendimpfstoffe können alle üblichen Reiseimpfungen auch bei Frauen mit Kinderwunsch erfolgen. Es ist zu berücksichtigen, dass bei der Verwendung von Lebendimpfstoffen innerhalb der nächsten drei Monate eine Schwangerschaft vermieden, also verhütet werden muss.

Weitere Informationen zum Impfen finden Sie in Kapitel 6.2.

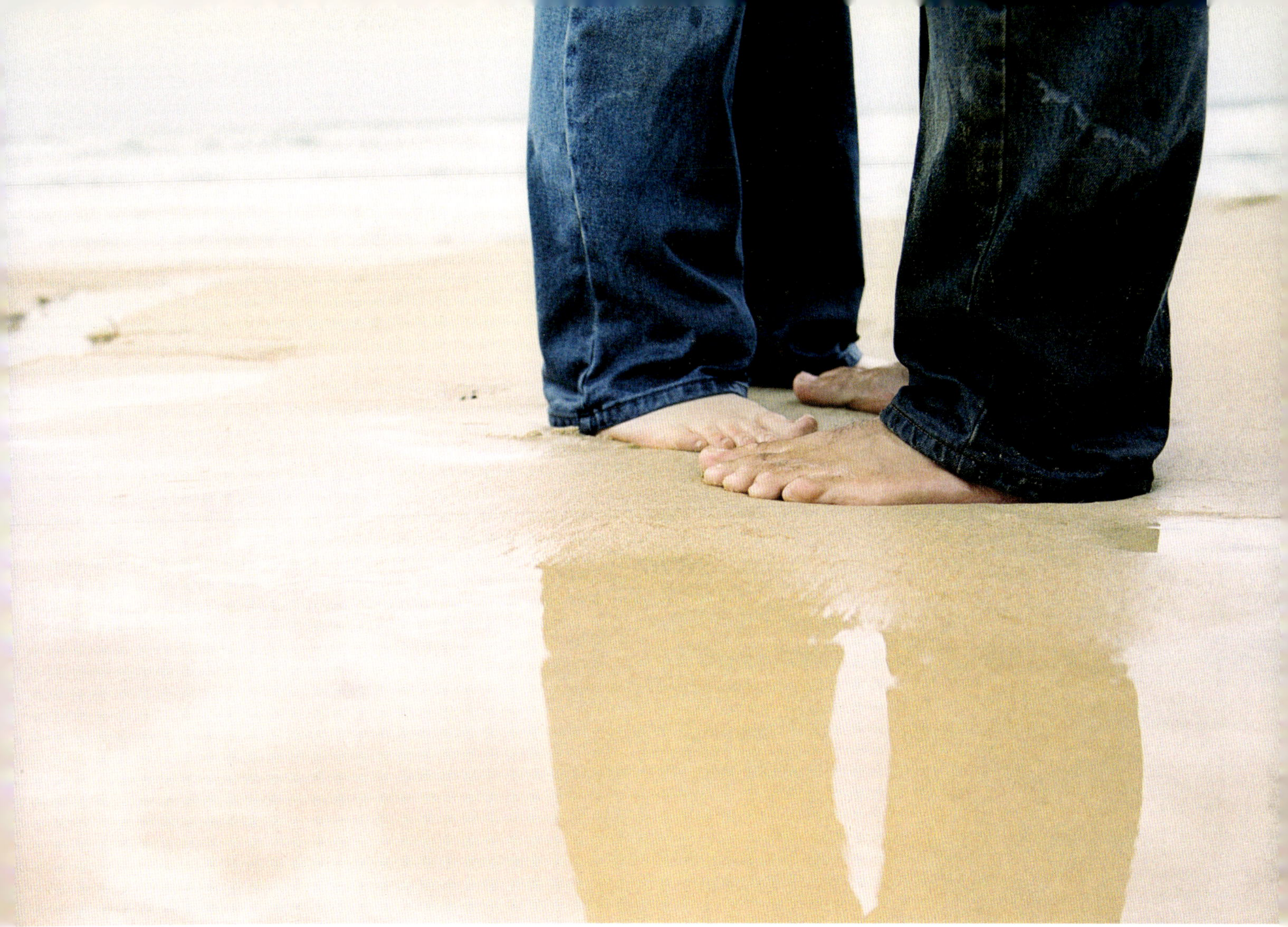

6 Risiken für Fruchtbarkeit und Schwangerschaft

Niemand kann sagen, wie lange es dauern wird, bis bei Ihnen die gewünschte Schwangerschaft tatsächlich eintritt. Das Warten auf die Schwangerschaft ist belastend – für die Frau und den Mann. Umso wichtiger ist es, über die Risikofaktoren, die den Eintritt einer Schwangerschaft erschweren oder verhindern können, informiert zu sein und damit die Chancen auf eine baldige Schwangerschaft zu erhöhen. Womöglich entdecken Sie in einem der folgenden Kapitel, dass Sie z.B. Medikamente einnehmen, die sich negativ auf die Fertilität auswirken. Nur für wenige Menschen ist es grundsätzlich ausgeschlossen, dass sich ihr Wunsch auf ein Baby erfüllt. Wichtig ist es in einem solchen Fall, dass Sie Ihren behandelnden Arzt oder Ihre behandelnde Ärztin über Ihren Kinderwunsch informieren und Möglichkeiten durchsprechen. Heute gibt es viele Methoden, um Paaren zu helfen, die unter Kinderlosigkeit leiden. Bevor Sie jedoch an eine Kinderwunschbehandlung denken, sollten Sie prüfen, ob Risiken für Fertilitätsstörungen vorliegen, die gegebenenfalls verringert oder ganz beseitigt werden können, so dass eine Schwangerschaft auch noch auf natürlichem Wege eintreten kann.

Dabei sind Infektionskrankheiten, bestimmte chronische Krankheiten, aber auch bestimmte Medikamente zu berücksichtigen. Auch Ernährung, Gewicht, Belastungen und zu viel Stress und Ärger stehen oft im Zusammenhang mit Störungen der Fruchtbarkeit. Und auch der Zeitpunkt des Geschlechtsverkehrs ist nicht zu vernachlässigen.

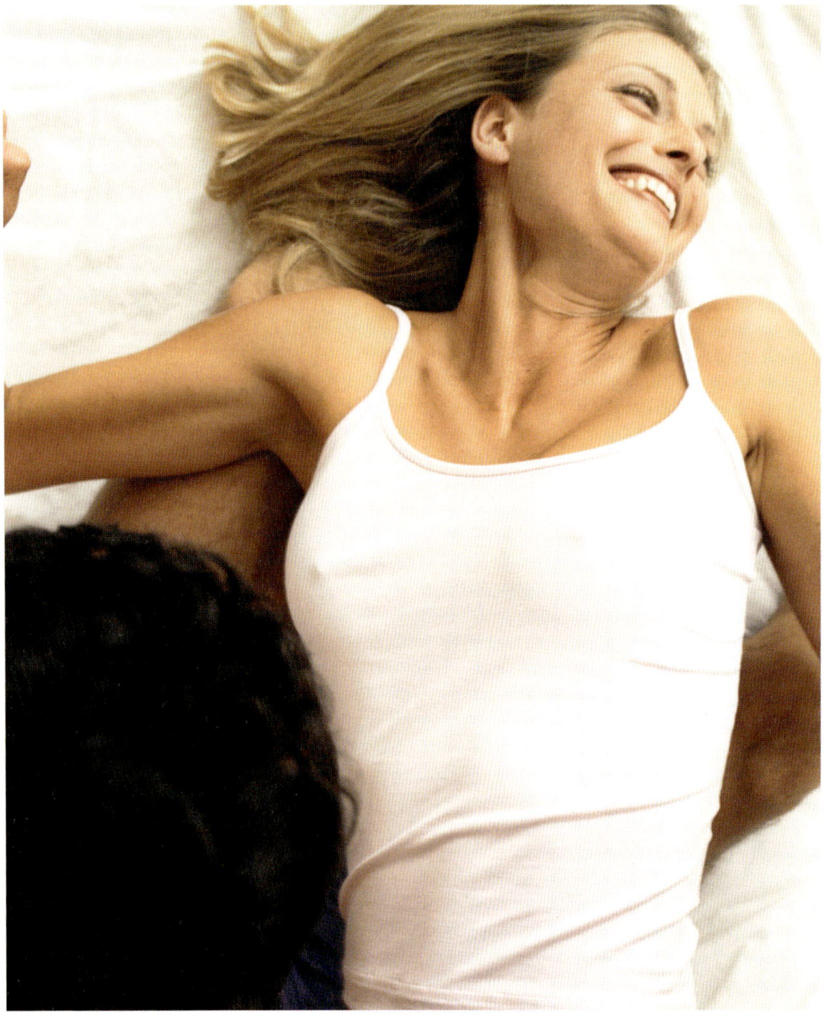

Aktuelle und auch früher durchgemachte Infektionskrankheiten können die Fertilität beeintächtigen

6.1 Infektionskrankheiten und sexuell übertragbare Krankheiten

Infektionskrankheiten sind Krankheiten, die durch Bakterien, Viren oder andere Erreger übertragen werden. Am leichtesten übertragbar sind solche, die durch eine Tröpfcheninfektion übertragen werden, z.B. durch Husten oder Niesen. Bei Infektionskrankheiten, die durch Geschlechtsverkehr übertragen werden, spricht man von sexuell übertragbaren Krankheiten. Einige dieser Krankheiten nehmen einen leichten Verlauf, andere sind dagegen mit schweren gesundheitlichen Beeinträchtigungen verbunden und einige enden sogar tödlich. Bestimmte Infektionskrankheiten im Kindes- und Jugendalter (Mumps) können beim Mann später die Fruchtbarkeit beeinträchtigen. Eine Übersicht über die so genannten Kinderkrankheiten finden Sie im nachfolgenden Kapitel 6.2 zum Thema Impfungen.

Geschlechtskrankheiten können sich negativ auf die Fertilität von Mann und Frau auswirken. Dazu zählen die sexuell übertragbaren Krankheiten, die sich in Genital- und Vaginalinfektionen bemerkbar machen. Einige von ihnen entwickeln keine typischen Entzündungs- und Krankheitsanzeichen und bleiben unbemerkt, während sie sich schädigend auf die Fertilität auswirken.

Infektionskrankheiten, die in der Schwangerschaft auftreten, können eine erhebliche Gefahr für die Gesundheit der Mutter und des ungeborenen Kindes darstellen.

Für einige der Infektionskrankheiten gilt, dass man sie nur einmal durchmachen muss und der Körper dann gegen weitere Infektionen immun ist. Dies geschieht durch die Bildung von Antikörpern, mit denen die erste Infektion bekämpft wurde. Bei einer erneuten Infektion »erinnert« sich das Immunsystem daran und bekämpft die Infektion sofort, so dass man nicht erneut erkrankt.

Anders als bei den chronischen Krankheiten gibt es bei einer Reihe von Infektionskrankheiten eine ganz einfache und hochwirksame Möglichkeit der Vorsorge: das Impfen. Durch die Gabe des Impfstoffes, der den Erreger in abgewandelter Form enthält, wird dem Körper sozusagen eine Infektion vorgetäuscht. Das Immunsystem des Körpers reagiert darauf, indem es die jeweiligen Antikörper produziert. Der erreichte Impfschutz (die Immunität) hält bei einigen Infektionskrankheiten das ganze Leben lang, bei anderen bedarf es der Auffrischung in bestimmten Zeitabständen.

Detaillierte Informationen zu diesem Thema finden Sie in unserem Kapitel »Impfungen – warum sie so wichtig sind«. Alle notwendigen Impfungen können vor der Schwangerschaft problemlos durchgeführt werden.

Infektionskrankheiten und Kinderwunsch

Paare, die sich ein Kind wünschen, sollten:

- sich einen sorgfältigen Überblick verschaffen, welche Infektionskrankheiten sie in ihrem Leben bisher durchgemacht haben
- im Impfausweis zusammen mit dem Arzt klären, ob ein noch ausreichender Impfschutz besteht, oder den Immunstatus gegebenenfalls durch eine Virusantikörperbestimmung klären lassen. Dies ist aber nur bei einigen Krankheiten möglich. Gute Informationen zum Impfen finden Sie im Internet unter: www.dgk.de/web/dgk_content/de/impfen_und_infektionen.htm oder unter www.impfen-aktuell.de. Mit dem so genannten Impfrechner oder dem Impfstatus-Check können Sie Ihren Impfschutz überprüfen. Dazu benötigen Sie die Angaben aus Ihrem Impfpass
- alle häufigen sexuell übertragbaren Krankheiten diagnostisch ausschließen lassen. Dies gilt besonders für Menschen, die in den letzten Monaten und Jahren mehrere Sexualpartner hatten. Gleiches gilt auch für Frauen und Männer, die überdurchschnittlich häufig von Infektionen im Vaginal- oder Urogenitalbereich betroffen waren. Ob dies bei Ihnen der Fall ist, erfahren Sie mit der Auswertung Ihres Fragebogens

Info

Verbreitung ausgewählter sexuell übertragbarer Krankheiten bei Frauen im gebärfähigen Alter

Fast die Hälfte aller Frauen hat seit der Pubertät bis ins Alter von 30 Jahren mindestens einmal eine Pilzinfektion gehabt, mehr als ein Viertel hatte eine bakterielle Scheidenentzündung. Schätzungsweise 15 Prozent aller Frauen in Deutschland werden im Laufe ihres Lebens mit Chlamydien infiziert (Clad und Meyer 2007)

Durch die Auswertung des BabyCare-Fragebogens wissen wir auch, wie häufig diese Infektionen im Laufe eines Jahres auftreten. Über 20 Prozent der Frauen hatten im Laufe der letzten 12 Monate mindestens eine Pilzinfektion und 9 Prozent mindestens einmal eine Scheidenentzündung. Andere Infektionen kommen sehr viel seltener vor, und zwar nur bei ein bis drei Prozent aller Frauen im Laufe eines Jahres.

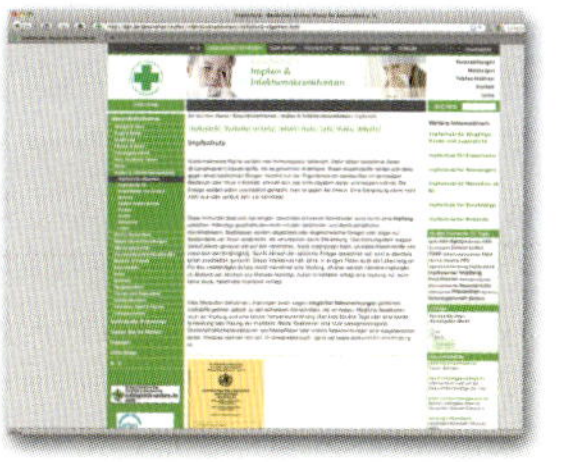

Gute Informationen zum Impfen finden Sie im Internet unter: www.dgk.de und impfenaktuell.de

Häufigkeit von Vaginalinfektionen bei Frauen im gebärfähigen Alter im Laufe eines Jahres

Quelle: BabyCare-Daten 2005, 6016 Befragte

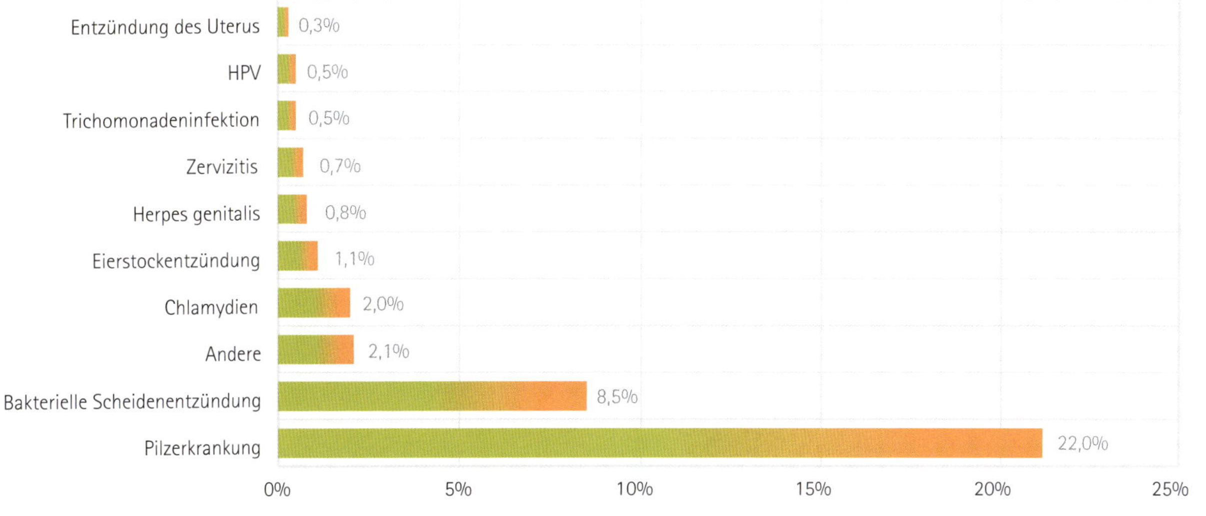

Die Lektüre dieses Kapitels wird besonders Frauen und Männern empfohlen, die in den letzten Monaten und Jahren mehrere Sexualpartner hatten oder schon häufiger sexuell übertragbare Krankheiten oder Vaginalinfektionen hatten. Durch die Auswertung des BabyCare-Fragebogens wissen wir, dass 23 Prozent der befragten Frauen überdurchschnittlich viele Vaginalinfektionen im gesamten Leben hatten. Auch Paare, die Fertilitätsstörungen vermuten, sollten sich mit diesem Kapitel eingehender befassen. Hier werden die häufigsten sexuell übertragbaren Krankheiten beschrieben. Dabei wird auch darauf eingegangen, welche Folgen eine akute Infektion vor oder in der Schwangerschaft haben kann.

Zur Unterstützung eines guten Scheidenmilieus eignen sich Präparate, die Milchsäurebakterien aufbauen

Infektionskrankheiten, gegen die geimpft werden kann, werden – mit Ausnahme der neuen Impfung gegen den Gebärmutterhalskrebs – im Kapitel 6.2 behandelt.

Infektionskrankheiten – Kinderwunsch und frühe Schwangerschaft

Vaginale Infektionen können schon vor der Schwangerschaft die Fruchtbarkeit beeinträchtigen. Treten sie in der Schwangerschaft auf, so können schwere Komplikationen für die Mutter und/oder das Kind eintreten. Die häufigsten Vaginalinfektionen sind:

- Unspezifischer Scheidenausfluss (Fluor vaginalis)
- Bakterielle Vaginose
- Scheidenpilze (Vaginalmykosen)
- Chlamydien-Infektionen (Chlamydia trachomatis)
- Humanes Papilloma Virus (HPV)
- Herpes Virus

Außerdem werden folgende Infektionskrankheiten näher im Hinblick auf Kinderwunsch und Schwangerschaft beschrieben:

- Cytomegalie Virus (CMV)
- Harnwegsinfektionen und Blasenentzündungen
- Hepatitis (Entzündung der Leber)
- Listeriose
- Toxoplasmose

Unspezifischer Scheidenausfluss (Fluor vaginalis)

Die Konsistenz und Menge des Scheidenausflusses verändert sich während des hormonellen Zyklus der Frau. Kommt es zu einer Vermehrung oder zu einer ungewöhnlichen Veränderung des Ausflusses, dann können Infektionen durch unterschiedliche Erreger die Ursache sein. Weitere häufige Ursachen von vaginalem Ausfluss sind Stress oder seelische Belastung, Reizungen durch die Spirale, vergessene Tampons oder auch Hormonumstellungen, die beispielsweise durch die Pille oder durch eine Schwangerschaft bedingt sein können. Auch Scheideninfektionen mit Viren, Bakterien oder Pilzen (siehe unten) können Ausfluss verursachen, ebenso wie Feigwarzen, Tumore oder Entzündungen der äußeren Geschlechtsorgane, von Eierstock oder Eileiter. Wenn Sie von Ausfluss betroffen sind, können Sie mit einem einfachen Selbsttest zunächst klären, welche Ursachen dafür in Frage kommen können. Dieser Test ist in der Apotheke für ca. 13 Euro erhältlich.

Bakterielle Vaginose

Bakteriell bedingte Vaginalinfektionen werden bakterielle Kolpitis, bakterieller Fluor vaginalis oder bakterielle Vaginose genannt. Diese bakteriellen Infektionen sind im eigentlichen Sinne keine sexuell übertragbaren Krankheiten, allerdings werden die Erkrankungen durch Geschlechtsverkehr begünstigt. Bakterielle Vaginosen werden häufig durch Störungen des Scheidenmilieus verursacht. In der Scheide besteht normalerweise ein natürlicher Schutz durch die so genannte physiologische Vaginalflora, die überwiegend aus »guten« Milchsäurebakterien (Laktobazillen) besteht. Ein intaktes Scheidenmilieu hat einen pH-Wert, der unter 4,5 liegt. In diesem sauren Milieu können andere Bakterien dauerhaft nicht überleben. Es ist wichtig, dass dieser natürliche Schutzmechanismus aufrechterhalten wird, da die Scheide permanent bedroht ist, von Darmbakterien besiedelt zu werden. Ist die Vaginalflora aus dem Gleichgewicht geraten, so besteht die Gefahr, dass es zu einer chronischen vaginalen Infektion kommt. Diese kann über einen längeren Zeitraum unbemerkt bleiben.

Eine bakterielle Vaginose liegt vor bei

- dünnflüssigem homogenem Fluor
- pH-Wert in der Scheide größer als 4,5
- Amingeruch des Fluors (fischiger Geruch) bei etwa der Hälfte der Betroffenen
- wenn Clue Cells (Schlüsselzellen) unter dem Mikroskop nachgewiesen werden können

Eine bakterielle Vaginose erhöht die Wahrscheinlichkeit aufsteigender Infektionen und kann beispielsweise eine Entzündung der Gebärmutterschleimhaut oder Entzündungen der Eierleiter begünstigen. In der Schwangerschaft steigt das Risiko der so genannten aufsteigenden Infektionen. Während der Schwangerschaft erhöht die bakterielle Vaginose so das Risiko für einen vorzeitigen Blasensprung, für vorzeitige Wehentätigkeit und für Frühgeburten. Bakterielle Infektionen können aber auch zu Fertilitätsstörungen bei der Frau und beim Mann führen. Bestimmte Bakterien können die Beweglichkeit der Spermien beeinträchtigen.

Die bakterielle Vaginose lässt sich durch einen Vaginalabstrich recht sicher diagnostizieren und wird in der Regel antibiotisch oder mit einem Jodpräparat bzw. einem Antiseptikum erfolgreich behandelt.

Info

Was kann man tun bei häufigen Vaginalinfektionen?

Frauen, die eine Schwangerschaft planen, sollten beim Frauenarzt eine Untersuchung auf das Vorliegen einer bakteriellen Vaginose durchführen lassen. Dies gilt vor allem für Frauen mit früheren Frühgeburten und Frauen, die häufig Vaginalinfektionen haben. Eine bestehende bakterielle Vaginose muss dann mit Antibiotika behandelt werden. Sie können zunächst den pH-Wert ihrer Scheide bestimmen (beispielsweise mit pH-Wert-Messhandschuhen, eine Packung mit 20 Stück kostet in der Apotheke ca. 25 Euro).

Dies ist eine Empfehlung der Arbeitsgemeinschaft der wissenschaftlichen medizinischen Fachgesellschaften (AWMF) in Deutschland. Weitere Informationen unter www.uni-duesseldorf.de/AWMF/II/015-028.htm.

Eine Studie in Österreich, an der über 4.000 Schwangere teilgenommen hatten, zeigte, dass bei Frauen, die auf eine bakterielle Vaginose untersucht und bei einem positiven Befund antibiotisch behandelt wurden, die Frühgeburtenrate um 50 Prozent niedriger war als bei der Vergleichsgruppe.

Vaginalinfektionen sind oft noch ein Tabu. Frauen mit Kinderwunsch sollten sich durchchecken lassen

Scheidenpilze (Vaginalmykosen)

Vaginalmykosen machen durch Juckreiz, Rötungen, Brennen und gelblich-weißen Ausfluss auf sich aufmerksam. Auch die Scheidenpilze sind keine sexuell übertragbaren Krankheiten im engeren Sinne, vielmehr handelt es sich um eine durch verschiedenste Ursachen hervorgerufene Veränderung der natürlichen Scheidenflora. Etwa 90 Prozent der Infektionen sind auf den Hefepilz Candida albicans zurückzuführen. Unzureichende, aber auch übertriebene Intimhygiene (Intimsprays, alkalische Seifen) begünstigt die Erkrankung ebenso wie starker Zuckerkonsum. Da bei Diabetikerinnen der Zuckerstoffwechsel gestört ist, erkranken sie häufiger an Scheidenpilzen. Außerdem kann sich die Benutzung von Slipeinlagen oder Synthetikslips ungünstig auswirken. Durch einen Vaginalabstrich kann die Art des Erregers bestimmt werden.

Pilzinfektionen werden meist mit Antipilzmitteln (Antimykotika), während der Schwangerschaft vorzugsweise mit lokal anzuwendendem Imidazol, erfolgreich behandelt. Eine Mitbehandlung des Partners sollte in Erwägung gezogen werden. Einige Frauen haben häufig Pilzinfektionen. In solchen Fällen sollten mögliche weitere Ursachen ermittelt werden.

Chlamydien-Infektionen

Der Krankheitserreger Chlamydia trachomatis (CT) ist in Europa und den USA das häufigste sexuell übertragene Bakterium. Chlamydien-Infektionen gelten als Hauptverursacher infektionsbedingter Sterilität. In den Niederlanden und Schweden hat die Infektion innerhalb weniger Jahre um 60 Prozent zugenommen.

Unter Frauen im gebärfähigen Alter sind in Deutschland etwa 4 Prozent von einer Chlamydien-Infektion betroffen. Jährlich kommt es zu ca. 500.000 Neuinfektionen. Frauen, die mehr als 10 Sexualpartner in den letzten 5 Jahren hatten, sind zu über 10 Prozent infiziert.

Besonders tückisch ist die Chlamydien-Infektion, da sie in 70 Prozent der Fälle unbemerkt bleibt

Bei Mädchen und jungen Frauen beginnt eine Chlamydien-Infektion meist mit einer Entzündung des Gebärmutterhalses (Cervitis) oder mit einer Harnröhrenentzündung (Urethritis), die lange kaum oder keine Beschwerden macht und sich seltener durch gelblich-klebrigen Ausfluss verrät. Bei mindestens der Hälfte der Infizierten kommt es aufsteigend zu einer Endometritis (zu einer Entzündung der Gebärmutterschleimhaut), die sich durch schwache Zwischenblutungen oder durch ebenfalls leichte Unterbauchbeschwerden äußern kann. Da die Beschwerden nur gering sind, gehen die meisten Frauen nicht zum Arzt.

Im weiteren Verlauf breitet sich die unerkannte Chlamydien-Infektion unbemerkt auf die Adnexe (Anhangsgebilde: Eierstock, Eileiter) und das kleine Becken aus, wo sie zu schweren Folgeerkrankungen führen kann, welche wiederum beispielsweise Unfruchtbarkeit und Eileiterschwangerschaften verursachen können. In der Schwangerschaft können unerkannte Chlamydien-Infektionen Fehlgeburten, vorzeitige Wehen und Frühgeburten auslösen. Beim Neugeborenen kann eine Bindehautentzündung (Konjunktivitis) oder eine Lungenentzündung (Pneumonie) auftreten.

Häufigkeit der Chlamydien-Infektion (CT) nach bestimmten Merkmalen

Quelle: Koch, J., Schäfer, A., Kirschner, W., 1997 und Gille et al. 2004

Altersgruppen	CT
Gesamt	3,6%
bis 16 Jahre	3,8%
17 bis 18 Jahre	7,4%
19-20 Jahre	8,0%
21 bis 24 Jahre	7,7%
25 bis 29 Jahre	3,5%
30 bis 34 Jahre	2,4%
35 bis 40 Jahre	1,7%
Derzeitige Schwangerschaft	**2,8%**
Sexualpartner in den letzten 5 Jahren	
0 bis 2	2,6%
3 und mehr	4,1%
10 und mehr	5,2%

Vor allem 20- bis 24-Jährige sind mit 8 Prozent besonders häufig von unbemerkten Chlamydien-Infektionen betroffen

Im »Schlepptau« einer Chlamydien-Infektion finden sich häufig noch eine oder sogar mehrere weitere sexuell übertragbare Infektionen (beispielsweise Gonorrhoe, im Volksmund auch Tripper genannt). Auch beim Mann ist die Fruchtbarkeit bei einer Chlamydien-Infektion eingeschränkt.

Bevor eine verschleppte Infektion entdeckt wird, vergehen meist viele Jahre. Oft wird die Chlamydien-Infektion erst diagnostiziert, wenn der Kinderwunsch in den Vordergrund tritt. Bereits heute können geschätzte 100.000 Frauen in Deutschland aufgrund einer verschleppten Chlamydien-Infektion auf natürlichem Wege keine Kinder mehr bekommen (G. Gille, C. Klapp, 2005).

Eine diagnostizierte Infektion lässt sich problemlos mit Antibiotika behandeln. In der Schwangerschaft wird anstelle der sonst üblichen Tetrazykline das Mittel Erythromycin verwendet. Eine Untersuchung und gegebenenfalls auch eine Therapie des Partners ist notwendig. Eine überstandene Chlamydien-Infektion schützt nicht vor einer Neuinfektion. Ein Impfstoff steht bisher nicht zur Verfügung.

Empfehlung

Paaren mit Kinderwunsch wird empfohlen, eine Untersuchung auf Chlamydien durchführen zu lassen. Allerdings werden die Kosten einer vorbeugenden Chlamydien-Untersuchung bei Kinderwunsch – also ohne konkrete Krankheitsanzeichen – von den gesetzlichen Krankenkassen nicht übernommen. Sie müssen von den Versicherten selbst bezahlt werden.

Eine akute Chlamydien-Infektion lässt sich bei Ihrer Frauenärztin/Ihrem Frauenarzt durch einen einfachen Zervixabstrich nachweisen (die Kosten dafür betragen ca. 15 Euro).

Frauen, die bereits früher eine Chlamydien-Infektion hatten, und Frauen, bei denen trotz ungeschütztem Geschlechtsverkehr auch nach längerer Zeit keine Schwangerschaft eintritt, sollten eine serologische Untersuchung, also die Bestimmung von Antikörpern, die die Frau gegen Chlamydien gebildet hat, in Erwägung ziehen.

Eine unerkannte, frühere Chlamydien-Infektion ist oft der Grund für einen unerfüllten Kinderwunsch

Dazu wird eine Blutprobe im Labor mit Hilfe eines ELISAs (Test auf Antikörper) auf cHSP60-IgG und Chlamydien untersucht. Ist das Testergebnis negativ, so liegt mit einer Wahrscheinlichkeit von 90 Prozent kein Eileiterverschluss vor. Die Kosten liegen je nach Labor bei ca. 50 Euro.

Bei einem positiven Befund ist Schwangerwerden auf natürlichem Wege meist nicht mehr möglich. Eine Bauchspiegelung (Laparoskopie) zur Abklärung ist dann im Rahmen einer In-vitro-Fertilisation (IVF) anzuraten.
Bei Frauen mit negativem Befund ist die Therapie meist einfach (z. B. eine Hormonbehandlung), oft werden sie sogar auf natürliche Weise schwanger.

Cytomegalie Virus (CMV)

Eine Cytomegalieinfektion ist die häufigste Infektionskrankheit bei schwangeren Frauen. Etwa 60 Prozent der Frauen haben die Infektion bereits durchgemacht, so dass keine Schäden für das Kind zu befürchten sind. Bei den 40 Prozent, die noch keine Infektion hatten, kann es in einer Schwangerschaft zu einer Erstinfektion kommen, die zu Schädigungen des Kindes wie Augenerkrankungen und Taubheit in einer Häufigkeit von 10 Prozent bis 15 Prozent führen kann. Als Infektionsquellen kommen Sexualverkehr, aber auch Küssen mit einem Virusträger in Frage. Außerdem kommt es zu Infektionen durch Kontakt mit infizierten Kindern (beispielsweise bei Kindergärtnerinnen oder Kinderkrankenschwestern).

Empfehlung

Ein CMV-Test kostet ca. 15 Euro zzgl. Blutabnahme und Beratung und ist schon vor einer Schwangerschaft sicher sinnvoll.

Harnwegsinfektionen und Blasenentzündungen

Harnwegsinfektionen sind so genannte aufsteigende Infektionen. Die Erreger gelangen aus der Öffnung der Harnröhre, dem Darm oder aus der Vagina in die Harnröhre und wandern aufwärts zur Blase. Bei schweren Infektionen können sie über die Blase durch die Harnleiter in den Bereich des Nierenbeckens vordringen und dort zu einer Nierenbeckenentzündung führen. Etwa 20 Prozent aller Infektionen, an denen Schwangere erkranken, sind Nierenbeckenentzündungen. Harnwegsinfektionen können Sie vorbeugen, indem Sie

- viel trinken
- häufig Wasser lassen
- Unterleib und Füße warm halten
- nach dem Schwimmen trockene Kleidung anziehen
- nach dem Geschlechtsverkehr Wasser lassen
- keine übertriebene Intimhygiene betreiben

Empfehlung

Harnwegsinfektionen erhöhen das Risiko einer Frühgeburt. Für Frauen, die bereits öfter davon betroffen waren, empfiehlt es sich, vor Eintritt der Schwangerschaft einen Test auf Harnwegsinfektionen machen zu lassen. Während der Schwangerschaft sollten alle Frauen im Rahmen der Vorsorgeuntersuchungen regelmäßig darauf untersucht werden und außerdem bei Symptomen wie z.B. Brennen beim Wasserlassen oder vermehrtem Harndrang ihre Ärztin/ihren Arzt aufsuchen.

Hepatitis (Entzündung der Leber)

Neben der Autoimmunhepatitis, deren Ursachen noch nicht bekannt sind, unterscheidet man fünf klassische Hepatitis-Arten, die durch Viren übertragen werden: Die Hepatitis A, B, C, D und E . Bei uns sind die Typen A, B und C verbreitet, am häufigsten kommt die Hepatitis B vor. Etwa 1 Prozent der Bevölkerung ist mit diesem Virus infiziert.

Die Hepatitis B, auch Gelbsucht genannt, ist eine hochinfektiöse Lebererkrankung, die alle Altersgruppen betrifft. Die Ansteckung erfolgt durch Kontakt mit infizierten Körperflüssigkeiten wie Blut, Sperma oder Speichel (z.B. durch

Sexualkontakt, Kratz- und Bisswunden). Auch eine Übertragung während der Geburt von der Mutter auf das Kind ist möglich. Von den fünf klassischen Virushepatitiden sind nur Hepatitis A und E nicht auf das Kind im Mutterleib übertragbar. Die Symptome der Hepatitis sind sehr variabel, sie reichen von Appetitlosigkeit, Übelkeit, allgemeinen Gelenkbeschwerden und Unwohlsein bis hin zu Leberentzündung mit Gelbsucht.

Die Gefahr einer chronischen Hepatitis ist besonders groß, wenn die Infektion im frühen Kindesalter erfolgt, bei einem chronischen Verlauf kann es später zu Leberschrumpfung (Leberzirrhose) und Leberkrebs kommen.

Die Hepatitis A wird mit der Nahrung übertragen. Eine Impfung gegen Hepatitis A ist bei Reisen in Endemiegebiete (Regionen mit hoher Durchseuchung) unbedingt zu empfehlen (vgl. auch Kapitel 5.7) und kann gemeinsam mit der Impfung gegen Hepatitis B erfolgen.

Die Hepatitis C ist eine Infektionskrankheit beim Menschen. Sie wird in bis 80 Prozent der Fälle chronisch und kann zu schweren Leberschäden führen. Die Übertragung erfolgt über Blut, z.B. bei Sexualkontakten, oder bei Drogensüchtigen durch gemeinsam benutzte Spritzen. Auch Tätowierungen und Piercings sind ein mögliches Risiko. Eine Therapie ist in eingeschränkter Form möglich. Eine Impfung steht derzeit nicht zur Verfügung. Etwa zwei Drittel aller Infektionen verlaufen ohne Symptome, bei einem Drittel der Infizierten zeigen sich die klassischen Hepatitiszeichen wie die Gelbfärbung der Haut.

Empfehlung

Da es keine sicher zur Heilung führende Behandlung gibt, ist eine frühzeitige Impfung die einzige Möglichkeit, sich wirksam vor einer Hepatitis B-Erkrankung zu schützen. Die regelgerechte Hepatitis B-Impfung erfolgt mit drei Impfungen innerhalb eines halben Jahres. Gegebenfalls ist nach einer Antikörper-Bestimmung eine Auffrischimpfung nötig.

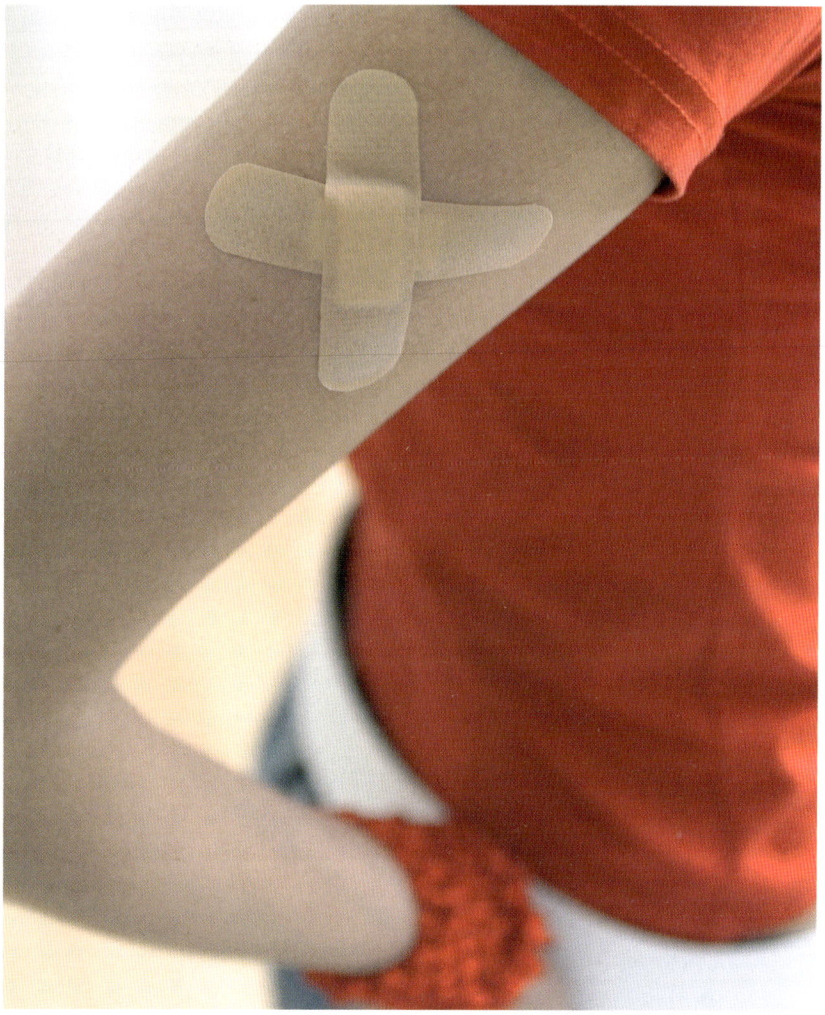

Info

Hepatitis in der Schwangerschaft

Der Verlauf einer akuten Hepatitis B wird durch die Schwangerschaft nicht beeinflusst. Ein vermehrter Übergang in eine chronische Verlaufsform oder die Reaktivierung einer chronisch aktiven Hepatitis erfolgt nicht. In der Frühschwangerschaft werden Häufungen von Fehlgeburten oder Fehlbildungen beobachtet. In der Spätschwangerschaft findet eine Zunahme von Frühgeburten und der perinatalen Sterblichkeit sowie während der Geburt eine Hepatitis B-Virenübertragung von der Mutter auf das Kind statt.

Gegen Hepatitis A und B sollten Sie sich impfen lassen, wenn Sie in Risikogebiete reisen wollen

Herpes Virus

Unter Herpes versteht man im Allgemeinen nur den Herpes simplex Typ 1 und Typ 2. Das klassische Symptom sind die Bläschen, die sich neben den Lippen und im Genitalbereich an allen möglichen Körperstellen finden lassen. Nicht selten treten auch Lymphknotenschwellungen und Fieber auf. Übertragen wird das Virus durch Tröpfchen- oder Schmierinfektionen. Eine Erstinfektion bleibt häufig unbemerkt. Das Virus verbleibt aber im Körper und es kann immer wieder zu erneuten Infektionen kommen. Bei einer Erst- oder erneuten Infektion in der Schwangerschaft kann es zur Übertragung des Virus auf das Kind kommen.

Humanes Papilloma Virus (HPV)

Humane Papilloma-Viren sind Erreger, die Haut- und Schleimhautzellen infizieren. Es gibt davon mehr als 150 Typen. Bei einer Infektion kommt es zu einer Warzenbildung der betroffenen Haut- oder Schleimhautstellen. Im Genital- und Afterbereich können sich Feigwarzen oder auch gutartige Tumore bilden.

Einige der Viren gehören zu den gefährlichen High-risk-Typen und können zu bösartigen Veränderungen im Genitalbereich führen, die sich zu echten Krebserkrankungen weiterentwickeln können. Die Tatsache, dass in ungefähr 90 Prozent der untersuchten Gebärmutterhalskarzinome Viren des High-risk-Typus vorkommen, unterstreicht die Bedeutung der HPV-Infektion bei dieser Krebsart, welche weltweit die zweithäufigste Krebstodesursache bei Frauen ist.

In Deutschland sind einer Studie zufolge 20 Prozent aller Frauen mit einem HPV-Virus infiziert. In diese Studie waren auch Schwangere einbezogen, von denen 21 Prozent das Virus aufwiesen. Etwa 6 Prozent tragen die sehr aggressiven Typen 16 oder 18 in sich, die ein hoher Risikofaktor für den Gebärmutterhalskrebs sind. HPV kann auf das Kind übertragen werden. Außerdem gibt es Hinweise, dass eine HPV-Infektion in der Frühschwangerschaft zu vermehrten Fehlgeburten führt.

Häufigkeit der HPV-Infektionen (insgesamt) und von HPV 16 nach bestimmten Merkmalen

Quelle: Koch, J., Schäfer, A., Kirschner, W., 1997

Altersgruppen	HPV insgesamt	HPV 16
Gesamt	19,7%	5,2%
unter 20 Jahre	23,9%	4,3%
20 bis 24 Jahre	23,9%	5,7%
25 bis 29 Jahre	23,6%	7,6%
30 bis 34 Jahre	17,6%	0,4%
35 bis 40 Jahre	13,7%	2,9%
Derzeitige Schwangerschaft	21,1%	5,8%
Sexualpartner in den letzten 5 Jahren		
0 bis 2	10,7%	3,0%
3 und mehr	23,3%	6,0%
10 und mehr	29,8%	7,1%

Empfehlung

Vor und in der Schwangerschaft sollten bestehende Warzen durch Laser oder Vereisung entfernt werden. Ein HPV-Test kann beim Frauenarzt durchgeführt werden. Die Kostenübernahme ist bei den Krankenkassen unterschiedlich geregelt. Frauen, die in den letzten fünf Jahren mehr als zwei Sexualpartner hatten, ist nach den Zahlen in nebenstehender Tabelle ein HPV-Test sehr zu empfehlen.
Die Kosten: ca. 40 Euro

In der Zwischenzeit gibt es Impfstoffe gegen bestimmte Typen des Virus (Typ 16, 18, 6, 11). Eine Wirkung wird aber nur erzielt, wenn vor dem ersten Geschlechtsverkehr geimpft wird, so dass eine Impfung von Jungen und Mädchen ab dem 9. Lebensjahr empfohlen wird. Auch hier ist die Kostenübernahme bei den Krankenkassen unterschiedlich geregelt. Ob Ältere von der Impfung profitieren, ist bisher unklar. Auch ist die Dauer der mit der Impfung erreichten Immunität noch nicht klar.

Listeriose
Die Listeriose ist eine in der Durchschnittsbevölkerung seltene Krankheit. Bei Schwangeren tritt sie – bedingt durch das geschwächte Immunsystem – häufiger auf. Symptome sind grippeartige Beschwerden. Komplikationen können Hirnhautentzündung (Meningitis) und Blutvergiftung (Sepsis) sein. Die Listeriose kann zu einer Fehlgeburt, aber auch zu schweren Erkrankungen des Kindes führen.

Die Bakterien, die die Krankheit verursachen, können in vielen Lebensmitteln enthalten sein. Kochen, Braten, Pasteurisierung und Sterilisierung tötet die Bakterien ab.

Empfehlung

Schwangere sollten deshalb kein rohes Fleisch, keinen rohen Fisch und keine Rohmilchprodukte oder Rohmilchkäse zu sich nehmen und beim Verzehr von Käse prinzipiell die Rinde entfernen sowie generell auf eine optimale Küchenhygiene achten.

Toxoplasmose
Infektionen mit Toxoplasmose sind häufig und verlaufen in 90 Prozent der Fälle weitgehend unbemerkt. Auch wenn sich Symptome wie leichtes Fieber, Lymphknotenschwellungen im Halsbereich, Müdigkeit sowie Kopf- und Gliederschmerzen zeigen, so verläuft die Krankheit in den meisten Fällen harmlos. Gefährlich ist dagegen eine Infektion während der Schwangerschaft. Sie wird durch Tiere (besonders Katzen) beziehungsweise deren Exkremente und Körperflüssigkeiten, bei Kontakt mit Erde, bei der Gartenarbeit, in der Landwirtschaft, aber auch im Sandkasten übertragen. Besonders Sandkästen in städtischen Ballungsgebieten sind häufig durch streunende Katzen verseucht. Der Kontakt mit Tieren ist nicht ansteckend. Ein weiterer Ansteckungsweg ist der Genuss von rohem infizierten Fleisch oder Fisch.

Wer schon einmal Toxoplasmose hatte, ist gegen Neuinfektionen immun. Schwangere sind also nur gefährdet, wenn sie vor der Schwangerschaft noch nie infiziert waren.

Das trifft in Deutschland auf etwa 40 Prozent der Schwangeren zu. Erstinfektionen in der Schwangerschaft werden auf 0,2 Prozent geschätzt, das sind immerhin 1.400 Frauen jährlich. Die meisten Infektionen bleiben unbemerkt.

Info

Der Toxoplasmose-Test

Nach den derzeitigen Mutterschaftsrichtlinien darf Sie Ihr Frauenarzt während der Schwangerschaft nur bei begründetem Verdacht kostenlos auf Toxoplasmose untersuchen. Dies ist nur der Fall, wenn Sie klinische Anzeichen einer Infektion haben (zum Beispiel eine Lymphknotenschwellung). Allein die Katzenhaltung oder dass Sie häufig mit etwas in Kontakt kommen, das durch infiziertes Material verunreinigt sein könnte (zum Beispiel Gartenerde, Sandkasten oder Erde auf einem Bauernhof), reicht nicht für eine Kostenübernahme durch die Krankenkasse.

Sie sollten jedoch in einem solchen Fall nicht auf eine Untersuchung verzichten und sie im Zweifel selbst bezahlen. Auch wiederholte Untersuchungen können nötig werden, wenn der Befund negativ ist, da Sie sich jederzeit anstecken können. Bei den deutschen 1.400 Fällen von Erstinfektion der werdenden Mutter mit Toxoplasmose kommt es bei der Hälfte zu einer Ansteckung des Kindes im Mutterleib. Jedes zehnte der infizierten Kinder wird dadurch schwer geschädigt, erkrankt beispielsweise am Nervensystem.

Der Toxoplasmose-Test kostet ca. 20 Euro zuzüglich Blutentnahme und Beratung. Mit Blick auf die möglichen Folgen ist dies sicher anzuraten, wenn Sie die entsprechenden Risiken nicht ausschließen können.

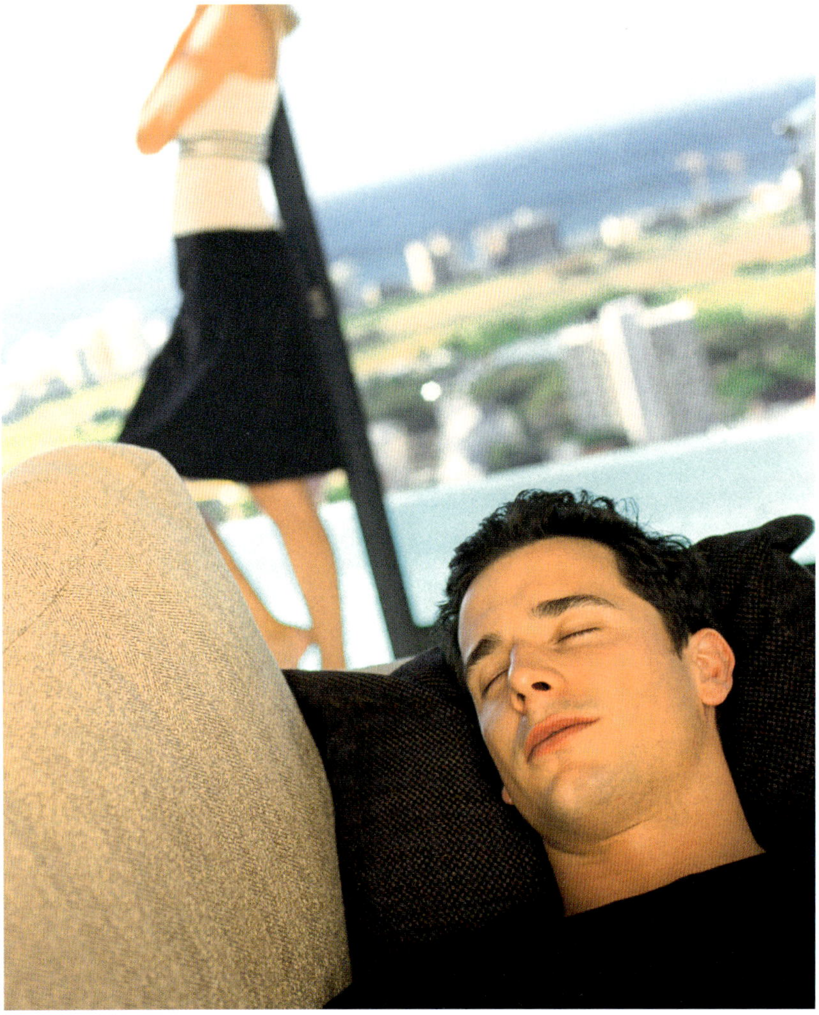

Auch Infektionskrankheiten des Mannes können die Fertilität beeinträchtigen

Die wichtigsten Infektionskrankheiten des Mannes, die zu Fertilitätsstörungen führen können

Bei etwa 15 Prozent aller Männer werden Fertilitätsstörungen durch Infektionen an Harn- und Geschlechtsorganen verursacht. Recht häufig ist das so genannte Prostatitis-Syndrom. Es zeichnet sich durch Schmerzen, vermehrten Harndrang und Ejakulationsschmerz aus. Sehr häufig ist auch die Harnröhren-Entzündung, die Urethritis, die unter anderem durch Chlamydien oder Gonorrhoe (Tripper) verursacht wird. Typische Symptome sind Juckreiz, Brennen beim Wasserlassen sowie eitriger Ausfluss. Auch so genannte Ejakulat-Infektionen oder Entzündungen des Nebenhodens werden durch die genannten Erreger verursacht und können zu Fertilitätsstörungen beim Mann führen. Symptome für die Erkrankungen sind Schmerzen, Hodenschwellungen, Schmerzen beim Wasserlassen und Fieber.

Empfehlung

Männer, die akut oder in den letzten Jahren an Infektionen der Harn- und Geschlechtsorgane zu leiden hatten, sollten einen Urologen aufsuchen. Das gilt auch dann, wenn Fertilitätsstörungen beim Mann vermutet werden.

Frauen, die an vermehrtem oder beispielsweise juckendem Ausfluss leiden, sollten der Ursache dafür auf den Grund gehen. Eine Untersuchung bei einer Frauenärztin oder einem Frauenarzt ist dafür nötig.

Frauen mit akutem Kinderwunsch sollten untersuchen lassen, ob sie bereits mit Chlamydien infiziert wurden. Verschleppte Chlamydien-Infektionen sind einer der Hauptgründe für Unfruchtbarkeit bei Frauen.

Bei Kinderwunsch empfiehlt sich auch ein CMV-Test, Frauen mit mehreren Sexualpartnern wird ein HPV-Test empfohlen.

Gegen die Hepatitis B-Erkrankung schützt eine 3-fach Impfung.

Frauen, die häufig rohes Fleisch oder rohen Fisch verzehren oder beispielsweise Katzen halten, sollten unbedingt einen Toxoplasmose-Test durchführen lassen. Schwangere sollten auf rohes Fleisch, rohen Fisch und Rohmilchkäse bzw. -produkte verzichten.

6.2 Impfungen - Warum sie so wichtig sind

Impfungen schützen vor vielen schweren und lebensbedrohenden Erkrankungen und sind heute in der Regel wirksam, sicher und gut verträglich. Trotzdem wird die Chance, durch ausreichenden Impfschutz eine Vielzahl von Krankheiten und gesundheitlichen Risiken zu vermeiden, nicht von jedem genutzt. So wird bei Kindern nicht in allen Fällen ein ausreichender Impfschutz aufgebaut und auch notwendige Auffrischimpfungen werden häufig vergessen.

Infektionen mit Bakterien, Viren und anderen Erregern stellen für schwangere Frauen und für das ungeborene Kind ein hohes gesundheitliches Risiko dar. Einige Erreger können von der Mutter über die Plazenta auf das Kind übergehen und Schädigungen des ungeborenen Kindes, Fehl -, Früh- oder Totgeburten sowie chronische Erkrankungen beim Neugeborenen verursachen. Die Vorbeugung vor Infektionskrankheiten ist daher eine wichtige Aufgabe bei der Betreuung von schwangeren Frauen und Frauen mit Kinderwunsch. Impfungen gelten als eine der wichtigsten Vorsorgemaßnahmen. Wer sich nicht ausreichend impfen lässt, geht ein nicht vertretbares gesundheitliches Risiko ein. Auch in einem hoch entwickelten Industrieland wie Deutschland sind zahlreiche Infektionskrankheiten nicht verschwunden.

Impfschutz bei Frauen mit Kinderwunsch

Frauen mit Kinderwunsch sollten möglichst drei Monate vor der Schwangerschaft einen vollständigen Impfschutz aufgebaut haben. Dieser Impfschutz trägt dazu bei, dass ihnen diese Infektionen in der Schwangerschaft nicht gefährlich werden können und das Neugeborene durch die mütterlichen Antikörper vor bestimmten Infektionen für einige Wochen bis Monate geschützt ist.

Alle Frauen, die sich ein Kind wünschen, sollten den Besuch beim Frauenarzt nutzen, um ihren Impfschutz überprüfen zu lassen.

Die verschiedenen Maßnahmen zur Impfvorsorge umfassen dabei neben einer ausführlichen Impfaufklärung und Beratung insbesondere die Überprüfung des Impf- und Immunstatus.

Auch der Impfschutz des Partners sollte überprüft werden, um mögliche Ansteckungen zu vermeiden.

Überprüfung des Impfstatus

Besonderen Wert sollten Sie darauf legen, dass ein Impfschutz gegen die in der Checkliste aufgeführten Krankheiten besteht. Hierbei ist ein ausreichender Schutz gegen Röteln, Varizellen und Pertussis besonders wichtig.

Bin ich gut gegen Infektionskrankheiten geschützt oder sind Auffrischungsimpfungen nötig?

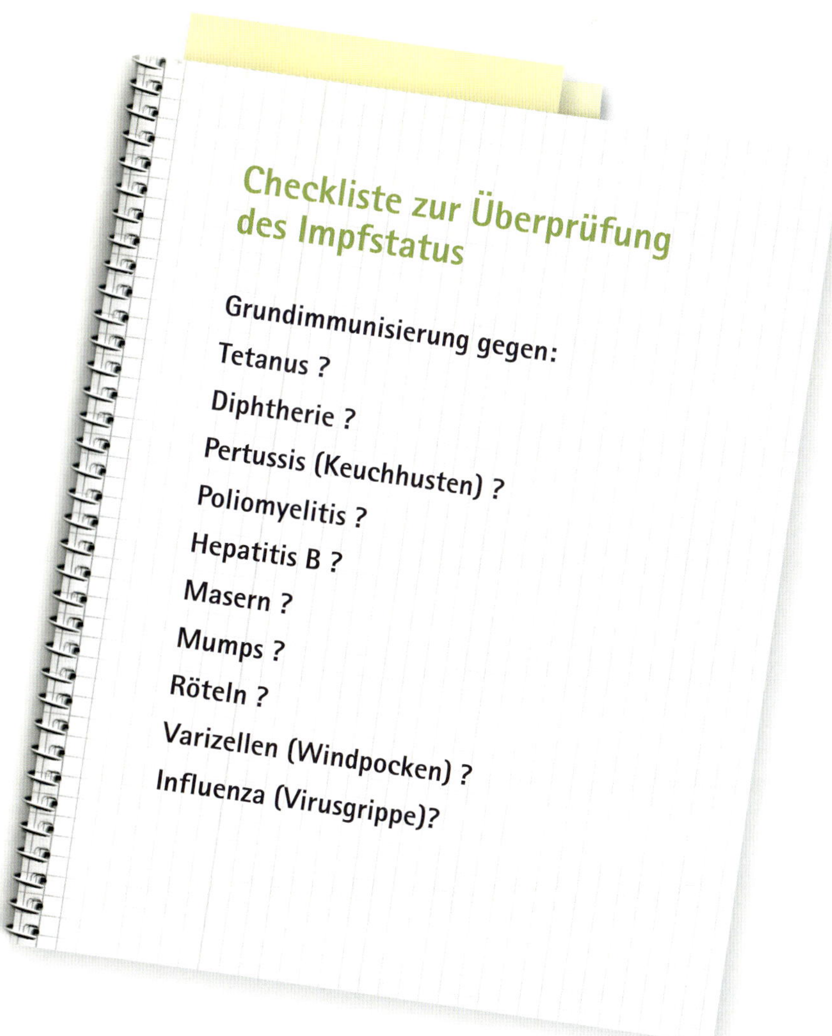

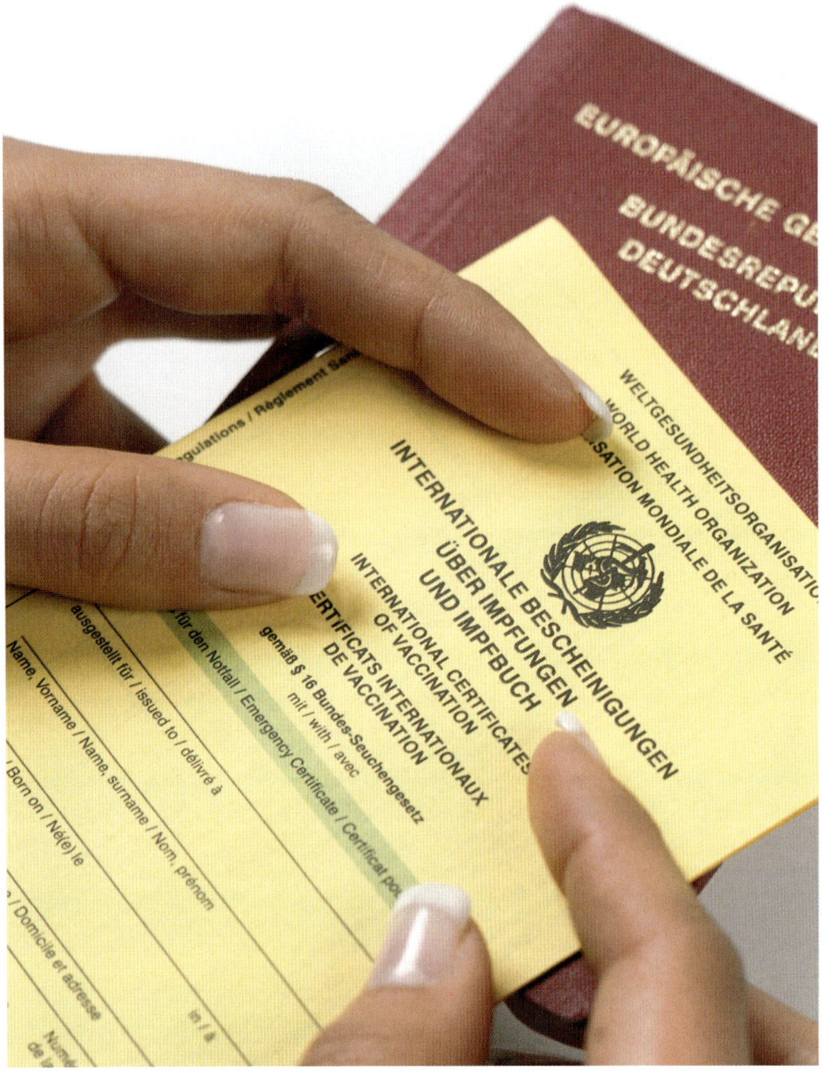

Überprüfung des Immunstatus

Wer bestimmte Infektionskrankheiten einmal durchgemacht hat, kann nicht noch einmal daran erkranken. In einem solchen Fall sprechen die Ärzte von Immunität. Die Überprüfung des Immunstatus erfolgt durch eine Virusantikörperbestimmung, die hauptsächlich gegen Röteln, Varizellen und Hepatitis B-Erreger notwendig werden kann. Ergibt diese Antikörperbestimmung einen Hinweis auf einen nicht ausreichenden Immunschutz, dann muss in diesen Fällen eine Impfung erfolgen.

Empfehlung

Alle Frauen mit Kinderwunsch sollten frühzeitig vor dem Eintreten einer Schwangerschaft den Impfstatus und gegebenenfalls auch den Immunstatus überprüfen lassen. Notwendige Impfungen müssen ergänzt und nachgeholt werden, um während der Schwangerschaft für die werdende Mutter und auch für das ungeborene Kind einen Schutz gegen diese Infektionserkrankungen aufweisen zu können.

Auch der Impfstatus des Partners sollte geprüft werden.

Frauen mit Kinderwunsch sollten frühzeitig den Impfstatus und gegebenenfalls auch den Immunstatus überprüfen lassen

Überprüfung des Impfstatus (Impfbuchkontrolle)	Ggf. Durchführung von Grundimmunisierungen, Auffrischimpfungen (STIKO-Empfehlung) Impfungen gegen Tetanus, Diphtherie, Poliomyelitis, Hepatitis B, Masern, Mumps, Röteln, Varizellen (Windpocken), Pertussis, Influenza
Überprüfung des Immunstatus	Virusantikörpertestung Röteln, Hepatitis B, Varizellen

Impfkalender nach der ständigen Impfkommission (STIKO)

Quelle: http://dgk.de/gesundheit/impfen-infektionskrankheiten/impfschutz-fuer/erwachsene.html, Stand: Juli 2009

Impfung gegen	Grundimmunisierung	Routine-Auffrischung	Kommentar
Diphtherie	3-mal	alle 10 Jahre*	für alle Erwachsenen, insbesondere bei Epidemien
FSME	3- 4-mal (je nach Impfstoff und Impfschema)	alle 3 bis 5 Jahre	für bestimmte Berufsgruppen und alle Personen, die in FSME-Risikogebieten Zecken exponiert sind
Hepatitis A	2-mal bei Hepatis A/B-Kombinationsimpfstoffen: 3-mal	alle 10 Jahre	für bestimmte Berufsgruppen und Reisende in Endemiegebiete
Hepatitis B	3-mal	bei fortbestehender Infektionsgefahr: alle 10 Jahre	für bestimmte Berufsgruppen und Personen (auch Reisende) mit erhöhter Infektionsgefahr
Influenza	1-mal	jährlich	für Personen ab 60 Jahre, bestimmte Berufsgruppen und alle Personen bei Epidemien
Masern	1-mal		für bestimmte Berufsgruppen (nur bei seronegativen** Personen) nach Kontakt zu einem Masernkranken, wenn keine Immunität vorliegt
Meningokokken	1-mal bei Polysaccharid- und MenC-Konjugatimpfstoffen	bei fortbestehender Infektionsgefahr: nach 2 bis 3 Jahren, bei Polysaccharid-Impfstoffen für MenC-Konjugatimpfungen liegen noch keine Angaben vor	für Risikopatienten, bestimmte Berufsgruppen, Reisende in Endemiegebiete, Schüler und Studenten vor Langzeitaufenthalten in Ländern mit empfohlener Impfung nach engem Kontakt zu einem Erkrankten
Mumps	1-mal		für bestimmte Berufsgruppen (nur bei seronegativen** Personen) nach engem Kontakt zu einem Mumpskranken, wenn keine Immunität vorliegt
Pertussis (Keuchhusten)	1-mal	1-malig bei der nächsten Impfung gegen Tetanus oder Diphtherie*	für bestimmte Berufsgruppen, Frauen mit Kinderwunsch und für enge Kontaktpersonen von Säuglingen (Eltern, Babysitter etc.)
Pneumokokken	1-mal	eine Wiederimpfung nach 5 Jahren, bei Immundefekten und bei chronischen Nierenerkrankungen	für Risikopatienten und alle Personen ab 60 Jahre

Im Impfkalender können Sie sehen, wann Auffrischimpfungen notwendig werden

Impfung gegen	Grundimmunisierung	Routine-Auffrischung	Kommentar
Poliomyelitis	2- bis 3-mal (je nach Impfstoff)	alle 10 Jahre (nur für Risikogruppen), aber alle Erwachsenen sollten eine Grundimmunisierung plus eine Auffrischimpfung erhalten haben	best. medizinische Berufsgruppen und vor Reisen nach Asien oder Afrika
Röteln	1-mal	bei Frauen mit Kinderwunsch muss der Impferfolg überprüft und eventuell erneut geimpft werden	für bestimmte Berufsgruppen (nur bei seronegativen** Personen) und **seronegative Frauen mit Kinderwunsch** nach Kontakt zu einem Rötelnkranken, wenn keine Immunität vorliegt***
Tetanus	3-mal	alle 10 Jahre*, bei Verletzung schon früher	für alle Personen
Tollwut	Prophylaxe: 3-mal nach Kontakt: 5- bis 6-mal	bei fortbestehendem Risiko alle 2 bis 5 Jahre	für bestimmte Berufsgruppen und Reisende in Länder mit hoher Tollwutgefährdung; nach Kontakt zu tollwutverdächtigem oder tollwütigem Tier (auch Fledermäuse)
Varizellen (Windpocken)	2-mal		für Risikopatienten, bestimmte Berufsgruppen (nur bei seronegativen** Personen), **für seronegative Frauen mit Kinderwunsch,** Jugendliche von 9 bis 17 Jahren ohne vorherige Windpockenerkrankung oder -impfung

* Alle Erwachsenen sollen die nächste fällige Tetanus-Diphtherie-Impfung einmalig als Tetanus-Diphtherie-Keuchhusten- oder bei entsprechender Indikation als Tetanus-Diphtherie-Keuchhusten-Kinderlähmung-Kombination erhalten

** Seronegativ: keine Antikörper im Blut nachweisbar

*** Zur Zeit der Drucklegung (Juli 2010) berät die STIKO über die Einführung einer weiteren Rötelnimpfung für Erwachsene (ggf. auch als Kombinationsimpfstoff MMR)

Es ist immer besser, sich noch vor einer Schwangerschaft impfen zu lassen

Impfungen in der Schwangerschaft

In der Schwangerschaft spielt das Immunsystem eine besondere Rolle. Antikörper der Mutter, die durch den vorausgegangenen Impfschutz oder bei einer früheren Auseinandersetzung der Mutter mit einem bestimmten Erreger gebildet wurden, gehen über die Plazenta auf das Kind über und schützen es bis sechs Monate nach der Geburt vor einer Infektion. Die Antikörperübertragung beginnt nach der 20. Schwangerschaftswoche und ist kurz vor der Geburt beendet. Bei Impfungen in der Schwangerschaft gilt allgemein der Grundsatz, bei gegebenem Anlass »so wenig wie möglich, jedoch so viel wie nötig« zu impfen. Vor einer Impfung muss man die Risiken für Mutter und Kind durch die natürliche Infektion im Vergleich zum Impfrisiko abwägen. In der Schwangerschaft können bei Bedarf Auffrischimpfungen sowie notwendige Grundimmunisierungen vorgenommen werden. Im ersten Schwangerschaftsdrittel sollten generell keine Impfungen erfolgen.

Impfungen mit Lebendimpfstoffen wie z.B. gegen Masern, Mumps, Röteln oder Windpocken sind in der Schwangerschaft nicht gestattet, um ein mögliches Restrisiko einer Fruchtschädigung durch den Impfstoff auszuschließen.

Wurde eine Frau versehentlich geimpft, braucht eine Schwangerschaft nicht abgebrochen zu werden, denn bisher wurde in keinem dieser Fälle bekannt, dass das Kind geschädigt wurde. Kommt es in der Schwangerschaft zu einer Ansteckung mit einer der genannten Krankheiten, können Immunglobuline den Ausbruch der Erkrankung stoppen oder einen leichteren Krankheitsverlauf erreichen und damit eine Schädigung des Kindes verhindern.

Gegen diese Krankheiten kann man ggf. auch während der Schwangerschaft impfen:

- **Diphtherie**
  Eine durch Bakterien mittels Tröpfcheninfektion übertragbare Krankheit, die mit einer Infektion des Rachenraumes beginnt und mehrere Organe befällt. Die Diphtherie wird mit Hilfe einer Serumtherapie und Antibiotika behandelt.
- **Hepatitis A**
  Diese Virusinfektion ist in tropischen und subtropischen Ländern weit verbreitet und wird durch verseuchte Lebensmittel und Trinkwasser übertragen. Die Befallenen leiden unter Allgemeinbeschwerden, Schmerzen im Oberbauch und Gelbsucht. Eine aktive Impfung ist abzuwägen, wenn die Schwangere in ein Risikogebiet reist.
- **Hepatitis B**
  In manchen Ländern Südostasiens sowie in Zentral- und Südafrika sind über zehn Prozent der Bevölkerung Träger des Virus, das durch den Austausch von Körperflüssigkeiten übertragen wird. Die Symptome sind allgemeiner Art (Übelkeit, Erbrechen, oft gefolgt von Gelbsucht). Eine Hepatitisinfektion in der Schwangerschaft kann zu einer Frühgeburt und zur Infektion des Kindes führen.
- **Influenza (Grippe)**
  Nur wenn eine Influenzaepidemie droht.
- **Poliomyelitis (Kinderlähmung)**
  Wird durch Tröpfchen- und Schmierinfektion übertragen. Symptome sind Fieber, Allgemeinbeschwerden, Lähmungen.
- **Tetanus (Wundstarrkrampf)**
  Die Sporen treten über Schmutz oder Staub in die Haut oder die Schleimhaut ein. Allgemeinbeschwerden, Muskelkrämpfe, Herzstillstand.

Bedenklich sind in der Schwangerschaft Impfungen gegen:

- **Gelbfieber**
- **Tollwut**
- **Typhus**

Gegen diese Krankheiten darf man in der Schwangerschaft nicht impfen:

- **Masern**
- **Mumps**
- **Röteln**
- **Varizellen (Windpocken)**

Kommt es in der Schwangerschaft zu einer Ansteckung mit einer dieser Krankheiten, kann die Ärztin/der Arzt mit Immunglobulinen den Ausbruch stoppen oder einen leichteren Krankheitsverlauf erreichen und somit eine Schädigung des Kindes verhindern.
Dies gilt auch bei einer Hepatitis A- und B-Infektion.

Masern	
Ansteckungsweg	Sehr ansteckende Viruserkrankung, Übertragung durch Tröpfcheninfektion.
Symptome	Schnupfen, Husten, Fieber und Hautausschlag. Meist problemlose Abheilung der Beschwerden.
Mögliche Komplikationen	Recht häufig: Mittelohr-, Lungen- oder Gehirnhautentzündungen. Sehr selten: Schwere Gehirnentzündung (Enzephalitis, kann tödlich verlaufen).
Risiken für die Schwangere und das Neugeborene	Stark erhöhtes Risiko für Lungenentzündung oder Hepatitis. Das Risiko für Fehlgeburten, Frühgeburten und Totgeburten ist erhöht, wenn die Mutter zwischen dem 5. und 7. Schwangerschaftsmonat erkrankt.
Immunisierung	Hinterlässt eine lebenslange Immunität. **Grundimmunisierung:** Nichtgeschützte Erwachsene erhalten eine Impfung, vorzugsweise mit MMR-Kombinationsimpfstoff. **Auffrischimpfung:** Nicht notwendig.

Mumpsinfektionen bei Jungen und Männern können zur Unfruchtbarkeit führen

Mumps	
Ansteckungsweg	Akute Infektionskrankheit, an der am häufigsten Kinder zwischen dem 4. und 15. Lebensjahr erkranken. Erkrankungsrisiko auch bei Jugendlichen und Erwachsenen.
Symptome	Zunächst unspezifische Krankheitszeichen wie Abgeschlagenheit, erhöhte Temperatur, Kopf-, Hals- und Ohrenschmerzen. Danach Anschwellen der Ohrspeicheldrüsen, geschwollene Wangen, Schmerzen beim Kauen.
Mögliche Komplikationen	Erkrankungen des zentralen Nervensystems, Bauchspeicheldrüsenentzündung (Pankreatitis), Hörschäden, bei Männern Hodenentzündung (Orchitis), bei Frauen Entzündung des Eierstocks (Oophoritis) mit der Folge möglicher Sterilität.
Risiken für die Schwangere und das Neugeborene	Innerhalb der ersten drei Schwangerschaftsmonate erhöhtes Fehlgeburtsrisiko.
Immunisierung	Hinterlässt eine lebenslange Immunität. **Grundimmunisierung:** Nichtgeschützte Erwachsene erhalten eine Impfung, vorzugsweise mit MMR-Kombinationsimpfstoff. **Auffrischimpfung:** Nicht notwendig.

Röteln	
Ansteckungsweg	Sehr ansteckende Viruserkrankung, Übertragung durch Tröpfcheninfektion und durch infizierte Gegenstände.
Symptome	Zunächst leichte Heiserkeit. Gesichtsrötung, meist Hautausschlag, der zwei bis drei Tage andauert.
Mögliche Komplikationen	Bei Kindern oder Jugendlichen verläuft die Erkrankung fast immer komplikationslos. Bei Erwachsenen können Gelenkschmerzen auftreten. Besonders gefährlich ist eine Rötelninfektion für schwangere Frauen.
Risiken für die Schwangere und das Neugeborene	Im ersten Schwangerschaftsdrittel besteht ein stark erhöhtes Fehlbildungs- und Fehlgeburtsrisiko. Je früher die Infektion erfolgt, desto größer ist die Gefahr von Fehlbildungen. Eine Infektion bis zur 18. Schwangerschaftswoche führt bei ca. 25 Prozent der Fälle zu einer Fehlgeburt und in ca. 50 Prozent zu schweren Fehlbildungen (Augenschäden, Herzfehler, Taubheit, Muskelschwäche, neurologische Schäden, Wachstums- und Bewegungsstörungen). Viele Neugeborene, die sich im Mutterleib mit Röteln infiziert haben, sterben innerhalb der ersten zwei Monate nach der Geburt, viele überleben aber auch mit den oben beschriebenen Fehlbildungen. Allerdings werden auch Kinder gesund geboren, insbesondere dann, wenn die Infektion nach der 18. Schwangerschaftswoche erfolgte.
Immunisierung	**Grundimmunisierung:** Nichtgeschützte Erwachsene erhalten eine Impfung, vorzugsweise mit MMR-Kombinationsimpfstoff. Bei allen geimpften Frauen muss eine Röteln-Impferfolgskontrolle durch eine Antikörperbestimmung 4-6 Wochen nach der Impfung erfolgen. Bei Frauen mit Kinderwunsch muss zum Zeitpunkt der Impfung eine Schwangerschaft ausgeschlossen sein.

Eine Rötelinfektion in der Schwangerschaft ist sehr gefährlich. Deshalb muss der Impfschutz möglichst vor der Schwangerschaft überprüft werden

Pertussis (Keuchhusten)	
Ansteckungsweg	Bakterielle Infektionskrankheit der Atemwege. Hauptsächlich durch direkten Kontakt mit Kranken.
Symptome	Zunächst unauffälliger Husten wie bei einer gewöhnlichen Erkältung, später typische stakkatoartige Hustenattacken.
Mögliche Komplikationen	Besonders gefährlich kann die Erkrankung im frühen Säuglingsalter werden, da die Säuglinge keinen ausreichenden Immunschutz besitzen und in diesem Alter meist kein typischer Husten auftritt – stattdessen kann es zu Erstickungsanfällen ohne vorherige Krankheitszeichen kommen. Mögliche Komplikationen von Keuchhusten sind Mittelohr-, Lungen- und Gehirnentzündungen. Keuchhusten verläuft bei Jugendlichen und Erwachsenen meist untypisch und wird oft sehr spät oder gar nicht erkannt.

Risiken für die Schwangere und das Neugeborene	Die Hauptgefahr besteht in der Infektion der Neugeborenen und Säuglinge. Deswegen sollen Frauen mit Kinderwunsch ihren Immunstatus in Bezug auf Keuchhusten untersuchen lassen. Neben der Schwangeren oder Mutter sollten auch Personen, die einen engen Kontakt zum Säugling haben, ihren Immunschutz überprüfen (z.B. der Vater, die Großeltern, Betreuer des Kindes) und gegebenenfalls eine Impfung durchführen lassen. Bei schwangeren Frauen kann durch die heftigen Hustenstöße eine Fehlgeburt ausgelöst werden.
Immunisierung	Weder eine Erkrankung noch die Impfung als solche hinterlassen eine lebenslange Immunität, was zur Folge haben kann, dass erkrankte Erwachsene die Säuglinge anstecken, die noch keinen Impfschutz haben. **Auffrischimpfung:** Bei besonderer Gefährdung alle 10 Jahre z.B. als Kombinationsimpfung gegen Diphtherie, Tetanus, Pertussis, Poliomyelitis.

Einen Impfschutz vor Keuchhusten sollten alle haben, die engen Kontakt zum Neugeborenen haben werden, also auch der Vater, die zukünftigen Großeltern sowie Babysitter

Poliomyelitis	
Ansteckungsweg	Gefährliche, durch Viren verursachte Erkrankung. In Deutschland sind Polio-Erkrankungen ausgesprochen selten.
Symptome	Lähmungserscheinungen der Arme und Beine
Mögliche Komplikationen	Schwere, häufig lebenslängliche Lähmungen der Arme und Beine. In einigen Fällen Tod durch Atemlähmung. Viele Patienten bleiben ihr Leben lang behindert.
Risiken für die Schwangere und das Neugeborene	Die Früh-, Fehl- und Totgeburtenrate ist erhöht.
Immunisierung	Nach der Grundimmunisierung im Säuglingsalter erfolgt eine Auffrischung zwischen dem 11. und 18. Lebensjahr. Danach nur noch bei Reisen in Endemiegebiete oder bei medizinischem Personal erforderlich.

Tetanus	
Ansteckungsweg	Schwere Wundinfektion. Der Erreger findet sich weltweit in der Erde und bildet ein Nervengift (Toxin), das hauptsächlich Muskelkrämpfe auslöst.
Symptome	Zuerst Krämpfe der Skelettmuskulatur, gefolgt von Kieferklemme und Krämpfen der Rachenmuskulatur.
Mögliche Komplikationen	Im Endstadium kommt es zu Zwerchfellkrämpfen und Krämpfen der Atmungsmuskulatur, die zum Tode durch Ersticken führen. Trotz intensiver Krankenhausbetreuung sterben heute noch bis zu 60 Prozent der Erkrankten. Ohne Behandlung sterben 90 Prozent der Erkrankten.

Risiken für die Schwangere und das Neugeborene	Hochgradige Gefährdung für Mutter und Kind. Trotz Einsatz intensivmedizinischer Maßnahmen besteht eine hohe Sterblichkeit.
Immunisierung	Die Grundimmunisierung erfolgt im Säuglingsalter. **Auffrischimpfung:** In der Regel alle 10 Jahre, frühestens nach 5 Jahren.

Varizellen (Windpocken)	
Ansteckungsweg	Virusinfektion, verursacht durch das Varizella-Zoster-Virus.
Symptome	Fieber, stark juckender Hautausschlag mit Bläschen am gesamten Körper. Die Krankheit verläuft im Allgemeinen komplikationslos.
Mögliche Komplikationen	Bakterielle Hautinfektionen mit späterer Narbenbildung; Entzündungen des Mittelohrs, der Lungen, der Gelenke oder der Hirnhaut können in seltenen Fällen auftreten.
Risiken für die Schwangere und das Neugeborene	Schwere Komplikationen bei Erstinfektion in der Schwangerschaft. Bei einer Infektion, die innerhalb der ersten vier bis fünf Schwangerschaftsmonate stattgefunden hat, kann es zu Fehl- oder Frühgeburten kommen, einige der Neugeborenen weisen ein zu niedriges Geburtsgewicht auf. Gefährlich sind Windpockeninfektionen, wenn sie um den Geburtstermin herum erfolgen (ca. vier bis fünf Tage vor und zwei Tage nach der Geburt), etwa ein Drittel der Neugeborenen sterben ohne Behandlung. Bei Frühgeborenen kann die Varizellen-Erkrankung in den ersten 6 Lebensmonaten bedrohlich verlaufen.
Immunisierung	Eine überstandene Windpockenerkrankung hinterlässt eine lebenslange Immunität. **Grundimmunisierung für Erwachsene:** Zwei Impfungen im Abstand von mindestens vier Wochen. Die Impfung gegen Windpocken kann einzeln oder bei Erfordernis in Kombination mit den Impfungen gegen Masern, Mumps und Röteln verabreicht werden. **Auffrischimpfung:** Nicht notwendig.

Eine Erstinfektion mit Windpocken in der Schwangerschaft ist sehr gefährlich

Diphtherie	
Ansteckungsweg	Bakterielle Infektionskrankheit, wird durch Speicheltröpfchen, aber auch durch Schmierinfektion übertragen. Nur ca. 50 Prozent der erwachsenen Bevölkerung in Deutschland hat einen ausreichenden Immunschutz. Krankheitserreger, die aus verschiedenen Ländern eingeschleppt werden, können zu einer ernsten Gefahr werden.
Symptome	Halsschmerzen, Fieber bis 39 Grad, Schluckbeschwerden, entzündliche Beläge im Nasen-Rachen-Raum, Gaumensegellähmung und Lymphknotenschwellung.

Mögliche Komplikationen	Bei schweren Krankheitsverläufen kann es zu Herzmuskelschäden und zu Nervenlähmungen kommen. Manchmal auch tödlicher Verlauf.
Risiken für die Schwangere und das Neugeborene	Fehlbildungsrisiko für das ungeborene Kind.
Immunisierung	**Auffrischimpfung:** Alle 10 Jahre z.B. als Kombinationsimpfung gegen Diphtherie und Tetanus oder gegen Diphtherie, Tetanus, Keuchhusten und Poliomyelitis.

Eine Influenza-Impfung sollte in Erwägung gezogen werden, wenn Sie an chronischen Krankheiten leiden

Virusgrippe (Influenza)	
Ansteckungsweg	Infektion durch Viren, Tröpfcheninfektion, hohe Ansteckungsgefahr.
Symptome	Fieber, allgemeines Krankheitsgefühl, Kopf-, Muskel-, Gliederschmerzen, Reizhusten, Lichtempfindlichkeit und Kreislaufschwäche. Bei kleinen Kindern kommt es häufig zu Durchfall und Erbrechen.
Mögliche Komplikationen	Mittelohrentzündung, Erkrankung des zentralen Nervensystems, akutes Herz-Kreislauf-Versagen oder plötzlich einsetzende Lungenentzündung mit Todesfolge.
Risiken für die Schwangere und das Neugeborene	Bei Frauen im letzten Schwangerschaftsdrittel besteht ein erhöhtes Risiko für schwere Komplikationen. Fieber und Pulsbeschleunigung können zu einer erhöhten Frühgeburtsrate beitragen. Die Influenza nimmt bei Säuglingen und Kleinkindern oft einen schweren Verlauf, kann sogar zum Tod führen.
Immunisierung	Jährlich einmalige Impfung mit dem aktuellen für die Saison von der WHO empfohlenen Impfstoff. Von der STIKO wird die Influenza-Impfung für junge Menschen nur bei chronischen Krankheiten empfohlen.

Hepatitis B	
Ansteckung	Kontakt mit infizierten Körperflüssigkeiten (Blut, Sperma, Speichel) und während der Geburt von der Mutter auf das Kind.
Symptome	Unwohlsein, Erbrechen, Leberentzündung mit Gelbsucht.
Risiken für die Schwangere und das Neugeborene	In der Frühschwangerschaft gehäuft Fehl- und Frühgeburten. Die Frühgeburtenrate ist auch bei einer Infektion in der Spätschwangerschaft erhöht.
Immunisierung	Bei erhöhtem Infektionsrisiko (Reisen, medizinische Berufe) **Auffrischungsimpfung:** Alle 10 Jahre. Gegebenenfalls Antikörperblutuntersuchung.

Empfehlung

Nutzen Sie die Chance und schützen Sie sich und später Ihr Baby durch Impfungen vor vielen schweren und teilweise lebensbedrohenden Erkrankungen. Es ist außerordentlich wichtig, einen vollständigen Impfschutz bereits vor Eintritt einer Schwangerschaft zu haben. Alle Frauen, die sich ein Kind wünschen, sollten die Besuche bei der Frauenärztin oder beim Frauenarzt nutzen, um ihren Impfschutz überprüfen und gegebenenfalls auch komplettieren zu lassen. Auch beim Partner sollte der Impfstatus überprüft sein. Impfungen in der Schwangerschaft sollten nur nach gründlicher Abwägung erfolgen. Impfungen mit Lebendimpfstoffen sollten aus Sicherheitsgründen während einer Schwangerschaft unterbleiben. Zu den Lebendimpfstoffen gehören vor allem Impfstoffe gegen Masern, Mumps, Röteln und Windpocken. Totimpfstoffe wie beispielsweise gegen Tetanus, Diphtherie, Poliomyelitis können dagegen bedenkenlos in der Schwangerschaft eingesetzt werden. Die in Deutschland zur Anwendung kommenden Impfstoffe sind sehr wirksam, sicher und gut verträglich. Die Impfungen werden nach der von der Ständigen Impfkommission (STIKO) in jedem Jahr auf Grundlage der epidemiologischen Situation und der verfügbaren Impfstoffe aktuell zusammengestellten und empfohlenen Impfliste durchgeführt.

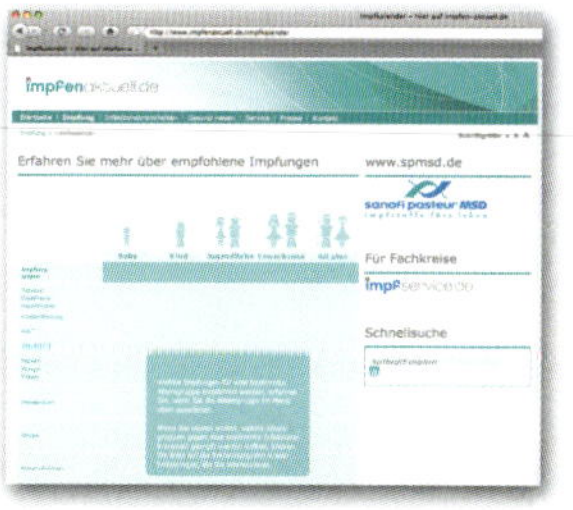

Weitere Informationen zum Impfen finden Sie z.B. unter: www.impfenaktuell.de/impfkalender

6.3 Chronische Krankheiten

Unter chronischen Krankheiten versteht man – im Gegensatz zu akuten Krankheiten – solche Erkrankungen, die dauerhaft bestehen. Einige chronische Krankheiten, beispielsweise solche, die mit Übergewicht in Zusammenhang stehen, lassen sich vermeiden, andere nicht. Wer persönliche Risiken mindert, Warnsignale beachtet und rechtzeitig medizinische Hilfe sucht, kann viele Erkrankungen frühzeitig behandeln lassen und so deren Symptome oft deutlich lindern.

Es gibt verschiedene chronische Krankheiten, die die Fruchtbarkeit von Mann und Frau beeinträchtigen. Einige können die Realisierung eines Kinderwunsches sogar unmöglich machen. Bei anderen Erkrankungen wird die Fruchtbarkeit nicht durch die Krankheit selbst, sondern durch die Medikamente beeinträchtigt, die eingesetzt werden müssen (vgl. Kap. 6.6). Nicht wenige chronische Krankheiten können – gerade wenn sie nicht optimal behandelt werden – zu Komplikationen im Verlauf einer Schwangerschaft führen.

Verbreitung chronischer Krankheiten bei Frauen im gebärfähigen Alter

Glücklicherweise sind chronische Krankheiten bei Frauen im gebärfähigen Alter eher selten. Sie nehmen bei Frauen und Männern erst im

Info

Viele Schwangere glauben, dass in einer Schwangerschaft **Medikamente** überhaupt nicht verwendet werden sollten. Dies ist sicher richtig, wenn Sie gesund sind oder an leichten Krankheiten leiden. Im Falle schwerer chronischer Krankheiten muss allerdings auch in einer Schwangerschaft in der Regel weiter medikamentös therapiert werden.

Bei einem Kinderwunsch ist es deshalb empfehlenswert, die Therapie gegebenenfalls bereits **vor** der Schwangerschaft auf Medikamente umzustellen, die auch in der Schwangerschaft gegeben werden können.

Alter ab 45 bis 50 Jahren deutlich zu. Die häufigste chronische Krankheit bei Frauen zwischen 18 und 45 Jahren ist die Migräne (16 Prozent), gefolgt vom Eisenmangel mit 9 Prozent. Etwa 6 Prozent der Frauen haben eine Unterfunktion der Schilddrüse, weitere 2 Prozent eine Überfunktion.

Die Lektüre dieses Kapitels ist Frauen und Männern zu empfehlen,

- die an einer chronischen Krankheit leiden
- bei denen diese Krankheiten in den Familien gehäuft aufgetreten sind
- die Fertilitätsstörungen vermuten

In diesem Buch können nicht alle Krankheiten hinsichtlich ihrer möglichen Auswirkungen auf die Fruchtbarkeit und auf ihre Wirkung bei einer eingetretenen Schwangerschaft beschrieben werden. Wir haben Ihnen hier relativ ausführliche Informationen über die häufigsten chronischen Krankheiten, an denen Frauen und Männer im gebärfähigen Alter leiden, zusammengestellt.

Wenn Sie eine der genannten oder andere chronische Krankheiten haben und sich ein Kind wünschen, ist es unbedingt ratsam, dass Sie sich von einem Team aus Fachärztinnen/Fachärzten intensiv betreuen lassen. Weiterführende detaillierte Information zu einzelnen Krankheiten erhalten Sie, wenn Sie davon betroffen sind, mit dem Auswertungsschreiben, nachdem Sie den Fragebogen eingesandt haben.

Die häufigsten chronischen Krankheiten bei Frauen im gebärfähigen Alter (in den letzten 12 Monaten vor Eintritt der Schwangerschaft)

Quelle: BabyCare-Daten, 6016 Befragte

Krankheiten	Letzte 12 Monate
Migräne	16,0%
Blutarmut, Eisenmangel	9,3%
Schilddrüsenunterfunktion	6,1%
Gastritis	5,7%
Psychische Erkrankungen	5,3%
Gelenk- und Wirbelsäulenerkrankungen	4,3%
Krampfadern	3,8%
Bluthochdruck	3,5%
Asthma	3,3%
Erhöhtes Cholesterin	3,1%
Bronchitis (chronisch)	2,6%
Schilddrüsenüberfunktion	1,8%
Knochenbrüche, Frakturen	0,9%
Diabetes	0,9%

Migräne

Menschen, die unter Migräne leiden, haben neben starken Kopfschmerzen meist noch weitere Symptome. Dazu gehören Gleichgewichts- und Sprachstörungen, Lähmungen, Appetitlosigkeit, seltener Übelkeit, Erbrechen und Durchfall sowie Licht- und Lärmempfindlichkeit. Migräneattacken können bis zu drei Tage lang dauern. Migräne ist nicht heilbar, kann aber durchaus erfolgreich behandelt werden.

! Info

Therapien bei Migräne

Die medikamentöse Therapie richtet sich nach der Häufigkeit und dem Schweregrad der Krankheit. Bei Menschen, die an leichter Migräne leiden, kann es ausreichen, wenn sie sich in dunkle und ruhige Räume zurückziehen und sich Stirn und Schläfen kühlen.

Durch regelmäßige sportliche Aktivität und Entspannungsübungen lässt sich die Schwere der Migräne-Attacken in einigen Fällen mindern. Außerdem empfiehlt es sich, Situationen zu vermeiden, die häufig Attacken auslösen. Auch eine regelmäßige Magnesiumeinnahme – bei Vorbotensymptomen auch höher dosiert – kann die Migränehäufigkeit reduzieren.

Schwerere Migräne muss medikamentös behandelt werden. Dabei sollten Sie – auch wenn es rezeptfreie Medikamente in der Apotheke gibt – nur die von der Ärztin/vom Arzt verordneten Medikamente einnehmen. Eingesetzt werden im Akutfall meist so genannte Triptane. Zur Vorbeugung werden auch Betarezeptorenblocker und Calciumantagonisten eingesetzt. Auch Mittel gegen Übelkeit und Erbrechen (Antiemetika) kommen zum Einsatz. Migräne als solche hat keine Auswirkungen auf die Fruchtbarkeit. Aber Medikamente wie Betarezeptorenblocker und Calciumantagonisten können Libido- und Potenzstörungen auslösen. Gleiches gilt auch für den Wirkstoff Dihydroergotamin, der in den Medikamenten Ergont und Verladyn enthalten ist und auch für die eingesetzten Antiemetika (z.B. Metoclopramid, Domperidon).

Schwangere sollten als Schmerzmittel lediglich Paracetamol einnehmen. Ab dem zweiten Schwangerschaftsdrittel darf auch Acetylsalicylsäure (z.B. ASS, Aspirin) eingenommen werden. Magnesium darf auch in höherer Dosierung immer verwendet werden. Häufig kommt es während der Schwangerschaft ab dem dritten Monat zu einer Besserung des Krankheitsbildes. Zur Vorbeugung dürfen bis auf Magnesium nur Betarezeptorenblocker wie Metoprolol in der Schwangerschaft angewendet werden. Die Auswertung der BabyCare-Daten zeigt, dass die Babys von Schwangeren, die unter Migräne leiden, häufiger als Frühgeborene zur Welt kommen.

Blutarmut und Eisenmangel

Blutarmut und Eisenmangel mindern die allgemeine Leistungsfähigkeit und stehen auch mit Störungen der Fertilität in Verbindung (vgl. Kap. 5.1). Vor und in der Schwangerschaft sollten die empfohlenen Aufnahmemengen von Eisen durch eine entsprechende Nahrungszufuhr und/oder durch eine zusätzliche Einnahme von Eisenpräparaten bzw. Zuführung von Eisen erreicht werden (vgl. Kap. 5.1).

Erkrankungen der Schilddrüse

Das körpereigene Immunsystem hat die Aufgabe, Antikörper zum Schutz vor Krankheitserregern zu bilden. Manchmal bildet es aber auch Antikörper gegen Bestandteile des eigenen Körpers. Bei Schilddrüsenerkrankungen liegen Schilddrüsenantikörper vor (z.B. TPO-Antikörper), die zu einer Über- oder Unterfunktion der Schilddrüse oder zur Vergrößerung oder Verkleinerung der Schilddrüse führen können. Eine erhöhte Anzahl dieser Antikörper im Blut führt bei Frauen zu Fertilitätsstörungen, gleichzeitig ist die Wahrscheinlichkeit einer Fehlgeburt deutlich erhöht. Nach derzeitigem Wissensstand treten Fertilitätsstörungen bei Schilddrüsenerkrankungen vor allem bei Frauen auf. Bestimmte Erkrankungen der Schilddrüse können aber auch beim Mann die Fertilität beeinträchtigen.

Unter Frauen im gebärfähigen Alter sind die folgenden Krankheiten verbreitet:

Eine sehr gute Internetseite zu Schilddrüsenerkrankungen ist www.schilddruese.de

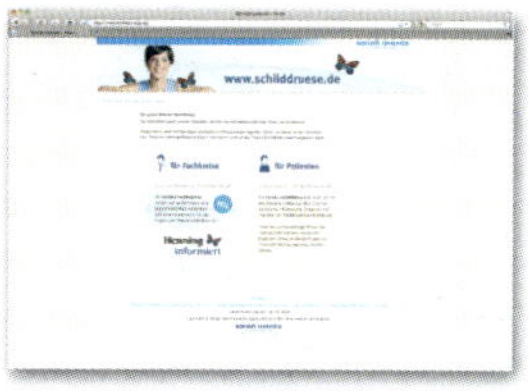

Schilddrüsenunterfunktion (Hypothyreose)

In diesem Fall produziert die Schilddrüse zu wenig Hormone (Thyroxin, T4 und Trijodthyronin, T3). Mitunter kann eine Schilddrüsenunterfunktion dadurch bedingt sein, dass zu wenig Jod mit der Nahrung zugeführt wird. Die Schilddrüsenunterfunktion zeigt sich durch unterschiedliche Symptome wie z.B. Leistungsschwäche, Appetitlosigkeit, ungeklärte Gewichtszunahme, Abgeschlagenheit, Haut- und Haarprobleme, Erkrankungen des Herz-Kreislauf-Systems sowie Zyklusstörungen. Eine einfache Hormonbestimmung auf der Grundlage einer Blutentnahme kann auch leichte Formen einer Unterfunktion feststellen.

Zeichen für eine Unterfunktion können auch das Karpaltunnelsyndrom (eingeschlafene Hände), morgendliche Lid- und Fingerödeme (geschwollene Augen und Finger mit drückendem Fingerring) und unregelmäßiger Stuhlgang oder Verstopfung sein.

Glücklicherweise kann eine Unterfunktion absolut sicher mit einem individuell abgestimmten Schilddrüsenhormon, das in Tablettenform eingenommen wird, behandelt werden. Bei richtiger Dosierung treten keine Nebenwirkungen auf. Bei Frauen mit ausgeprägter Schilddrüsenunterfunktion liegen häufig Zyklusstörungen vor, die sich nach der Behandlung normalisieren. Es können auch Libidostörungen auftreten. Tritt bei einer Frau, die bereits wegen einer Unterfunktion behandelt wird, eine Schwangerschaft ein, so kann eine deutliche Dosissteigerung um etwa ein Drittel erforderlich sein. Werden zusätzlich eisenhaltige Präparate eingenommen, sollte man wegen der Wechselwirkung von Eisen und Thyroxin auf einen zeitlichen Abstand der Einnahme achten. Am besten ist es, ein Mittel morgens, das andere abends einzunehmen. Beim Mann führt eine Schilddrüsenunterfunktion nicht zu Einschränkungen der Fertilität.

Eine Schilddrüsenunterfunktion bei der Frau kann zu Fertilitätsstörungen führen

Schilddrüsenüberfunktion (Hyperthyreose)

Eine überaktive Schilddrüse kann zu Symptomen wie Schwitzen, Pulsveränderungen, Schlafproblemen, Nervosität, Abgeschlagenheit und Müdigkeit führen. Die Wahrscheinlichkeit, dass bei Frauen mit einem solchen Krankheitsbild eine Schwangerschaft eintritt, ist um ein Drittel verringert. Allerdings verbessert sich der Gesundheitszustand der Frauen mit einer Schilddrüsenüberfunktion häufig nach erfolgter Empfängnis. Bei Frauen können auch Libidostörungen auftreten.

Bei etwa einer von 1.000 Frauen kommt es während der Schwangerschaft zu einer Schilddrüsenüberfunktion, die mit einem Thyreostatikum (Substanz, die die Hormonproduktion der Schilddrüse hemmt) behandelt werden muss. Eine unbehandelte Schilddrüsenüberfunktion kann in der Schwangerschaft zu Fehlgeburten, einer Präeklampsie (der so genannten Schwangerschaftsvergiftung) und anderen Komplikationen führen.

Empfehlung

Vor einer geplanten Schwangerschaft sollte die Schilddrüse möglichst lange stabil sein. Eine medikamentöse Therapie oder eine Schilddrüsenoperation sollten also frühzeitig erfolgen. Als Medikamente kommen Thyreostatika in der geringstmöglichen Dosis infrage, die die Produktion von Schilddrüsenhormonen drosseln (Carbimazol, Propylthiouracil und Thiamazol (= Methimazol)).

Magenschleimhautentzündung (Gastritis)

Man unterscheidet zwischen akuten und chronischen Formen der Magenschleimhautentzündung. Die akuten Formen können durch Medikamente oder Lebensmittelvergiftungen hervorgerufen werden. Chronische Entzündungen sind häufig auf Rauchen, Alkoholkonsum und Stress zurückzuführen. Man unterscheidet im Wesentlichen drei Arten:

- die recht seltene Autoimmungastritis (A-Gastritis), die die Aufnahme von Vitamin B 12 und Eisen beeinträchtigt
- die bakterielle Gastritis (B-Gastritis), verursacht durch das Bakterium Helicobacter pylori

Info

Fertilitätsstörungen durch Zöliakie/Sprue

Das amerikanische National Health Institute geht inzwischen von gesicherten Hinweisen dafür aus, dass Zöliakie die weibliche und männliche Fertilität beeinträchtigen und somit auch eine Ursache ausbleibender Schwangerschaften sein kann.

Eine bestehende, aber bisher nicht erkannte Zöliakie kann sich durch eine Vielfalt unterschiedlichster Allgemeinsymptome bemerkbar machen, was die Diagnose umso schwieriger macht. Folgende Symptome treten gehäuft auf:

- Magenkrämpfe
- Bauchschmerzen
- Durchfall (abwechselnd mit Verstopfung)
- Häufiges Erbrechen
- Hauterkrankungen
- Müdigkeit
- Depressionen
- Gelenkschmerzen
- Deutliche Gewichtsabnahme

Wenn Sie eine oder mehrere dieser Beschwerden häufiger haben und dafür keine Erklärung finden, sollten Sie – wenn Sie Fertilitätsprobleme vermuten – eine Zöliakiediagnostik in Erwägung ziehen.

- die chemische Gastritis, die häufig durch Medikamente (z.B. Diclophenac, Acetylsalizylsäure) oder Giftstoffe verursacht wird, aber auch durch die oben genannten Gründe bedingt sein kann

Die Gastritis äußert sich in Unwohlsein, Bauchschmerzen, Krämpfen, auch in Übelkeit und Erbrechen. Sie kann aber auch wie im Fall der Autoimmun-Gastritis symptomfrei verlaufen.

Akute Magenschleimhautentzündungen werden mit Antazida (säurehemmenden Mitteln zur Neutralisation der Magensäure) behandelt. Wenn diese nicht ausreichend wirken, kann ein H2-Blocker (zum Beispiel Ranitidin oder Cimetidin), der die Produktion der Magensäure blockiert, verordnet werden. Cimetidin kann – wie andere »Magenmittel« auch – die Spermienbildung und die Fruchtbarkeit beeinträchtigen (vgl. Kap. 6.6).

Bei der A-Gastritis wird Vitamin B12 verordnet. Die B-Gastritis kann mit einer Dreifachtherapie aus Omeprazol, Clarithromycin, Metronidazol oder Amoxicillin behandelt werden.

Psychische Erkrankungen und Beschwerden
Bei psychischen Erkrankungen handelt es sich um Krankheitsbilder, die ein krankhaft gestörtes Umgangsverhalten von Menschen mit sich und/oder ihrer Umgebung beinhalten.

Häufigkeit und Art psychischer Erkrankungen in der 18- bis 65-jährigen Bevölkerung in Deutschland im Zeitraum von 12 Monaten

Quelle: F. Jacobi, M. Klose, H. U. Wittchen, 2004

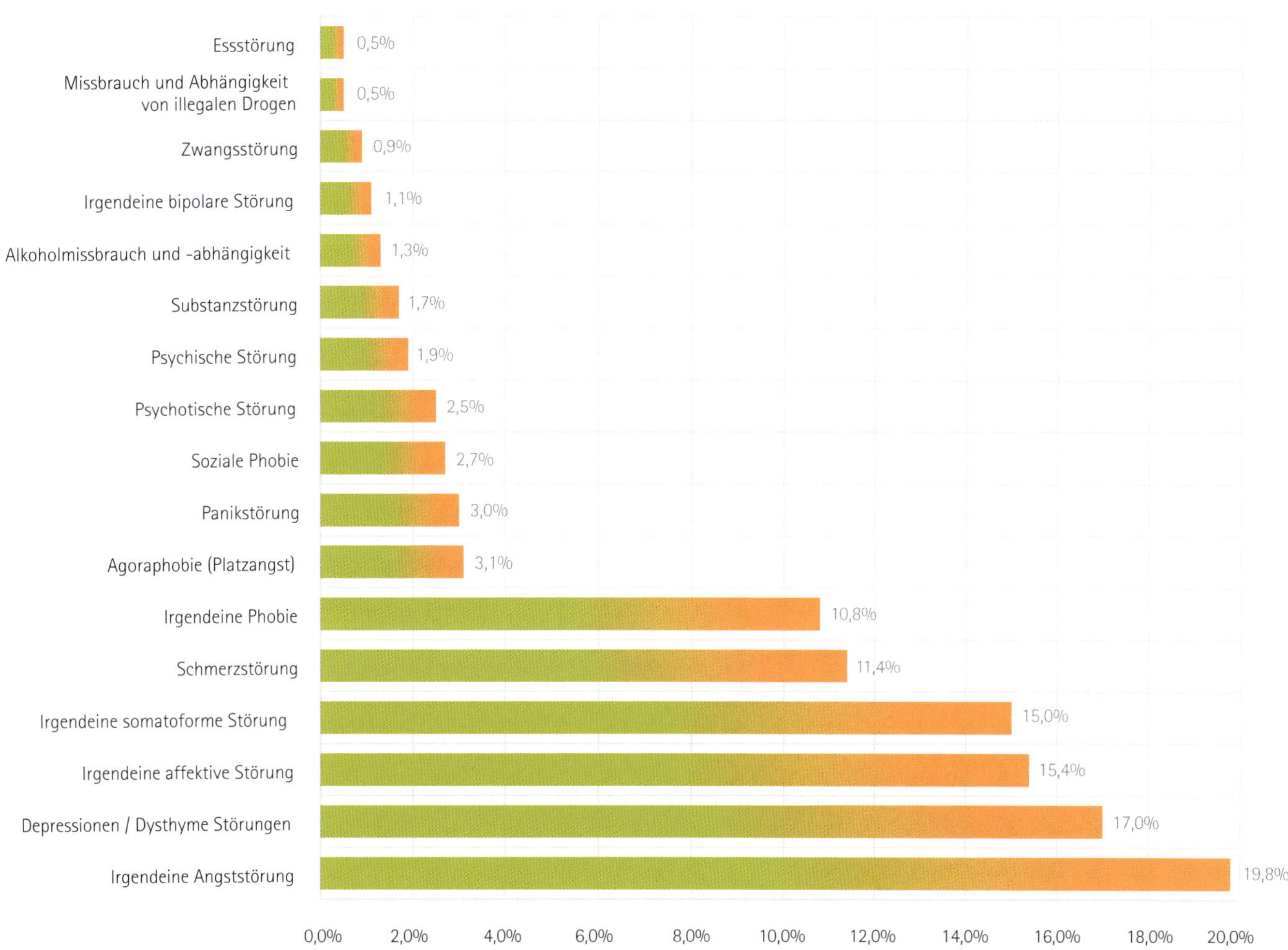

Eine interessante Broschüre zum Thema Rheuma finden Sie im Internet: www.rheuma-liga.de/uploads/105/leben_und_lieben1.pdf

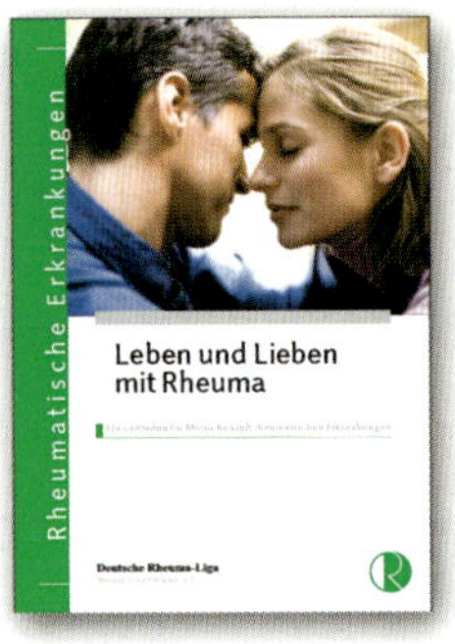

Psychische Krankheiten sind weit verbreitet und nehmen weiter zu. Eine in 26 europäischen Ländern durchgeführte Studie ergab, dass im Lauf eines Jahres 27 Prozent der Bevölkerung eine psychische Krankheit erleiden. Fast jeder Zweite ist im Laufe des Lebens mindestens einmal davon betroffen. In Deutschland leiden in der Altersgruppe der 18- bis 65-Jährigen im Laufe eines Jahres 37 Prozent an einer psychischen Störung. Am häufigsten sind mit 20 Prozent Angststörungen und Depressionen (17 Prozent). Oft gehen psychische Erkrankungen mit erheblichem Leid auf Seiten der Betroffenen einher.

Viele der Krankheiten und Beschwerden werden mit Psychopharmaka behandelt und bei nicht wenigen Erkrankungen kann – gerade bei schweren Verlaufsformen – eine medikamentöse Behandlung vor und gegebenenfalls auch in einer Schwangerschaft zwingend erforderlich sein. Einige Psychopharmaka (z.B. Paroxetin, Citalopram, Venlafaxin) können die sexuelle Erlebnisfähigkeit der Frau beeinträchtigen und beim Mann zu Ejakulationsstörungen führen.

Medikamente gegen psychische Erkrankungen können die Fertilität beeinträchtigen

Psychische Erkrankungen verlaufen in der Schwangerschaft oft weniger ausgeprägt. Bei einigen Erkrankungen wie Depressionen kann sich das Krankheitsbild nach der Entbindung aber deutlich verschlechtern.

Viele Betroffene überlegen, ob sie wegen möglicher gesundheitlicher Gefährdungen des Kindes lieber die Medikamente absetzen. Dieser Schritt ist sehr sorgfältig abzuwägen und sollte nur nach Absprache mit der Fachärztin/dem Facharzt erfolgen.

Wenn Sie von einer psychischen Krankheit betroffen sind, so erhalten Sie fundierte Informationen auf den Internetseiten, die von Anke Rohde und Christof Schaefer ins Netz gestellt worden sind:
www.embryotox.de/frauen_psyche.html.

Dort können Sie sich über mögliche Nebenwirkungen der gebräuchlichsten »Psychopharmaka« auf die Fruchtbarkeit informieren.

Gelenk-, Muskel- und Wirbelsäulenerkrankungen

Paare, die eine Schwangerschaft planen und bei denen ein Partner oder gar beide an einer schweren Erkrankung der Gelenke, der Muskeln oder der Wirbelsäule leiden, sollten den Kinderwunsch mit den behandelnden Ärzten besprechen. Von einer Schwangerschaft wird fast nie abgeraten. Besprochen werden muss allerdings:

- wie sich das Krankheitsbild in und nach der Schwangerschaft wahrscheinlich verändert
- ob und wie die Erkrankung in den verschiedenen Phasen der Schwangerschaft medikamentös behandelt werden soll oder muss
- ob die Therapie bereits vor der Schwangerschaft auf Medikamente umgestellt werden kann, die auch in der späteren Schwangerschaft verwendet werden können
- ob vor der Schwangerschaft bei der Frau oder dem Mann Medikamente eingesetzt werden, die die Fruchtbarkeit oder Zeugungsfähigkeit beeinträchtigen
- ob Medikamente eingesetzt werden, die zu gesundheitlichen Schädigungen des Kindes führen können
- ob bei den Medikamenten Karenzzeiten (Wartezeiten) zu beachten sind, vor deren Ablauf verhütet werden muss
- welche Schritte bei einer ungeplant eingetretenen Schwangerschaft unter Medikation unternommen werden sollten
- wie bei sehr schweren Krankheitsbildern (z.B. Lupus erythematodes) die wünschenswerte Behandlung sichergestellt werden kann

Vor und auch in der Schwangerschaft kann Paracetamol gegen Muskel- und Gelenkerkrankungen ohne Risiko für die Fertilität bzw. die Gesundheit des Kindes eingesetzt werden. Prednisolon kann wie andere Kortisonpräparate vor der Schwangerschaft zu Fertilitätsstörungen führen.

Bei der Frau können nichtsteroidale Antiphlogistika (NSAR wie Ibuprofen und Diclofenac) und Cyclophosphamid die Fertilität beeinträchtigen. Beim Mann kann Infertilität bei der Behandlung mit Salazopyrin (Sulfasalazin) und Cyclophosphamid auftreten. Bei der Frau und beim Mann können bestimmte zur Behandlung der Krankheiten eingesetzte Medikamente zu Fertilitätsstörungen führen, so z.B. Methotrexat (Lantarel) , Cyclophosphamid (Endoxan) Chlorambucil und weitere Zytostatika. Diclofenac und Ibuprofen sind in den ersten sechs Monaten der Schwangerschaft erlaubt. Sie sollten jedoch in den letzten drei Schwangerschaftsmonaten nicht angewendet werden, da sie die Wehentätigkeit hemmen können und Nieren- und Kreislauffunktionsstörungen zu befürchten sind.

Bestimmte Medikamente, vor allem solche zur Rheumabehandlung, können mit Fehlbildungsrisiken für das Kind verbunden sein, so dass während der Einnahme und auch in einer Karenzzeit der Eintritt einer Schwangerschaft sicher verhütet werden muss.

Dies gilt im Besonderen für Leflunomid (Arava). Bei diesem Medikament muss in Abhängigkeit von dessen Konzentration im Blut eine Karenzzeit eingehalten werden, so dass bei akutem Kinderwunsch gegebenenfalls ein so genanntes Auswaschverfahren zur »Entgiftung« des Körpers angewandt werden sollte.

Das gegen rheumatische Erkrankungen eingesetzte Mittel Methotrexat sollte weder von der Frau noch vom Mann bei Kinderwunsch verwendet werden. Die Karenzzeit beträgt drei, manche sagen besser sechs Monate nach letzter Verwendung. Beim Absetzen einer Methrotrexattherapie ist die zusätzliche Einnahme von Folsäure angezeigt, da dieser Wirkstoff die Folsäuredepots beeinträchtigt hat.

Zum Verlauf der Krankheit während der Schwangerschaft kann gesagt werden: Mit wenigen Ausnahmen (z.B. Lupus erythematodes) kann davon ausgegangen werden, dass sich rheumatische Erkrankungen während der Schwangerschaft verbessern – um nach der Schwangerschaft leider häufig verstärkt aufzutreten.

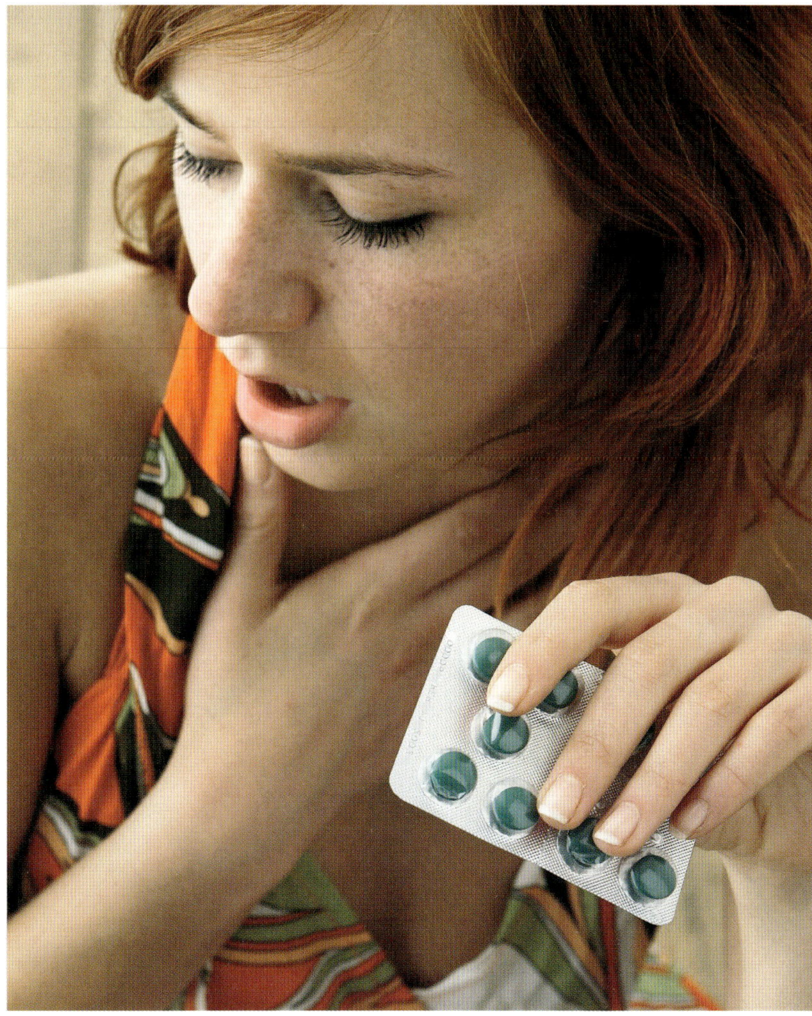

Problematische Arzneimittel bei der Rheumatherapie vor der Konzeption

Quelle: W. Kirschner, C. Schaefer, 2007

Wirkstoff	Präparate	Mögliche Nebenwirkung
Tramadol	Tramal	Fertilitätsstörung
Codein	Codipront	Fertilitätsstörung
Morphine		Fertilitätsstörung
Kortisonpräparate	Prednisolon	Fertilitätsstörung
Sulfasalazin	Azulfidine	Fertilitätsstörung
D-Penicillinamin	Metalcaptase	Fertilitätsstörung, Fehlbildungen*
Azathioprin	Imurek	Fertilitätsstörung
Cyclophosphamid	Endoxan	Fertilitätsstörung, Fehlbildungen*
Leflunomid	Arava	Fertilitätsstörung, Fehlbildungen*
Methotrexat	Lantarel	Fertilitätsstörung, Fehlbildungen*

*Bei Weiterbehandlung in der Frühschwangerschaft

Krampfadern (Varizen)
Es handelt sich bei Krampfadern um erweiterte oder verlängerte Venen. Häufig führt chronischer Bewegungsmangel zu einem Blutstau, der zu einer Ausbuchtung der Venen in Form von Krampfadern führt. Symptome sind Müdigkeits- und Spannungsgefühle in den Beinen und Wasseransammlungen, so genannte Ödeme. Krampfadern entstehen durch schwache Venenklappen und sind oft genetisch bedingt.

Vorbeugend ist jede Form von Bewegung und Hochlagern der Beine im Sitzen zu empfehlen. Übermäßige Wärme (Sonne, heißes Baden) sollte vermieden werden. Folgende Maßnahmen können je nach Schwere des Krankheitsbildes Beschwerden lindern:

- Kompressionsstrümpfe nach Maß, Stärke II, beinlang
- Diuretika (wasserausschwemmende Arzneimittel)
- Venenstärkende Mittel wie Dihydroergotamin (Ergont, Verladyn), das die Venen verengt und den Blutkreislauf mobilisiert
- Verödungstherapie
- Entfernung der Venen durch Stripping oder die endovenöse Lasertherapie

Diuretika und Dihydroergotamin können zu Fertilitätsstörungen führen und sollten auch während der Schwangerschaft zur Behandlung von Krampfadern nicht eingenommen werden.

Bluthochdruck
Von erhöhtem Blutdruck spricht man, wenn die Werte über 140/90 mmHg liegen. Ein dauerhaft erhöhter Bluthochdruck muss in der Regel medikamentös behandelt werden, denn er ist ein zentraler Risikofaktor für das Auftreten von Herz-Kreislauf-Erkrankungen.

Bestimmte Antihypertonika, die gegen hohen Blutdruck eingesetzt werden, können zu Fertilitätsstörungen führen, bei einigen kann es außerdem bei der Einnahme in der Schwangerschaft zu Fehlbildungen des Kindes kommen. Dies gilt nach neueren Studien vor allem bei der Einnahme von ACE-Hemmern in der Frühschwangerschaft. Bei Kinderwunsch und Hypertonie empfiehlt sich ein Gespräch mit den behandelnden Ärzten, sowohl der Fachärztin/dem Facharzt als auch der Frauenärztin/dem Frauenarzt.

Viele Antihypertonika führen auch zu Potenzstörungen. Bei Behandlung mit ACE-Hemmern oder Angiotensin-Antagonisten sollte vor einer möglichen Schwangerschaft auf andere Mittel umgestellt werden. Das Mittel der ersten Wahl ist Methyldopa. Bewährt haben sich außerdem Beta-Rezeptorenblocker (Metoprolol) und Dihydralazin. Nifedipin sollte im ersten Drittel der Schwangerschaft nicht angewendet werden.

Für weitere Informationen zu erhöhtem Blutdruck empfehlen wir Ihnen die entsprechende Patientenleitlinie der Universität Witten/Herdecke unter: www.patientenleitlinien.de/Bluthochdruck/bluthochdruck.html

Erhöhter Cholesterinspiegel
Ein erhöhter Cholesterinspiegel im Blut liegt bei einem Wert von mehr als 200 mg/100 ml vor. Es handelt sich ebenfalls um einen Risikofaktor für Herz-Kreislauf-Erkrankungen. Dabei muss zwischen zwei verschiedenen Lipoproteinen unterschieden werden, dem sog. HDL- (High Density Lipoprotein) und dem LDL- (Low Density Lipoprotein) Cholesterin.

Folgende therapeutische Maßnahmen kommen in Betracht:

- Falls erforderlich: Gewichtsreduktion und sportliche Aktivität als wichtige Maßnahme
- Ernährungsumstellung (weniger tierische und mehr pflanzliche Fette). Leider ist die Wirksamkeit dieser Maßnahme umstritten
- Mittel zur Senkung der Blutfettwerte (Lipidsenker) auf pflanzlicher Basis wie Knoblauch, Kurkumawurzelstock und Artischocke (auch umstritten)
- Bei zu hohen Werten kommen in der Regel Medikamente zum Einsatz

Einige dieser Mittel zur Senkung der Blutfettwerte – z.B. Fibrate und CSE-Hemmer – haben

Infos zu erhöhtem Blutdruck finden Sie auf der Website der Universität Witten/Herdecke: www.patientenleitlinien.de

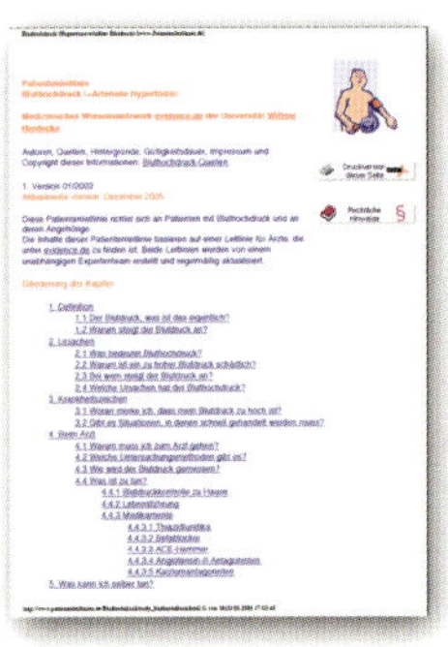

Erhöhte Cholesterinwerte

in mg/dl*	Cholesterin ges.	LDL	HDL
Frauen			
Normal	< 200	< 160	> 65
Erhöht	> 200	> 180	< 45
Männer			
Normal	< 200	< 160	> 55
Erhöht	> 200	> 180	< 35

Oft werden die Werte auch in mmol/l angegeben, wobei mg/dl 0,02586=mmol/l ergibt.

negative Auswirkungen auf die Libido und die Fertilität. Dazu zählen unter anderem Bezafibrat, Fenofibrat, Etofyllinclofibrat, Simvastatin, Pravastatin, Lovastatin, Atorvastatin.

Bei Kinderwunsch sollte die Therapie mit einem CSE-Hemmer bzw. Fibrat abgesetzt und vorübergehend durch eine Therapie mit z.B. Colestyramin ersetzt werden. Generell empfiehlt sich bei einer medikamentösen Behandlung des erhöhten Cholesterinspiegels und Kinderwunsch ein Gespräch mit der behandelnden Ärztin oder dem behandelnden Arzt.

Atopische Erkrankungen (Asthma, Heuschnupfen, Neurodermitis)

Allergische Erkrankungen nehmen in den Industrieländern weltweit zu. Als Ursache wird unter anderem die zunehmende Belastung mit Chemikalien und Schadstoffen diskutiert. Allerdings gibt es vermutlich auch eine erbliche Komponente, da die Krankheiten in vielen Familien gehäuft auftreten (vgl. Kap. 6.4).

Bei allergischen Erkrankungen reagiert unser Immunsystem mit der Bildung von Antikörpern gegen bestimmte Stoffe. Der Körper bzw. einzelne Organe sind nun gegen diese »überempfindlich«, wenn ein erneuter Kontakt stattfindet. Allergien können sich in einer Vielzahl von Krankheitsbildern äußern, unter anderem:

- Asthma
- Hauterkrankungen, Ekzeme, Neurodermitis, Nesselausschlag (Urticaria)
- Saisonaler Heuschnupfen
- Bindehautentzündung
- Ganzjähriger Schnupfen, verstopfte Nase
- Magen- und Darmbeschwerden

Häufig treten die genannten Krankheiten gleichzeitig auf. Nicht selten entwickelt sich aus Schnupfen oder Heuschnupfen Jahre später Asthma.

Heuschnupfen

Beim allergischen Schnupfen, auch Heuschnupfen genannt, muss zunächst geklärt werden, welche Allergene die Beschwerden hervorrufen. Therapiert wird in der Regel mit so genannten Antihistaminika, bei verstopfter Nase kommen vor allem kortisonhaltige Präparate in Form von Nasensprays zum Einsatz. Wichtig ist es, den Kontakt mit den allergieauslösenden Stoffen zu vermeiden. Allerdings ist das bei einigen Stoffen kaum möglich.

Medikamente gegen atopische Erkrankungen beeinflussen die Fertilität nur ganz selten

In Frage kommt auch eine so genannte Hyposensibilisierung, die sich über mehrere Jahre erstreckt. Dabei werden dem Patienten anfangs in geringen und im Verlauf der Behandlung in stärkeren Dosierungen die Allergene, die ihn beeinträchtigen, verabreicht.

Asthma

Asthma ist eine chronisch entzündliche Erkrankung, die anfallsartig zu einer Verengung der Atemwege und zu Atemnot führt. Ein Asthmaanfall ist meist gekennzeichnet durch: Atemnot, Kurzatmigkeit, Giemen, Reizhusten, Brustkorbverspannungen, Husten mit Schleimabsonderung. Die Anfälle haben unterschiedliche Dauer und Schweregrade. In schlimmen Fällen kann ein Anfall lebensbedrohend sein.

Die Ursachen des Asthmaanfalls liegen in einer Überempfindlichkeit des Bronchialsystems gegen bestimmte Stoffe. Bei der großen Mehrzahl der Asthmatiker handelt es sich um allergische Reaktionen gegen Pollen, Milben, Tierhaare. Neben dem allergischen Asthma gibt es aber auch ein nichtallergisches Asthma. Um welche Art Asthma es sich handelt, wird durch Hauttests und eine Blutuntersuchung sowie durch Provokationstests (z.B. bei einer Pollenallergie) festgestellt.

Frauen, die an Asthma leiden, sollten ihren Kinderwunsch mit der Frauenärztin/dem Frauenarzt besprechen

Bei Asthma kommen ganz unterschiedliche Medikamente zur Anwendung, wobei man Medikamente gegen einen akuten Anfall sowie Basis- und Langzeitmedikamente unterscheidet.

Basismedikamente sind so genannte Betasympathomimetika, Langzeitmedikamente sind Kortison, Antileukotriene, Theophyllin und Cromone. In schweren Fällen wird eine neuartige Therapie angewandt, bei der bestimmte Antikörper regelmäßig gespritzt werden müssen. Auch bei Asthma ist eine Hyposensibilisierung prinzipiell möglich.

Neurodermitis

Bei Neurodermitis werden neben einer konsequenten Hautpflege vor allem kortisonhaltige Präparate verschrieben, die aber nicht langfristig angewendet werden sollten.

Allergien und Kinderwunsch

Die Wahrscheinlichkeit einer allergischen Erkrankung des Kindes steigt mit der Zahl der Betroffenen in der Familie von knapp 2 Prozent, wenn Paare keine Allergie haben, auf 10 Prozent, wenn beide davon betroffen sind.

In der Schwangerschaft kann sich das Krankheitsbild hormonell bedingt verändern: Bei Asthma wird sowohl von Verbesserungen (bei einem Drittel der Patientinnen), vom Gleichbleiben, aber auch von Verschlechterungen des Krankheitsbildes berichtet. Frauen mit Asthma haben ein erhöhtes Risiko für eine Frühgeburt sowie für eine Präeklampsie (im Volksmund auch Schwangerschaftsvergiftung genannt), wenn die Krankheit nicht gut »eingestellt« ist.

Fast alle Medikamente, die gegen allergische Erkrankungen (inklusive Asthma) eingesetzt werden, dürfen auch in der Schwangerschaft verwendet werden.

Wahrscheinlichkeit des Auftretens einer atopischen (allergischen) Erkrankung des Kindes beim Vorliegen oder Nichtvorliegen der Erkrankungen bei den Eltern

Quelle: Multizentrische Allergiestudie (MAS-Studie), 2005

Familienkonstellation der atopischen Erkrankungen	Anteil	Atopische Erkrankungen des Kindes in den ersten 2 Lebensjahren
Kein Elternteil betroffen	64%	1,6%
Ein Elternteil betroffen	31%	6,4%
Beide Elternteile betroffen	5%	9,6%

Empfehlung

Frauen mit allergischen Erkrankungen, und vor allem Frauen mit Asthma, die eine Schwangerschaft planen, wird empfohlen, sich bereits vor Eintritt der Schwangerschaft mit ihrer Ärztin oder ihrem Arzt (aus den Bereichen Gynäkologie und/oder Pulmologie) über die Notwendigkeiten und Möglichkeiten der Therapie bei einer eingetretenen Schwangerschaft zu besprechen. Bei Asthma und gleichzeitig bestehendem Übergewicht sollte vor dem Eintritt der Schwangerschaft eine Gewichtsreduktion versucht werden (vgl. Kapitel 5.3). Fertilitätsstörungen durch Medikamente gegen Allergien und Asthma werden – mit Ausnahme der Glukokortikoide – nur in seltenen Fällen berichtet.

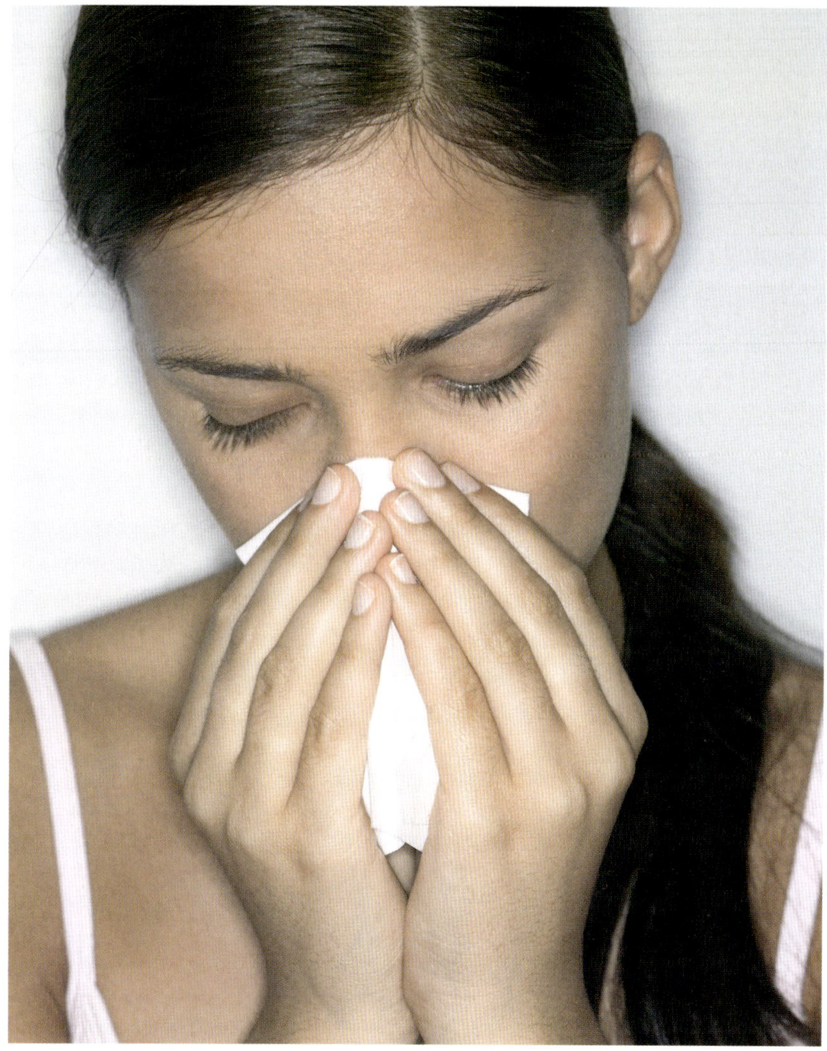

Chronische Bronchitis

Häufig wird eine chronische Bronchitis durch Infekte der Atemwege ausgelöst, vor allem aber auch durch Rauchen oder andere Schadstoffe. Typisch ist das morgendliche Abhusten von Bronchialschleim. Durch anhaltende Entzündungen kommt es zu einer Schwellung und Verengung der Atemwege. Im weiteren Verlauf der Krankheit werden auch Lunge und Herz angegriffen.

Wer an chronischer Bronchitis leidet, sollte als erstes aufhören zu rauchen. Ist die chronische Bronchitis nicht obstruktiv – also nicht mit dem Abhusten von Bronchialschleim verbunden – so ist eine medikamentöse Therapie häufig nicht erforderlich. Grippale Infekte müssen aber gegebenenfalls antibiotisch behandelt werden. Auch werden häufig schleimlösende Medikamente verschrieben. Bei schwerer Bronchitis werden Beta-2-Sympathomimetika, Anticholinergika, Theophyllin oder Kortison verordnet. Eine Einnahme von Kortison über einen längeren Zeitraum ist immer abzuwägen. Gelegentlich werden auch Antibiotika eingesetzt, wenn etwa gleichzeitig eine bakterielle Infektion vorliegt. In sehr schweren Fällen wird auch eine Sauerstoff-Langzeittherapie durchgeführt.

Von einer obstruktiv chronischen Bronchitis sind Männer dreimal häufiger betroffen als Frauen, so dass diese in der Schwangerschaft recht selten ist.

Fertilitätsstörungen durch Medikamente bei chronischer Bronchitis werden nur in seltenen Fällen berichtet. Eine Ausnahme bildet hier die Medikamentengruppe der Glukokortikoide.

Diabetes mellitus

Diabetes mellitus wird auch Zuckerkrankheit genannt und ist die Bezeichnung für eine Gruppe von Stoffwechselkrankheiten, bei denen durch den Urin Zucker ausgeschieden wird. Die Folge der Diabetes mellitus-Erkrankungen sind erhöhte Blutzuckerwerte (Hyperglykämie), die unbehandelt zu schweren

Heuschnupfen und andere allergischer Erkrankungen können von den Eltern auf das Kind vererbt werden

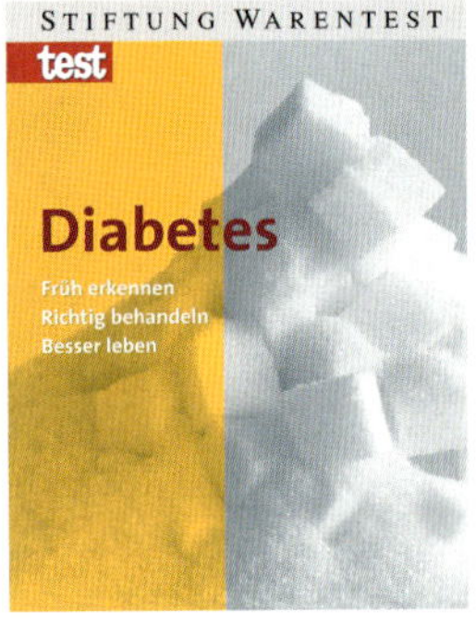

Gute Informationen zum Thema Diabetes hält die »Stiftung Warentest« bereit

Erkrankungen der Augen, der Nieren, des Herzens und der Arterien und der Beine führen können. Die häufigsten Diabetesformen sind:

Diabetes mellitus Typ I, hier liegt eine Störung bzw. Zerstörung der insulinproduzierenden Zellen vor. Ohne Insulin kann der Blutzucker nicht verwertet werden, als Folge erhöht sich der Blutzuckerspiegel. Man nimmt an, dass es durch das Zusammenwirken genetischer Faktoren mit Infektionen zu dieser Störung des Immunsystems kommt. Der Typ I Diabetes mellitus wird »vererbt«. Bei einem betroffenen Elternteil liegt die Wahrscheinlichkeit, dass ein Kind ebenfalls erkrankt, bei ca. 5 Prozent, sind beide Eltern betroffen, dann beträgt die Wahrscheinlichkeit ca. 20 Prozent. Der Diabetes mellitus Typ I wird mit Insulin-Injektionen behandelt. Der Insulinbedarf muss dabei jeweils individuell bestimmt und den Lebensgewohnheiten angepasst werden.

Beim **Diabetes mellitus Typ II** kommt es zu Störungen der Insulinproduktion bzw. zur gestörten Insulinwirksamkeit (gestörte Insulinsekretion oder Insulinresistenz). Der Typ II Diabetes mellitus ist genetisch bedingt, wobei aber auch zahlreiche Risikofaktoren wie fettreiche Kost, Übergewicht, Bluthochdruck und Bewegungsmangel bestehen. Es handelt sich um die häufigste Diabetesform, die vor allem im mittleren und höheren Erwachsenenalter auftritt. Er wird häufig auch Altersdiabetes genannt.

Beim Typ II müssen zunächst alle zusätzlichen Risikofaktoren ausgeschaltet oder verringert werden (z.B. Übergewicht, Rauchen). Auf eine ausgewogene Ernährung sowie regelmäßige Bewegung ist zu achten. Der Gesundheitszustand muss kontinuierlich überwacht werden, um das Auftreten diabetesbedingter Erkrankungen schnell zu erkennen. Diabetiker müssen für den Umgang mit der Krankheit gut geschult werden. Viele Krankenkassen bieten entsprechende Schulungen und Programme an.

Therapie: Ausgiebiger Sport, Gewichtsreduktion und fettarme Ernährung vermindern die Insulinresistenz. Der Typ II Diabetes mellitus kann sich dadurch ggf. zurückbilden. Zusätzlich werden meist Antidiabetika in Form von Tabletten oder Tropfen eingesetzt.

Diabetes mellitus und Kinderwunsch

Vor Entdeckung des Stoffes Insulin konnten Diabetikerinnen nur selten ein Kind austragen. Heute können Diabetikerinnen mit sehr hoher Wahrscheinlichkeit gesunde Kinder gebären, wenn sie in und möglichst schon vor Eintritt der Schwangerschaft von Fachärztinnen und Fachärzten aus den Bereichen Diabetologie und Gynäkologie betreut werden. Der Stoffwechsel sollte optimal eingestellt werden. Bei Diabetikerinnen ist jedoch das Risiko von verschiedenen Komplikationen im Verlauf der Schwangerschaft erhöht. So ist die Frühgeburtenrate deutlich höher als bei Schwangeren ohne Diabetes mellitus.

! Empfehlung

Diabetikerinnen, die schwanger werden wollen, sollten schon vor Eintritt einer Schwangerschaft:

- **sich vom Diabetologen beraten lassen**
- **gut eingestellt sein, um das Risiko von kindlichen Fehlbildungen und Fehlgeburten zu verringern**
- **sich sehr ausgewogen ernähren und bei starkem Übergewicht vor der Schwangerschaft eine Gewichtsreduktion anstreben**
- **eine regelmäßige, tägliche Kontrolle des Stoffwechsels durchführen**
- **Sport betreiben**
- **wenn Glukosewerte von >90 mg/dl nüchtern und >120 mg/dl zwei Stunden nach dem Essen auftreten, eine Insulintherapie erhalten. Bei eingetretener Schwangerschaft ist der Insulinbedarf anzupassen**
- **sich von der Augenärztin/vom Augenarzt untersuchen lassen**

Frauen mit folgenden Risikofaktoren sollten sich bei ihrer Ärztin/ihrem Arzt auf das Vorliegen eines Diabetes mellitus untersuchen lassen:

- Frauen, die bereits Fehlgeburten hatten oder Kinder mit Fehlbildungen zur Welt gebracht haben
- Frauen mit besonderen Risiken für Diabetes mellitus wie Übergewicht (BMI über 27), Diabetes mellitus in der Familie, Schwangerschaftsdiabetes in einer früheren Schwangerschaft

Bei Männern mit Diabetes mellitus kann in sehr seltenen Fällen die Zeugungsfähigkeit durch Erektionsprobleme (diabetesbedingte Gefäßverengung am Schwellköper des Penis) beeinträchtigt sein. Auch Antidiabetika wie z.B. Pioglitazon oder Glibenclamid können zu Potenzstörungen führen.

Antidiabetika in Form von Tabletten oder Tropfen dürfen in der Schwangerschaft grundsätzlich nicht eingenommen werden. Bei bestehendem Kinderwunsch einer Diabetikerin muss mit dem Diabetologen entschieden werden, ob eine diätetische Einstellung ausreichend ist oder ob eine Umstellung auf Insulin erforderlich wird.

Info

Gestationsdiabetes

Neben Diabetes mellitus Typ I und Typ II gibt es noch weitere Diabetesarten, z.B. den Schwangerschaftsdiabetes (Gestationsdiabetes), von dem 5 Prozent bis 10 Prozent aller Schwangeren betroffen sind und der nach der Schwangerschaft meist wieder verschwindet.

Die betroffenen Frauen haben jedoch ein erhöhtes Risiko von 30 Prozent, später an Diabetes mellitus zu erkranken. Sport und eine fettarme Ernährung wirken sich positiv aus.

Empfehlung

Paare, die unter chronischen Krankheiten leiden, sollten wissen, dass manche dieser Krankheiten oder die dagegen eingesetzten Medikamente zu Störungen der Fertilität führen können. Bestimmte Medikamente, die vor einer Schwangerschaft unbedenklich genommen werden können, sind in der Schwangerschaft oft kontraindiziert.

Doch Vorsicht: Viele Schwangere glauben, dass in einer Schwangerschaft Medikamente überhaupt nicht verwendet werden sollten. Dies ist sicher richtig, wenn Sie gesund sind oder an nur leichten oder vorübergehenden Krankheiten leiden.

Im Falle schwerer chronischer Krankheiten muss allerdings auch in einer Schwangerschaft in der Regel weiter medikamentös therapiert werden. Hier ist es bei akutem Kinderwunsch oft empfehlenswert, die Therapie bereits vor der eingetretenen Schwangerschaft auf jene Medikamente umzustellen, die auch in der Schwangerschaft gegeben werden können. Sprechen Sie deshalb mit Ihrer Frauenärztin/Ihrem Frauenarzt und den behandelnden Fachärzten darüber.

Diabetes mellitus und Erkrankungen der Schilddrüse sind auch im Alter bis 40 Jahre schon recht häufig. Diese Erkrankungen treten auch familiär gehäuft auf. Wenn diese Erkrankungen in Ihren Familien vorkommen, sollten Sie eine Diabetesdiagnostik bzw. eine Schilddrüsendiagnostik durchführen lassen. Die Kosten dieser Untersuchungen müssen Sie selbst bezahlen, sie betragen beim Diabetestest ca. 20 Euro (oGGT) bzw. beim Schilddrüsentest ca. 45 Euro (TSH, fT3, fT4). Dieses Geld ist sicher gut angelegt, wenn man an die Folgen einer nicht erkannten Erkrankung denkt.

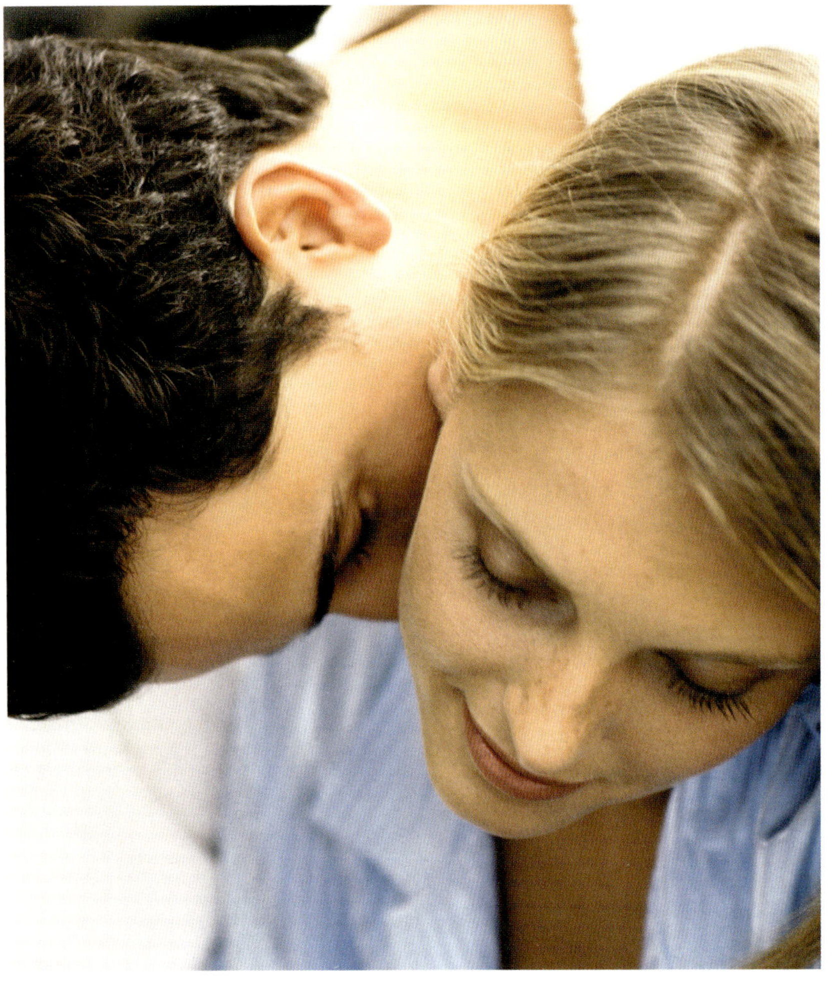

In den meisten Fällen sind Sorgen um erblich bedingte Krankheiten unbegründet

6.4 Vererbbare Krankheiten

Alle Paare, die sich ein Kind wünschen, sollten sich mit der Frage beschäftigen, ob in ihren Familien bestimmte Erkrankungen vorkommen oder sich häufen. Mediziner sprechen in diesem Zusammenhang von genetisch bedingten Erkrankungen, im Volksmund nennt man sie Erbkrankheiten. Man unterscheidet drei Krankheitsarten:

- Vererbbare Krankheiten im eigentlichen Sinne. Hier werden Genmutationen (Veränderung eines Erbmerkmals) von einer Generation auf die nächste weitergegeben
- Neu entstehende Genmutationen, die häufig durch Noxen (Schäden) wie z.B. Chemikalien oder Strahlen entstehen und beim Embryo zu Schäden an den Chromosomen (Erbkörperchen mit mehreren Erbmerkmalen) oder zu Krankheiten führen können
- Das gehäufte Vorkommen einer bestimmten Erkrankung in einer Familie. Man spricht auch von einer erhöhten Krankheitsdisposition

Weltweit arbeiten viele Wissenschaftler daran, die möglichen genetischen Ursachen verschiedener Erkrankungen zu erforschen. Heutzutage kann man bereits etwa 500 genetisch bedingte Erkrankungen mittels eines Gentests aufspüren – mit Hilfe der Pränataldiagnostik einige davon sogar schon beim Ungeborenen oder mit dem Neugeborenen-Screening nach der Geburt. Die Maßnahmen zur Pränataldiagnostik werden Schwangeren ab 35 Jahren empfohlen sowie Paaren, bei denen bestimmte vererbbare Krankheiten in der Familie bereits aufgetreten sind.

Einige Paare sind verunsichert und befürchten, dass ihr ungeborenes Kind auch von einer dieser Krankheiten betroffen sein könnte. Bei Verdacht auf eine vererbbare Krankheit kann eine humangenetische Untersuchung Klarheit schaffen. Dabei werden die Chromosomen auf zahlenmäßige und strukturelle Veränderungen überprüft. Die Untersuchung ist in den meisten Fällen bei der Risikoabschätzung in Bezug auf eine mögliche Vererbung der Krankheit sehr hilfreich. Bisher gibt es allerdings keine Suchtests, die alle bekannten vererbbaren Krankheiten abdecken und mit denen die breite Bevölkerung sicher untersucht werden könnte.

Die häufigsten z.T. auch erblich bedingten Krankheiten und Chromosomenstörungen

Kindliche Fehlbildungen weisen eine Häufigkeit von 3 Prozent auf. Das Risiko steigt, wenn bereits früher Fehlbildungen in Familien auftraten. In der Häufigkeitsskala stehen Fehlbildungen des Herzens sowie die Lippen-, Kiefer- und Gaumenspalten (LKG) an erster Stelle. Etwa 25 Prozent der Patienten mit LKG-Spalten haben in ihren Familien Angehörige mit dieser Erkrankung. Das bedeutet, dass die Wahrscheinlichkeit erhöht ist, dass das Kind mit einer LKG-Spalte geboren wird, wenn diese Fehlbildung bei einem Elternteil vorliegt oder bereits familiär aufgetreten ist.

Info

Das Vorkommen von vererbbaren Krankheiten – ein Überblick

Der menschliche Zellkern besteht aus insgesamt 23 Chromosomenpaaren, die Tausende von genetischen Informationen enthalten. Dabei entscheidet ein Chromosomenpaar über das Geschlecht des Kindes. Frauen haben zwei X-Chromosomen, Männer die Kombination XY. Die Erbinformationen sind jeweils auf einem Chromosomenpaar gespeichert. Wir bezeichnen diese bei den restlichen 22 Chromosomenpaaren mit den Buchstaben A und B. Bei der Fortpflanzung trennen sich die Chromosomenpaare und das Kind bekommt je einen Chromosomenstrang des Vaters und der Mutter. Die genetischen Informationen auf den Chromosomen sind allerdings nicht gleich stark, A kann stärker sein als B und umgekehrt. Liegt bei A nun eine Genmutation vor, die zu einer vererbbaren Krankheit führt und ist A stärker als B, so tritt die Erkrankung hier auf. Ist B stärker, ist der Betroffene zwar ein Erbträger, erkrankt selbst jedoch nicht an der Krankheit.

Bei der Zeugung eines Kindes mit einer gesunden Partnerin/einem gesunden Partner (BB) kann es rechnerisch zu vier möglichen Konstellationen kommen:
AB, AB, BB, BB: Die Wahrscheinlichkeit, die Krankheit zu vererben, beträgt also 50 Prozent.
Ist A stärker als B spricht man auch von einem autosomal dominanten Erbgang. Wäre in diesem Fall die Information B stärker, wären alle Kinder gesund und dennoch jedes zweite Kind ein Erbträger.
Hier spricht man auch von einer autosomal rezessiven Vererbung.

Bei der Zeugung eines Kindes mit einer Partnerin/einem Partner mit dem gleichen Gendefekt ergibt sich folgende Konstellation:
AA, AB, BA, BB: Bei AA (bei 25 Prozent der Kinder) bricht die Erkrankung aus, 50 Prozent sind Erbträger und 25 Prozent der Kinder sind völlig gesund.

Bekommt die erkrankte Person (AA) nun wiederum selbst ein Kind, ergeben sich folgende Konstellationen:
Der Partner/die Partnerin ist gesund (BB), womit gilt:
AB, AB, AB, AB: Alle Kinder sind gesund, aber alle sind Erbträger.

Der Partner/die Partnerin ist erkrankt bzw. ebenfalls Träger dieser Krankheit (AB). Es gilt dann:
AA, AB, AA, AB: 50 Prozent der Kinder erkranken und 50 Prozent sind Erbträger.

Sollten Sie zu einer Risikogruppe mit gehäuftem familiären Auftreten von Fehlbildungen gehören, so sind vorbeugende Maßnahmen besonders wichtig

Wichtig ist zu wissen, dass die Wahrscheinlichkeit an einer vererbbaren Krankheit zu erkranken sehr unterschiedlich ist. Allerdings ist z. B. ein Erkrankungsrisiko von 50 Prozent (s.o.) im persönlichen Einzelfall keine Wahrscheinlichkeit, die einen beruhigen kann.

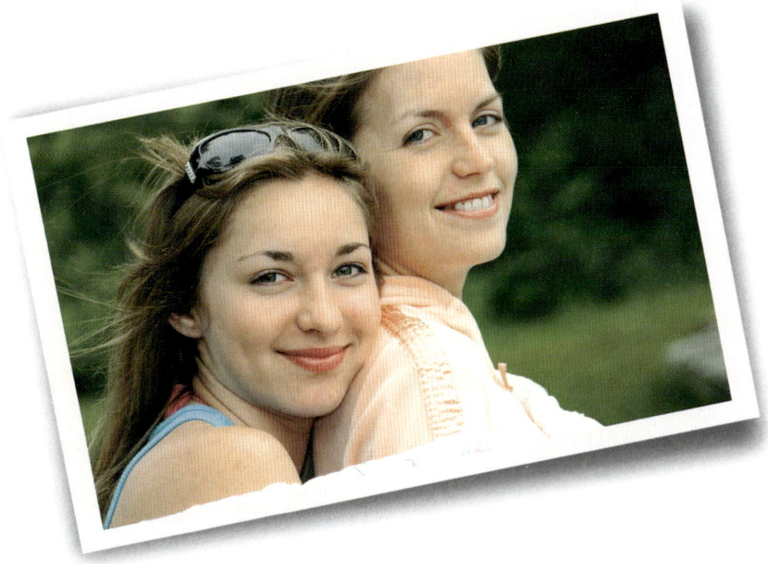

Das Risiko für eine LKG-Spalte beim Kind liegt – je nach Verwandtschaftsgrad des Erbträgers – zwischen 3,5 und 15 Prozent (Quelle: Tolarová 1987).

Sollten Sie zu einer Risikogruppe mit gehäuftem familiären Auftreten von Fehlbildungen gehören, so sind vorbeugende Maßnahmen besonders wichtig. Auch wenn das nicht der Fall ist, können Sie, wie in Kapitel 4.3 beschrieben, durch die Einnahme von Folsäure vor der Schwangerschaft das Risiko von Fehlbildungen um bis zu 70 Prozent senken. Im Normalfall können Sie so das Erkrankungsrisiko Ihres Kindes auf unter 1 Prozent verringern.

Im BabyCare-Fragebogen haben wir folgende Frage gestellt: »Sind in Ihrer Familie oder der des Kindsvaters erblich bedingte Krankheiten wie z.B. Fehlbildungen aufgetreten?« Immerhin 10 Prozent der Schwangeren bejahten diese Frage. Wir wollten weiterhin wissen: Welche Krankheiten treten familiär gehäuft auf? Und zwar zunächst unabhängig von der Frage, ob es sich tatsächlich um vererbbare Krankheiten handelt.

Nicht seltene Krankheiten und Syndrome, die in Familien (gehäuft) mit einer Häufigkeit bis zu 0,1 Prozent vorkommen

Quelle: BabyCare-Daten 2005, 4037 Befragte

Diabetes mellitus (Zuckerkrankheit)	0,77%
Atopie (Allergische Erkrankung)	0,42%
Krebs	0,37%
Geistige Behinderung	0,25%
Psychische Erkrankung	0,22%
Muskelatrophie (Muskelschwund)	0,20%
Psoriasis (Schuppenflechte)	0,20%
Epilepsie (primär)	0,17%
Erkrankung aus dem rheumatischen Formenkreis	0,17%
Koagulopathie (Gerinnungsstörung)	0,17%
Mukoviszidose (Zystische Lungenfibrose)	0,17%
Erkrankung des Gehörorgans	0,15%
Hüftgelenkdysplasie	0,15%
Fehlgeburtsneigung	0,12%
Hydrozephalus (Wasserkopf)	0,12%
Sehschwäche ohne nähere Angabe	0,12%
Farbenblindheit (total oder partiell)	0,10%
Fettstoffwechselstörung	0,10%
Hypertonie (Bluthochdruck)	0,10%

Chromosomenanomalien treten mit einer Häufigkeit von unter 1 Prozent auf. Die bekannteste und häufigste Trisomie ist die Trisomie 21, die das Down Syndrom verursacht. Hier ist in jeder Körperzelle das 21. Chromosom dreifach angelegt. Im Gegensatz zur Trisomie 21 liegen bei Kindern mit anderen Trisomien (vor allem bei den Trisomien 13 und 18) schwerste Entwicklungsstörungen vor, die sehr häufig zu einem vorzeitigen Tod führen.

Die Vererbung von weit verbreiteten Krankheiten

Nicht nur seltene und lebensbedrohliche Krankheiten können von den Eltern auf das Kind vererbt werden, sondern auch weit verbreitete Krankheiten wie die Neigung zu Allergien oder zu Bluthochdruck. Bei vielen dieser Krankheiten liegen keine vererbbaren Krankheiten im engeren Sinne vor, vielmehr erhöht sich lediglich die Wahrscheinlichkeit einer Erkrankung, wenn diese Krankheit in der Familie bereits häufiger aufgetreten ist oder bei einem der künftigen Elternteile vorliegt. Weitere Informationen – auch zum möglichen Vererbungsrisiko – finden Sie in Kapitel 6.3 (Chronische Krankheiten).

Beim **Diabetes mellitus Typ I** besteht die Wahrscheinlichkeit, dass ein Kind ebenfalls Diabetes hat oder entwickelt, zwischen 3 Prozent und 5 Prozent, wenn der Vater oder die Mutter Diabetes mellitus hat. Leiden beide Elternteile an dieser Erkrankung, dann beträgt die Wahrscheinlichkeit ca. 20 Prozent. Beim **Diabetes mellitus Typ II** beträgt die Wahrscheinlichkeit bei einem erkrankten Elternteil ca. 20 Prozent, bei zwei erkrankten Elternteilen liegt sie bei 50 Prozent.

Bei **Allergikern** besteht eine Wahrscheinlichkeit von 10 Prozent, dass das Kind ebenfalls eine derartige Krankheit entwickelt.

Bei **Neurodermitis**, einer chronischen Hautentzündung, ist die Wahrscheinlichkeit höher und beträgt 25 Prozent bei Neurodermitis eines Elternteils und 50 Prozent, wenn Mutter und Vater diese Erkrankung haben.

Bei **Krebs** ist die Situation je nach der Art des Krebses unterschiedlich. Beim Brustkrebs wird davon ausgegangen, dass insgesamt nur 5 Prozent der Erkrankungen erblich bedingt sind.

Etwa 30 bis 40 Prozent der **geistigen Behinderungen** sind genetisch bedingt. Bei der Hälfte dieser Betroffenen sind nicht einzelne Gene defekt, sondern ganze Chromosomen. In den meisten Fällen sind die Männer nur sehr eingeschränkt fruchtbar. Aber: 15 bis 20 Prozent aller Eltern mit geistigen Behinderungen können Kinder zeugen, die dann ebenfalls erkranken können.

Ob **psychische Krankheiten** auch vererbt werden können, ist noch immer unklar. Bei der Schizophrenie wird davon ausgegangen, dass die Wahrscheinlichkeit ihres Auftretens um das 10-fache höher ist, wenn ein Elternteil diese Krankheit aufweist.

Die **Muskelatrophie** wird autosomal rezessiv von den Eltern auf das Kind vererbt.

Die auslösenden Ursachen der **Psoriasis (Schuppenflechte)** sind bisher nur teilweise erforscht. Die Wahrscheinlichkeit der Vererbung ist hoch (60 bis 70 Prozent), wenn beide Elternteile über die Erbanlage verfügen. Bei nur einem betroffenen Elternteil beträgt sie ca. 30 Prozent.

Das Erkrankungsrisiko für Kinder von Eltern mit **Epilepsie** ist gegenüber dem normalen Risiko von etwa 1 Prozent auf ca. 6 Prozent erhöht. Hat die Frau Epilepsie, ist die Wahrscheinlichkeit, dass die Krankheit weiter vererbt wird, etwas höher (ca. 10 Prozent), hat sie der Mann, etwas geringer (3 Prozent).

Auch bestimmte **rheumatische Erkrankungen** wie z.B. Morbus Bechterew mit Befall der Wirbelgelenke haben eine erbliche Komponente.

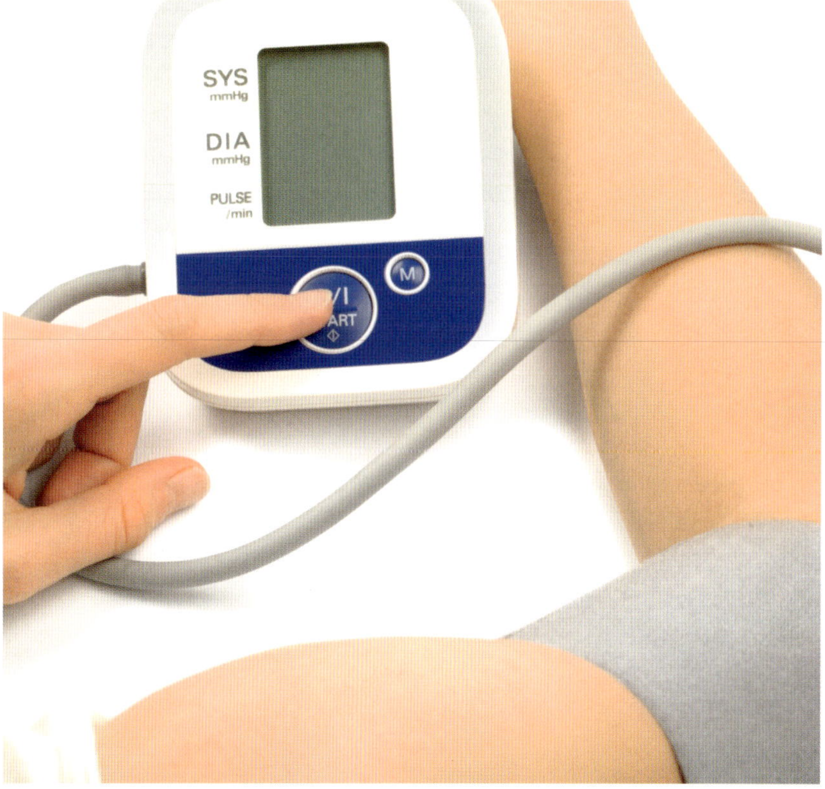

Die **Bluterkrankheit (Hämophilie)** ist eine erbliche Blutgerinnungsstörung (Koagulopathie) und vererbt sich geschlechtsgebunden rezessiv. Hauptsächlich Männer erkranken an der Bluterkrankheit, Frauen können jedoch die Anlage weitergeben.

Die **Mukoviszidose** ist in Deutschland die häufigste Erberkrankung. Wenn beide Elternteile das mutierte Gen weitergeben, erkrankt das Kind. Geben beide Elternteile das gesunde Gen weiter, bleibt das Kind gesund. Vererbt ein Elternteil das mutierte und ein Elternteil das gesunde Gen, ist das Kind ebenfalls Erbträger, aber erkrankt nicht. Laut Statistik ist in einer Ehe mit vier Kindern eins gesund, zwei Kinder sind Träger und ein Kind erkrankt.

Bei **erblichen Hörstörungen oder Taubheit** besteht eine Wahrscheinlichkeit für ein ebenfalls krankes Kind von 25 Prozent, wenn Vater und Mutter einen entsprechenden Gendefekt haben.

Weit verbreitete Krankheiten wie die Neigung zu Allergien oder zu Bluthochdruck können von den Eltern auf das Kind vererbt werden

Vererbbare Krankheiten und Kinderwunsch

Vererbbare Krankheiten sind mit wenigen Ausnahmen recht selten, für viele gibt es sichere diagnostische Möglichkeiten. Beispielsweise mit der Pränataldiagnostik zu Beginn der Schwangerschaft (12.-16. Woche), durch genetische Tests oder durch Untersuchungen beim Neugeborenen kann man diverse vererbbare Krankheiten sicher erkennen oder ausschließen. Mit zwei Ausnahmen liegt die Häufigkeit des Auftretens unter 1 Prozent. Die Ausnahmen betreffen die APC-Resistenz (Faktor-V-Leiden) und die Prothrombin-Mutation. Beiden Erkrankungen liegt ein durch einen Gendefekt bedingter Mangel an einem Blutgerinnungsfaktor zugrunde. Menschen, die an einer APC-Resistenz oder an einer Prothrombin-Mutation leiden, haben ein erhöhtes Risiko für eine Thrombose – einen Venenverschluss durch ein Blutgerinnsel. Die Schwere der Erkrankung hängt davon ab, ob beide Elternteile oder nur

Häufigkeit von vererbbaren Krankheiten bei der Geburt und diagnostische Möglichkeiten

Quelle: www.onmeda.de/krankheiten/index.html

Erkrankung / Syndrom	Häufigkeit bei Geborenen	Diagnostische Möglichkeiten
APC-Resistenz / Faktor V-Leiden	5%	Gentest
Prothrombin-Mutation	2%	Gentest
Spina bifida	**0,40%**	**Pränataldiagnostik**
Eisenspeicherkrankheit	0,25%	Bluttest / Gentest
Hypercholesterinämie	0,20%	Bluttest
Trisomie 21	**0,15%**	**Pränataldiagnostik**
Fischschuppenkrankheit	0,14%	Histologische Untersuchungen / Gentest
Anenzephalie	0,10%	Pränataldiagnostik
Autismus	0,04%	Symptomatik
Mukoviszidose	**0,04%**	**Pränataldiagnostik / Gentest**
Ullrich-Turner-Syndrom	**0,04%**	**Pränataldiagnostik / Chromosomenanalyse**
Neurofibromatose	0,03%	Gentest
Muskeldystrophie	0,03%	Laboruntersuchungen
Hyperlipidämie Typ III	0,02%	Bluttest / Gentest
Trisomie 18	**0,02%**	**Pränataldiagnostik**
Fragiles X-Syndrom	0,02%	Klinisches Bild / Gentest
Martin-Bell-Syndrom	0,02%	Klinisches Bild / Gentest
Alpha-1-Antitrypsin-Mangel	0,01%	Blutanalyse
Andrenogenitales Syndrom (AGS)	0,01%	Klinisches Bild/Laborbefunde/Gentest/Neugeborenenscreening
Trisomie 13	**0,01%**	**Pränataldiagnostik**
Chorea Huntington	**0,01%**	**Gentest + ggf. Pränataldiagnostik**
Phenylketonurie (PKU)	**0,008%**	**Pränataldiagnostik / Neugeborenenscreening**
Bluterkrankheit	0,008%	Blutuntersuchung
Angelman-Syndrom	0,005%	Gentest

ein Elternteil das veränderte Gen vererbt haben. Menschen mit zwei veränderten Genen haben das höchste Thromboserisiko.

Allein das Vorliegen einer APC-Resistenz erhöht das Risiko einer Thrombose beträchtlich. Die gleichzeitige Einnahme der Pille sowie Rauchen sind weitere Risikofaktoren. Auch bei einer Prothrombin-Mutation ist das Thromboserisiko deutlich erhöht.

Falls es in Ihrer Familie schon zu Thrombose-Erkrankungen kam oder andere vererbbare Krankheiten aufgetreten sind, sollten Sie entsprechende diagnostische Maßnahmen in Erwägung ziehen. Sprechen Sie mit Ihrer Frauenärztin oder Ihrem Frauenarzt darüber.

Empfehlung

Sollten in Ihrer Familie bestimmte vererbbare Krankheiten auftreten, dann sollten Sie unbedingt vor einer Schwangerschaft mit Ihrer Ärztin oder Ihrem Arzt darüber sprechen. Es könnte sinnvoll sein, dass Sie eine humangenetische Beratungsstelle aufsuchen. Viele vererbbare Krankheiten können mit Hilfe eines Gentests aufgespürt werden, aber bei weitem nicht alle.

Wenn Sie zu einer Risikogruppe mit gehäuftem familiären Auftreten von Fehlbildungen gehören, so sind vorbeugende Maßnahmen besonders wichtig. Bedenken Sie außerdem: Die Einnahme von Folsäure vor der Schwangerschaft kann das Risiko für Fehlbildungen des Kindes um bis zu 70 Prozent senken!

Beim Auftreten von Schilddrüsenerkrankungen, Diabetes mellitus und Thrombosen in den Familien der Partner sollten Sie mit Ihren Ärzten entsprechende diagnostische Abklärungen besprechen.

6.5 Chemikalien

In fast allen Ländern der Erde sind Menschen heutzutage einer Vielzahl chemischer Verbindungen ausgesetzt. Bei der Arbeit, aber auch im Haushalt und in der Freizeit – überall sind wir von den verschiedensten chemischen Verbindungen umgeben.

Einige Berufsgruppen wie beispielsweise Maler und Lackierer müssen tagtäglich mit ihnen arbeiten und ihre Dämpfe einatmen. Doch auch wer in der Freizeit an seinem Auto herumwerkelt oder die Wohnung putzt oder seine Schuhe mit Imprägnierspray einsprüht, kommt mit Chemikalien in Berührung. Nicht zuletzt ist unsere Kleidung in den meisten Fällen chemisch behandelt und auch über unsere Nahrung nehmen wir unweigerlich chemische Substanzen zu uns.

Chemikalien und physikalische Einwirkungen wie beispielsweise Strahlen können die Gesundheit des Menschen auf vielfältige Art beeinträchtigen.

Man unterscheidet zwischen

- der Schädigung des Erbgutes und der Fortpflanzungsfähigkeit (Mutagene Effekte)
- der Schädigung der Kindesentwicklung (Teratogene Effekte)
- der Krebsentstehung (Kanzerogene Effekte)

Ob eine chemische Substanz einen Menschen, ein ungeborenes Kind oder menschliches Erbgut schädigt – das ist von der Art des Stoffes, von der Dauer der Belastung und Einwirkung sowie von der jeweiligen Dosis abhängig.

Über die Zusammenhänge zwischen Chemikalien und Schädigungen der Fruchtbarkeit weiß man noch recht wenig. Das liegt sowohl an der Vielzahl der in Frage kommenden Stoffe als auch an der Schwierigkeit, die Ursächlichkeit nachweisen zu können. Der Nachweis von schädigenden Effekten von Chemikalien auf die Fruchtbarkeit ist schwer zu führen, da selbstverständlich keine experimentellen Studien am Menschen durchgeführt werden.

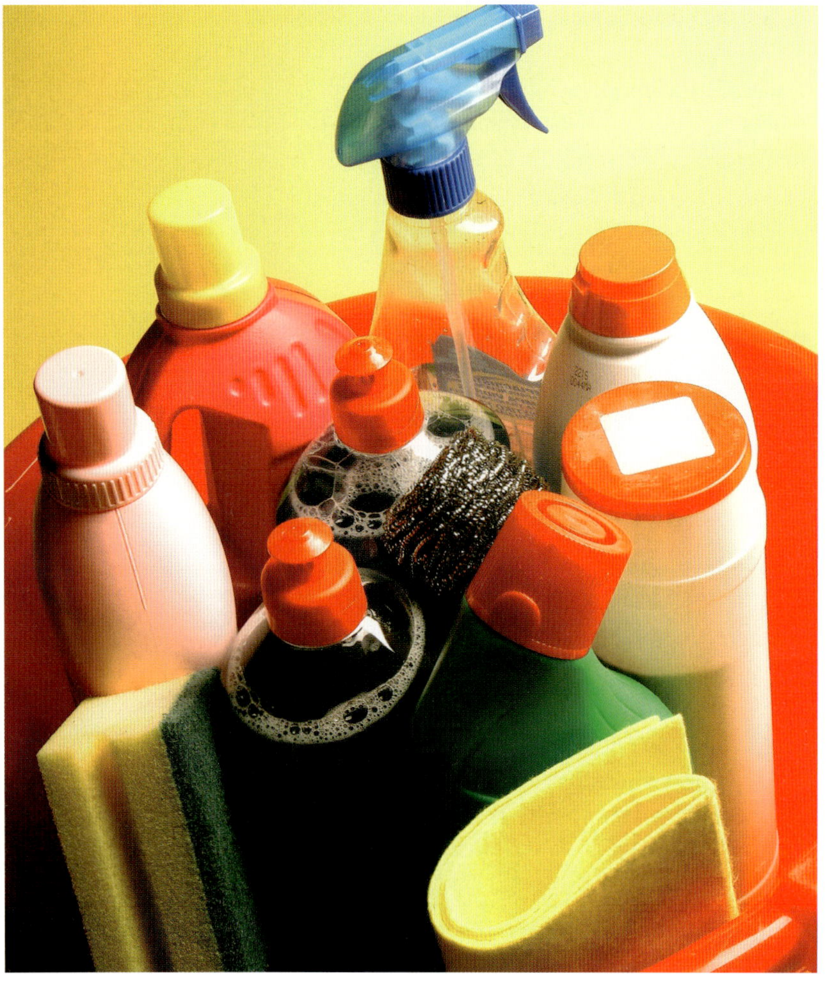

Einige Chemikalien haben z.B. Einfluss auf den Hormonhaushalt des Körpers, drum ist hier Vorsicht geboten

Für ungeborenes Leben gilt, dass die schädlichen Wirkungen der Chemikalien nicht in allen Phasen einer Schwangerschaft gleich stark sind. So sind Schädigungen in den ersten zehn Wochen einer Schwangerschaft, in der alle wichtigen Organe ausgebildet werden, am wahrscheinlichsten und häufigsten, können aber auch in der späteren Schwangerschaft noch auftreten. Eine entscheidende Rolle spielt dabei, ob oder wie lange die Stoffe im Körper verbleiben und ob sie von ihm gespeichert werden.

Die derzeitige wissenschaftliche Kenntnislage basiert auf verschiedenen Quellen: auf Tierversuchen, auf der Beobachtung nach Umweltkatastrophen (z.B. Seveso, Bophal) sowie auf der Beobachtung von Schädigungen am Menschen durch Stoffe und Chemikalien, die in Arzneimitteln enthalten sind.

Ein Beispiel ist der medizinische Wirkstoff Diethylstilbestrol. Dieses Medikament wurde über Jahre bei Schwangeren zur Vermeidung von Früh- und Fehlgeburten eingesetzt, bis sich schließlich zeigte, dass es zu Fehlbildungen der Kinder und Krebserkrankungen bei Mutter und Kind führte. Am bekanntesten hierzulande ist aber der Contergan-Skandal in den 60er Jahren. Contergan, ein Schlaf- und Beruhigungsmittel mit dem Wirkstoff Thalidomid, führte zu schwersten Fehlbildungen bei den Neugeborenen. Weltweit waren ca. 10.000 Kinder betroffen.

Auswirkungen von Chemikalien auf die Hormonproduktion und die Fruchtbarkeit

Einige Chemikalien haben Einfluss auf den Hormonhaushalt des Körpers. Wichtig für die Fertilität sind Sexualhormone wie Östrogen. Sie werden vom Körper selbst produziert und helfen, den Menstruationszyklus zu steuern sowie in der Jugend das Wachstum der weiblichen Geschlechtsorgane zu fördern. Während einer Schwangerschaft steigt der Östrogenspiegel auf das 10- bis 100-fache an. Einige Stoffe wirken wie das Sexualhormon Östradiol, das zu den wichtigsten Östrogenen gehört.

Diese Stoffe gehören zu folgenden Gruppen:

- zu den synthetischen Chemikalien (Xenoöstrogene)
- zu den pflanzlichen Substanzen (Phytoöstrogene)
- zu den Pilzen (Mykoöstrogene)

Weltweit arbeiten Toxikologen (Wissenschaftler, die Giftstoffe erforschen) an der weiteren Erforschung zum Vorkommen und zu den möglichen Wirkungen und Risiken dieser Stoffe, die uns in unserer Umwelt umgeben.

Über die Häufigkeit, mit der Menschen am Arbeitsplatz oder im Haushalt mit potenziell schädigenden Chemikalien zu tun haben, ist wenig bekannt. Aus dem BabyCare-Fragebogen ergeben sich folgende Erkenntnisse:

16 Prozent der berufstätigen Schwangeren geben an, an ihrem Arbeitsplatz gelegentlich oder regelmäßig (6 Prozent) mit Chemikalien zu tun zu haben. Fragt man nach dem direkten und häufigen Kontakt mit bestimmten Chemikalien in Beruf und/oder Haushalt, so zeigt sich, dass 16 Prozent häufig mit Desinfektionsmitteln arbeiten und 4 Prozent häufig mit Farben, Lacken und Lösungsmitteln zu tun haben. Den übrigen Stoffen sind nur 2 Prozent der Befragten oder noch weniger ausgesetzt.

Analysiert man die Berufsgruppen der Betroffenen (Exponierten), so sind Menschen in medizinischen Berufen, im Holz- und Gartenbau sowie in der Landwirtschaft besonders stark belastet.

Häufiger Umgang mit ausgewählten Chemikalien und Stoffen

Quelle: BabyCare-Daten 2005, 6016 Befragte

Desinfektionsmittel	15,7%
Farben, Lacke, Lösungsmittel	3,5%
Ionisierende Strahlen	2,2%
Chrom, Nickel	1,2%
Quecksilber	0,6%
Teer	0,3%
Holzschutzmittel	0,3%
Pflanzenschutzmittel	0,3%
Glas-/Mineralfasern	0,2%
Unkrautbekämpfungsmittel	0,2%
Cadmium, Blei	0,2%

Mit Blick auf die über 100.000 bekannten chemischen Verbindungen ist der Wissensstand über ihre möglichen Auswirkungen auf die Fruchtbarkeit insgesamt recht gering. Es gibt jedoch eine Reihe von Chemikalien, deren schädigende Effekte auch auf die Fruchtbarkeit bekannt und dokumentiert sind. Dazu gehören unter anderem folgende Stoffe, die oft in den genannten Bereichen verwendet werden:

2-Brompropan	Elektronikindustrie
Sexualhormone	Pharmazeutische Industrie
Polychlorierte Kohlenwasserstoffe	Pestizide wie Lindan, DDT
Dibromchlorpropan	DBCP-Herstellung, Pestizidherstellung
Glykoläther in wassermischbaren Lacken	Lackindustrie, Maler
Polychlorierte Biphenyle (PCB, inzwischen verboten)	Elektronikindustrie
Alkyphenole u.a. als Weichmacher	Kunststoffherstellung
Phthalate u.a. als Weichmacher	Kunststoffherstellung
Blei, Mangan, Aluminium	Batterieherstellung
Quecksilber	Zahnmedizin
Cadmium	Hüttenindustrie
Perchlorethylen	Chem. Reinigung
Ethylenglykolether	Halbleiterherstellung
Formaldehyd	Holzverarbeitung, Labormedizin
Kohlenstoffdisulfid	Kunstfaserproduktion
Organische Lösemittel	Vielfältig
Pestizide	Landwirtschaft, Gewächshäuser
Styrol	Kunststoffindustrie
Toluol	Druckindustrie
Carbaryl	Insektizidherstellung

Leitfaden für gesunden Fisch

Empfehlung		Fisch	Quecksilberbelastung
bis zu 2-mal in der Woche genießen	?	Venusmuscheln	geringste Quecksilberbelastung
	?	Austern	
	?	Garnelen	
		Rotbarsch	
		Sardinen	
		Schellfisch	
		Forelle	
	x	Hering	
		Plattfisch (z. B. Flundern oder Seezunge)	
		Makrele (atlantisch)	
		Jacobsmuscheln	
		Eismeer- und Königskrabben	
		Alaska-Seelachs	
		Tintenfisch	
		Thunfisch (aus der Dose)	
		Languste	
		Makrele (pazifisch)	
	*	Kabeljau	
		Barsch	
		Rochen	
		Heilbutt	
1-mal / Woche servieren	*	Seeteufel	
	*	Dorade	
		Seebarsch/Stockfisch	
		Amerikanischer/norwegischer Hummer	
	x	Blaufisch	
		Frischer Thunfisch (gefroren)	
	*	Zackenbarsch	
Lachs	*	- wild / Pazifik - 2-mal im Monat	
	*	- Zuchtfisch / Atlantik - 1-mal in 2 Monaten	
Vermeiden		Königsmakrele	
	*	Haifisch	
	*	Schwertfisch	
	*	Torpedobarsch (Golf von Mexiko)	höchste Quecksilberbelastung

Legende

x beinhaltet polychlorierte Biphenyle oder andere Schadstoffe

? selten auf Quecksilberbelastung geprüft

* überfischt

Quelle: Physicians for Social Responsibility, http://www.psr.org/assets/pdfs/hfhf_english.pdf

Belastungen durch Nahrungsmittel

In Deutschland werden Nahrungsmittel durch das Bundesamt für Verbraucherschutz und Lebensmittelsicherheit regelmäßig auf Schadstoffbelastungen untersucht. Im Jahr 2005 waren es insgesamt 49.679 Proben. Dabei wurden bei 0,2 Prozent chemische Rückstände gefunden, bei denen die festgelegten Höchstmengen überschritten waren oder die Proben nicht zugelassene Substanzen enthalten haben.

Allein die geringe Häufigkeit dieser Überschreitungen zeigt, dass die Schadstoffbelastungen der Nahrungsmittel in Deutschland insgesamt unproblematisch sind. Ernährungsbedingte Fertilitätsstörungen treten deshalb sicherlich nur selten auf und sind nur bei sehr einseitiger und gleichförmiger Lebensmittelzufuhr zu erwarten. Insgesamt kommt der entsprechende Bericht des Instituts zu folgendem Ergebnis: »Aufgrund der vorgelegten Ergebnisse des Nationalen Rückstandskontrollplanes 2005 besteht aus wissenschaftlicher Sicht bei einmaligem oder gelegentlichem Verzehr der Lebensmittel mit positiven Rückstandsbefunden kein unmittelbares Risiko für den Verbraucher.«

Andererseits nimmt zum Beispiel die Pestizidbelastung von konventionell angebautem Obst und Gemüse in Europa immer weiter zu. So waren bereits 47 Prozent der konventionellen Obst- und Gemüseproben aus dem Jahr 2004 belastet, wobei 17 Prozent sogar die erlaubten Grenzwerte überschritten. Im Gegensatz dazu ist aber ökologisch angebautes Obst und Gemüse zu 93 Prozent frei von Pestizidrückständen.

Das Argument, dass Bio-Produkte übermäßig teuer seien, gilt nicht mehr. Mittlerweile bieten große Supermarktketten Bio-Produkte teilweise zu Preisen an, die nur minimal über denen von konventionell angebautem Obst und Gemüse liegen.

Wegen des hohen Anteils an Omega-Fettsäuren und Jod wird Frauen vor und in einer Schwangerschaft empfohlen, in der Woche zweimal Seefische zu konsumieren. Einige Seefisch-Sorten sind jedoch möglicherweise stark mit Quecksilber belastet. Sie sollten also zu Sorten greifen, die geringere Belastungen aufweisen (siehe nebenstehende Abbildung).

Schädigt die häufige Handynutzung die Spermienqualität?

Immer wieder tauchen in der Presse Berichte auf, dass elektromagnetische Felder die Spermienqualität des Mannes beeinträchtigen. Dabei wird insbesondere die weit verbreitete Nutzung von Handys genannt. Die dazu vorliegenden Studien sind nicht eindeutig und weisen oft methodische Mängel auf, da sie oft viele andere Risikofaktoren nicht untersuchen (können).

Ralf Dieter Wölfle fasst den Forschungsstand wie folgt zusammen: »Zusammenfassend ist festzustellen, dass mehrfach ein Zusammenhang zwischen Handynutzung und reduzierter männlicher Fruchtbarkeit beschrieben wurde, es wurde aber nicht unterschieden, ob es sich um den Einfluss der Lebensweise oder der elektromagnetischen Felder handelt. In-vitro-Experimente deuten nur auf einen thermischen Einfluss oberhalb der Grenzwerte hin. Tierexperimente zeigen keinen gesundheitlich relevanten Einfluss elektromagnetischer Felder auf die Fruchtbarkeit. Da die beschriebenen Beobachtungen am Menschen nicht abschließend geklärt sind, sollten die Vorsorgeempfehlungen des BfS berücksichtigt werden.« www.ralf-woelfle.de/elektrosmog/biologie/manfru.htm

Sicherlich richtig ist der Tipp für Männer, das Handy nicht regelmäßig in der Hosentasche oder am Gürtel zu tragen.

Empfehlung

Menschen kommen tagtäglich mit Chemikalien in Berührung: Sie können in Arbeitsstoffen stecken, in der Nahrung, in Putzmitteln, in der Kleidung, aber auch in Baumaterialien und der Wohnungseinrichtung. Chemikalien können genau wie bestimmte Medikamente zu Fertilitätsstörungen führen oder das ungeborene Kind schädigen. In Bezug auf die Chemikalien im Beruf und Haushalt gibt es aber wenig sichere Erkenntnisse. Sollten sich Hinweise ergeben, dass eine mögliche Fertilitätsstörung durch Chemikalien, mit denen Sie bei der Arbeit in Berührung kommen, nicht auszuschließen ist, so muss ein Arbeitsmediziner, der Erfahrung auf dem Gebiet der so genannten Reproduktionstoxikologie hat, herangezogen werden. Im privaten Bereich sollten Sie zumindest bei akutem Kinderwunsch besser den regelmäßigen Umgang mit Chemikalien meiden. Dazu gehören z.B. Lacke, Stempelfarbe, Kleber im Hobbybereich, Insekteschutz- und Holzschutzmittel für den Garten. Wenn Sie viel kopieren, achten Sie darauf, dass der Raum gut gelüftet ist.

Über die Gefahren für die Fertilität durch Nahrungsmittel gibt es keine wissenschaftlich gesicherte Aussage. Rein ernährungsbedingte Fertilitätsstörungen dürften sehr selten und auch schwer nachweisbar sein. Dennoch sollten Sie sich wegen einer möglichen Schadstoffbelastung durch Nahrungsmittel abwechslungsreich mit wechselnden Produkten und von unterschiedlichen Herstellern ernähren. Bio-Produkte sollten bevorzugt werden. Seefisch und Meeresfrüchte sollten nicht mehr als zwei- bis dreimal wöchentlich gegessen werden, dabei sollten geringer belastete Sorten bevorzugt werden. Beim Fischeinkauf sollten Sie aber aus ökologischen Gründen auch berücksichtigen, welche Sorten überfischt sind (vgl. Abbildung links).

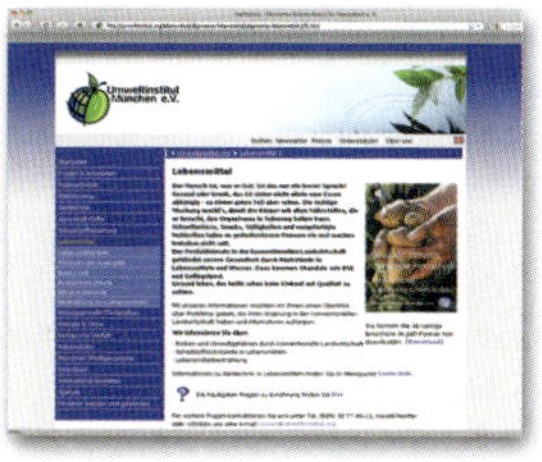

Weitere Informationen zu Rückständen in Lebensmitteln erhalten Sie z.B. unter: www.umweltinstitut.org unter der Rubrik Lebensmittel

Regelmäßige Verwendung von Medikamenten in den letzten vier Wochen vor der diagnostizierten Schwangerschaft

Quelle: BabyCare-Daten 2005, 6016 Befragte

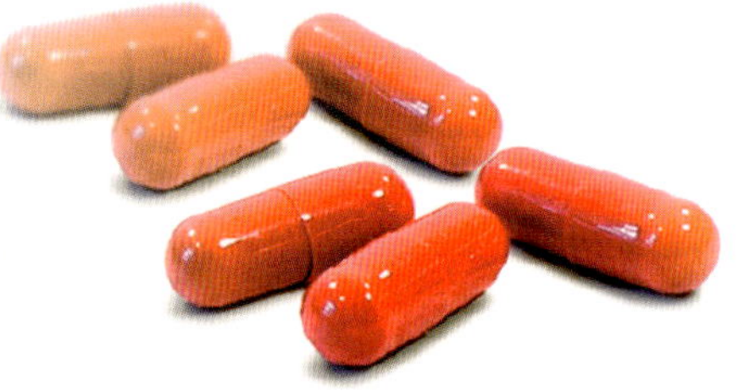

Schmerzmittel	11,9%
Mittel gegen Hautkrankheiten	8,9%
Hormon-, Schilddrüsenpräparate	8,5%
Erkältungs- und Grippemittel	6,4%
Mittel gegen Allergien	3,5%
Cortison	3,3%
Antibiotika	3,1%
Asthmamittel	2,4%
Mittel gegen Akne	2,3%
Magen, Leber, Galle, Bauchspeicheldrüse	1,4%
Kreislaufmittel / Blutdrucksteigernde Mittel	1,2%
Abführmittel	1,1%
Blutdrucksenkende Medikamente	1,1%
Beruhigungsmittel	1,0%
Psychopharmaka	0,9%
Schlankheitsmittel, Appetitzügler	0,7%
Rheuma,- Bandscheibenmittel	0,6%
Enzympräparate	0,5%
Schlafmittel	0,5%
Blutzuckersenkende Medikamente	0,4%
Mittel gegen Venenleiden und Krampfadern	0,3%
Herzmittel	0,3%
Anregungs-, Stärkungsmittel	0,3%
Leistungssteigernde Mittel	0,3%
Blutfettsenkende Medikamente	0,2%
Medikamente gegen Nierenerkrankungen	0,2%
Mittel gegen Osteoporose	0,1%

6.6 Medikamente

Medikamente heilen Krankheiten, lindern sie oder beugen ihnen vor. Viele Medikamente haben allerdings auch Nebenwirkungen – das heißt, sie beeinflussen den Körper und seine Funktionen auf meist unerwünschte Weise.

Diese Nebenwirkungen können körperliche Beschwerden wie Schmerzen, Übelkeit oder Hautausschlag verursachen. Arzneimittel müssen in Deutschland vor und nach der Zulassung auf Nebenwirkungen überwacht werden. Die erkannten Nebenwirkungen und Wechselwirkungen werden im Beipackzettel der Medikamente dokumentiert. Viele sind der Meinung, dass man im Beipackzettel über die Risiken eines Arzneimittels ausführlich informiert wird. Oft finden sich nur lange Beschreibungen über Nebenwirkungen und Gegenanzeigen, über die Schädigung des Erbguts bzw. die Kindesentwicklung und die Wirkungen auf die Fruchtbarkeit sagt der »Waschzettel« aber meist wenig oder gar nichts aus.

Die Einnahme von Medikamenten kann auch die Fertilität von Mann und Frau beeinflussen. Beim Mann können bestimmte Arzneien auch direkte Effekte auf die Spermabildung, auf die so genannte Spermatogenese haben. Auch die Erektionsfähigkeit (das Steifwerden des Penis) sowie die Ejakulationsfähigkeit (die Fähigkeit, einen Samenerguss zu erreichen) kann durch Medikamente beeinträchtigt werden. Bei der Frau können sich schädigende Effekte auf die Eizellen bzw. die Eizellenfunktion ergeben. Einige Medikamente verringern bei beiden Partnern das sexuelle Verlangen.

Glücklicherweise sind die meisten chronischen Krankheiten, die eine regelmäßige Medikamenteneinnahme erfordern, in der Altersgruppe unter 40 Jahren noch selten. Aus dem BabyCare-Fragebogen ergibt sich folgende Häufigkeit der Medikamentenverwendung für Frauen im Alter von 20 bis 45 Jahren (siehe auch nebenstehende Tabelle):

An erster Stelle stehen erwartungsgemäß die Schmerzmittel mit 12 Prozent, gefolgt von Arzneimitteln gegen Hautkrankheiten und Erkrankungen der Schilddrüse mit jeweils knapp 9 Prozent. Etwa 6 Prozent der BabyCare-Teilnehmerinnen verwendeten vor der Schwangerschaft Mittel gegen Erkältungen, weitere 4 Prozent nahmen Mittel gegen Allergien. Cortison und Antibiotika benutzten jeweils

3 Prozent der Teilnehmerinnen, Mittel gegen Asthma und Akne jeweils 2 Prozent. Andere Medikamente werden nur mit einer Häufigkeit von 1 Prozent oder unter 1 Prozent verwendet. Insgesamt ist – bezogen auf die Häufigkeit der Medikamentenverwendung – das Risiko einer Beeinträchtigung der Fertilität durch Arzneien also eher gering. Dennoch kann es bei der Einnahme oder Anwendung von bestimmten Mitteln zu Störungen kommen.

Es leuchtet ein, dass Medikamente, die Sexualhormone wie z.B. Östrogene, Gestagene oder andere Hormone wie Cortison enthalten, die Hormonproduktion bei Frau und Mann beeinflussen bzw. beeinträchtigen können. Dasselbe gilt auch für Zytostatika (Krebstherapeutika), deren Aufgabe es ist, das Zellwachstum und die Zellteilung bösartiger Zellen zu hemmen. Auch Neuroleptika, das sind Medikamente, die vor allem bei psychischen Erkrankungen (z.B. Schizophrenie) eingesetzt werden, und Anabolika beeinflussen die Hormonproduktion.

Etliche Medikamente wirken sich zunächst »lediglich« auf die Libido, also auf das sexuelle Verlangen aus. Gewisse Arzneimittel, zum Beispiel einige Antirheumatika, Antibiotika und Sulfonamide, können sich in manchen Fällen negativ auf die Fruchtbarkeit des Mannes auswirken, indem sie die Qualität, die Menge und die Beweglichkeit der Spermien beeinflussen. Das sind z.B.

- Antihypertonika (blutdrucksenkend)
- Antipsychotika
- Antidepressiva
- Antiepileptika
- Nebennierenrindensteroide (z.B. Kortison)
- Lithium
- Antihistaminika (Allergie-Behandlung)
- H2-Rezeptoren-Blocker (Medikamente zur Hemmung der Magensäuresekretion)
- Tranquillantien (Beruhigungsmittel)

Glücklicherweise ist dieser Effekt in der Regel reversibel, d.h. er geht zurück, wenn das Medikament wieder abgesetzt wird. Auch häufig

Männer, die vermuten, dass Potenzprobleme ggf. auch durch Arzneimittel verursacht sind, können sich auf der Seite www.impotenz-selbsthilfe.de/ursachen/medikamente.html anhand einer Medikamentenliste mit 17 Präparategruppen und einer Vielzahl einzelner Präparate informieren

Medikamente, die die Spermienqualität beeinträchtigen können

Quelle: T. Hagemann, G. Haidl, 2002

Arzneimittelgruppe	Indikation	Ausgewählte Wirkstoffe bzw. Präparate			
Aldosteron-Antagonisten	gegen Bluthochdruck, Ödeme	Spironolacton			
Antibiotika	gegen bakterielle Infektionen	Gentamicin	Cotrimoxazol	Nitrofurantoin	Tetrazykline
Antieleptika	gegen Epilepsie	Phenytoin	Valproinsäure	Carbamazepin	
Antiemetika	gegen Übelkeit und Brechreiz	Metoclopramid			
Antimykotika	gegen Hauterkrankungen	Ketokonazol			
Antirheumatika	gegen Rheuma	Methotrexat*			
Gichtmittel	gegen Gicht	Kolchizin			
Immunsuppressiva	beeinflussen das Immunsystem	Kortison	Azathioprin	Ciclosporin	Cyclophosphamid
Kalziumantagonisten	gegen Bluthochdruck, Herzerkrankungen	Nifedipin	Verapamil		
Opiate	gegen sehr starke Schmerzen	Methadon			
Parkinsonmittel	gegen Parkinson	Amantadin			
Sulfonamide	gegen Entzündungen (Darm, Rheuma)	Sulfasalazin			
Zytostatika	Krebsmittel	Cisplatin	Doxorubicin	Bleomycin	

Medikamente, bei denen Wirkungen auf endokrine Steuerungsmechanismen, Eizellen, Spermien sowie auf Libido, Erektions- und Ejakulationsfähigkeit nicht ausgeschlossen werden können

Quellen: D. Denschlag, C. Keck, 2001, K.D. Hinsch, 2000

Hinweis: Die gegen die genannten Krankheiten verwendeten Medikamente können entsprechende Nebenwirkungen auslösen. Die Informationen sollen Ihnen erste Hinweie geben. Sprechen Sie mit Ihrem Arzt, wenn Sie Fertilitätsstörungen vermuten und eines der genannten Medikamente verwenden

Krankheitsbild	Handelsname	Wirkstoff
Bakterielle Infektionen	Zithromax	Azithromycin
Bakterielle Infektionen	Cotrim	Cotrimoxazol
Bakterielle Infektionen	Doxycyclin	Doxycyclin
Bakterielle Infektionen	Erythromycin	Erythromycinstearat
Bakterielle Infektionen	Furadantin	Nitrofurantoin
Bakterielle Infektionen	Roxithromycin	Roxithromycin
Bakterielle Infektionen der Harnwege	Nitrofurantoin	Nitrofurantoin
Bakterielle Infektionen des Auges	Gentamicin	Gentamycinsulfat
Benigne Prostata-Hyperplasie	Proscar	Finasterid
Beruhigungsmittel, Antikonvulsivum	Valium	Benzodiazepine
Blasenfunktionsstörungen	Dibenzyran	Phenoxybenzamin-HCl
Depressionen	Hypnorex	Lithium
Epilepsie	Phenhydan	Phenytoin
Haarausfall	Propecia	Finasterid
Haarausfall, Prostatakrebs, Triebdämpfung, Behaarung	Androcur	Cyproteronacetat
Herzinsuffizienz	Digoxin	Herzglykoside
Herzkrankheit, Cholesterinsenker	Bezafibrat	Bezafibrat
Hypertonie	Clonidin	Clonidin
Hypertonie	Indapamid	Indapamid
Hypertonie	Methyldopa	Methyldopa
Hypertonie	Triniton	Reserpin
Hypertonie, Angina Pectoris, Herzrhythmusstörungen	Verapamil	Verapamil
Hypertonie, Durchblutungsstörungen	Nifedipin	Nifedipin
Hypertonie, Ödeme	Aquaphor	Xipamid
Hypertonie, Ödeme	HCT	Hydrochlorothiazid
Hypertonie, Ödeme	Hygroton	Chlortalidon
Hypertonie, Ödeme	Spironolacton	Spironolacton
Hypertonie, Raynaud Syndrom	Minipress	Prazosin
Hypotonie, Kreislaufstörungen mit Blutdruckabfall, Migräne	Angionorm	Dihydroergotamin
Krebs	Bleomycin	Bleomycin
Krebs	Busilvex	Busulfan
Krebs	Cisplatin	Cisplatin
Krebs	Doxorubicin	Doxorubicin
Krebs	Vincristin	Vincristinsulfat

Krankheitsbild	Handelsname	Wirkstoff
Krebs (Prostatakrebs)	Flutamid	Flutamid
Krebs und Rheuma	Endoxan	Cyclophosphamid
Leukämie, Lymphome	Leukeran	Chlorambucil
Magenmittel, Reduktion der Magensäure	Cimetidin	Cimetidin
Magenmittel, Reduktion der Magensäure	Metoclopramid	Metoclopramid
Magenmittel, Reduktion der Magensäure	Paspertin	Metoclopramid
Magenmittel, Reduktion der Magensäure	Omeprazol	Omeprazol
Magenmittel, Reduktion der Magensäure	Ranitidin	Ranitidin
Mykosen, Schuppen, Prostatakrebs, Seborrhoische Dermatitis	Nizoral	Ketoconazol
Narkosemittel	Etomidat	Etomidat
Parkinson-Krankheit, Prävention der Influenza A	Amantadin	Amantadinhemisulfat
Prostatavergrößerung	Alna	Tamsulosin
Psychosen	Propaphenin	Chlorpromazin
Psychosen	Haloperidol	Haloperidol
Psychosen	Perphenazin	Perphenazin
Psychosen, Depressionen	Chlorprothixen	Chlorprothixen
Psychosen, Schizophrenie, Erregungszustände	Fluphenazin	Fluphenazin
Psychosen, Schizophrenie, Erregungszustände	Thioridazin	Thioridazin
Rheumatische Erkrankungen	Indometacin	Indometacin
Rheumatische Erkrankungen	Naproxen	Naproxen
Rheumatische Erkrankungen, Entzündliche Darmerkrankungen	Sulfasalazin	Sulfasalazin
Schmerzen	Diclofenac	Diclofenac
Schmerzen	Ibuprofen	Ibuprofen
Vielfältig	Cortison	Cortisonacetat
Vielfältig	Prednison	Prednison

verordnete Mittel wie zum Beispiel Antibiotika gegen bakterielle Infektionen und Antihypertonika gegen zu hohen Blutdruck und Antirheumatika können die Reproduktionsfähigkeit gegebenenfalls beeinträchtigen.

Ob und wie häufig diese Nebenwirkungen auftreten können, kann im Einzelnen nicht weiter beschrieben werden. Wichtig ist, dass Sie über mögliche Nebenwirkungen Bescheid wissen, wenn Sie entsprechende Medikamente verwendet haben oder verwenden. Falls Sie bereits vergeblich auf eine Schwangerschaft warten, so kann dies möglicherweise in Zusammenhang mit den Medikamenten stehen.

Wenn Sie eine Schwangerschaft planen und unter einer oder mehreren chronischen Krankheiten leiden, die medikamentös behandelt werden müssen, sollten Sie mit Ihrer Ärztin/Ihrem Arzt darüber sprechen, ob die Möglichkeit besteht, dass die Medikation gegebenenfalls bereits vor einer möglichen Schwangerschaft entsprechend umgestellt wird (siehe auch Kapitel 6.3).

Das gegen rheumatische Erkrankungen eingesetzte Mittel Methotrexat (MTX) darf weder von der Frau noch vom Mann verwendet werden, wenn Kinderwunsch besteht. Die Karenzzeit beträgt drei bis sechs Monate nach letzter Verwendung.

Setzen Sie verordnete Medikamente niemals ohne Absprache mit Ihrer Ärztin/Ihrem Arzt ab

Die wichtigsten teratogenen Arzneimittel

Quelle: C. Schaefer, C. Weber-Schöndörfer, 2005

Substanz	(Leit-)Symptome beziehungsweise vorwiegend betroffene Organe
Aminoglykoside (parenteral)	Innenohr und Nieren
Androgene	Maskulinisierung
Carbamazepin	Spina bifida, Herz, Gaumen, Urogenitales System, Extremitäten, Dysmorphien des Gesichts
Cumarinderivate	Nase, Extremitäten
Diethylstilbestrol	Scheidenkarzinom
Lithium	Herz (Ebstein-Anomalie, selten)
Misoprostol (zur versuchten Aborteinleitung)	Möbius-Sequenz, Extremitäten
Penicillamin	Cutis laxa (selten)
Phenobarbital/Primidon (antiepileptische Therapie)	Herz, Gaumen, Urogenitales System, Extremitäten, Dysmorphien des Gesichts
Phenytoin	Herz, Gaumen, Urogenitales System, Extremitäten, Dysmorphien des Gesichts
Retinoide	Ohr, Zentrales Nervensystem, Herz, Skelett
Thalidomid	Extremitäten
Trimethadion	Herz, Gaumen, Urogenitales System, Extremitäten, Dysmorphien des Gesichts
Valproinsäure	Spina bifida, Herz, Gaumen, Urogenitales System, Extremitäten, Dysmorphien des Gesichts
Vitamin A (>25000 IE/Tag)	Ohr, Zentrales Nervensystem, Herz, Skelett
Zytostatika (vorwiegend Antimetabolite)	Multiple Fehlbildungen, Zentrales Nervensystem

Hinweis: Bei versehentlicher Einnahme eines der genannten Medikamente kommt es keineswegs in jedem Fall zur Schädigung des Embryos

MTX hemmt z. B. den Aufbau der Folsäure. Bei bzw. nach Einnahme von MTX sollte daher unbedingt Folsäure eingenommen werden. In diesem Fall werden die Kosten des Folsäurepräparates von den Krankenkassen erstattet.

Medikamente und Schwangerschaft

Bei bestimmten Arzneimittelanwendungen kann es in den ersten zehn Wochen einer Schwangerschaft, aber auch noch in der späteren Schwangerschaft beim Kind zu Schäden kommen. Daher ist es auch für Frauen mit Kinderwunsch, die nicht mehr verhüten, besonders wichtig, dass diese Medikamente nicht verwendet werden. Zum Teil muss eine Karenzzeit zwischen der letzten Verwendung des Präparats und der Befruchtung liegen.

Für einige Arzneimittel ist das Schädigungspotential in der frühen Schwangerschaft gut dokumentiert. Dies betrifft zum Beispiel die Retinoide (Vitamin A-Abkömmlinge). Sie werden häufig zur Aknetherapie verwendet, daher ist die Einnahme dieser Medikamente bei Frauen im gebärfähigen Alter nicht selten. Retinoide haben eine starke fruchtschädigende Wirkung und bleiben auch nach der Einnahme noch eine Zeitlang im menschlichen Körper. Vor Beginn einer Therapie mit dem Retinoid Isotretinoin und bis zu einem Monat nach Beendigung der Therapie muss eine Schwangerschaft durch Verhütung ausgeschlossen werden. Gefährlich ist nicht nur die Einnahme von Retinoiden. Auch durch Cremes und Salben ist eine mögliche Schädigung nicht völlig auszuschließen.

Die Einnahme von Acitretin und seinem Stoffwechselprodukt Etretinat gegen Psoriasis muss zwei Jahre vor Beginn einer Schwangerschaft beendet werden. Wird diese Frist nicht eingehalten, ist mit einer Schädigung des Embryos durch Fehlbildungen in 30 bis 50 Prozent aller Fälle zu rechnen. Darüber hinaus wurden

Intelligenzdefizite auch ohne erkennbare Fehlbildungen beobachtet.

Die Auswirkungen der Pille

Bei etwa 6 Prozent der Frauen, die die Pille absetzen, treten vorübergehende Zyklusstörungen auf, d.h. die Blutung bleibt aus oder erfolgt nur unregelmäßig. Diese Störungen normalisieren sich in der Regel im Laufe von zwölf Monaten. Hormonersatztherapien verkürzen diesen Zeitraum nicht. Eine neuere Studie zeigt, dass in der Gruppe der Frauen, die die Pille eingenommen hatten, der Eintritt einer Schwangerschaft im Durchschnitt nach sechs Zyklen erfolgte. Frauen aus der Vergleichsgruppe, die nicht die Pille genommen hatten, wurden im Durchschnitt nach vier Zyklen schwanger. Frauen, die ein Monophasenpräparat verwendet haben, mussten länger warten als Frauen mit einem Mehrphasenpräparat. Bei Frauen, die noch keine Kinder geboren hatten, dauerte der Eintritt einer Schwangerschaft am längsten. Die vorangegangene Einnahme der Pille, auch über einen längeren Zeitraum, führt keineswegs zur Beeinträchtigung der Fertilität, sondern lediglich zu einem etwas verzögerten Eintritt einer Schwangerschaft. Dies kann neben den hormonellen Umstellungen auch durch einen Folsäuremangel verursacht sein (siehe Kapitel 5.1).

6.7 Probleme bei vorausgegangenen Schwangerschaften

Frauen, die schon eine oder gar mehrere Schwangerschaften ohne größere Probleme ausgetragen und eine weitgehend komplikationslose vaginale Geburt erlebt haben, werden mit hoher Wahrscheinlichkeit auch bei einer weiteren Schwangerschaft kaum größere Probleme haben.

Leider treten bei Frauen, die bei früheren Schwangerschaften und/oder Geburten Probleme hatten, diese Probleme nicht selten erneut auf.

Dies betrifft:

- Fehlgeburten
- Frühgeburten
- aber auch Kaiserschnittentbindungen

Frauen, die bereits eine Fehlgeburt hatten, haben zu 25 Prozent eine weitere Fehlgeburt. Nach zwei Fehlgeburten steigt das Risiko nur leicht an, nach drei Fehlgeburten steigt es auf über 30 Prozent. Aber auch hier lohnt sich der umgekehrte Blick: In der großen Mehrzahl geht es dann doch gut.

Bei Frühgeburten ist es ähnlich. Bei Frauen mit einer bisherigen Frühgeburt verdoppelt sich das Risiko in einer weiteren Schwangerschaft. Frauen mit zwei und mehr Frühgeburten müssen besonders vorsichtig sein, da das Risiko einer wiederholten Frühgeburt bei fast 50 Prozent liegt.

Wenn in früheren Schwangerschaften Kaiserschnittentbindungen vorgenommen worden sind, besteht eine hohe Wahrscheinlichkeit für eine erneute Entbindung durch einen Kaiserschnitt.

Die Erfolgsraten vaginaler Entbindungsversuche nach vorausgegangener(n) Kaiserschnittentbindung(en) variieren je nach untersuchtem Kollektiv zwischen 50 Prozent und 90 Prozent (im Mittel 73 Prozent). Auch bei zwei und mehr Kaiserschnitten führt der vaginale Entbindungsversuch in 45 Prozent bis 90 Prozent (im Mittel 68 Prozent) zum Erfolg. Ob es nach einem Kaiserschnitt zu einem erneuten Kaiserschnitt kommt, hängt von einer Vielzahl von Faktoren ab, die die Betroffenen mit dem behandelnden bzw. betreuenden Arzt genau besprechen müssen.

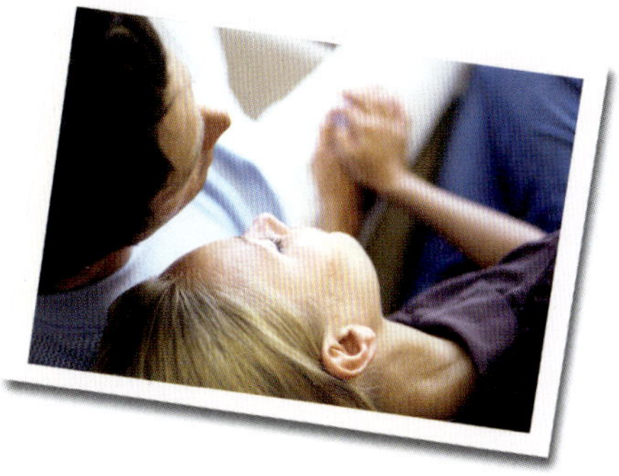

Empfehlung

Falls Sie ein Medikament verwenden, das zu Fertilitätsstörungen führen kann, setzen Sie das Präparat bitte nur nach Rücksprache mit der Ärztin/dem Arzt ab.

Wenn Sie eine Schwangerschaft planen und an (chronischen) Krankheiten leiden, die medikamentös behandelt werden müssen, sollten Sie mit der behandelnden Ärztin/dem behandelnden Arzt darüber sprechen, die Medikation bereits vor Eintritt einer Schwangerschaft umzustellen (siehe Kapitel 6.3). Besonders ist auch auf Krankheiten bzw. Medikamente zu achten, die in den ersten Wochen – in der die Schwangerschaft häufig noch nicht bekannt bzw. diagnostiziert ist – zu Schädigungen des Embryos führen können. Die Therapie z.B. mit Retinoiden (Mittel gegen Akne) sollte mindestens bis zu einem Monat vor einer möglichen Schwangerschaft beendet werden, da der Stoff im Fettgewebe gespeichert wird. Bei manchen Präparaten ist der »Schutzzeitraum« noch länger, z.B. bei dem bei rheumatischen Erkrankungen eingesetzten Methotrexat. Dies gilt bei diesem Medikament für Frauen und für Männer. Falls Sie in den letzten Monaten vor einer eingetretenen Schwangerschaft häufiger oder längere Zeit eines oder mehrere der hier genannten Medikamente verwendet haben, sollten Sie sich nach Rücksprache mit Ihrer Ärztin/Ihrem Arzt in einem embryonaltoxikologischen Zentrum beraten lassen.

Bitte reagieren Sie nicht panisch, wenn Sie kurz vor oder bei Eintritt der Schwangerschaft Medikamente verwendet haben. Informieren Sie sich bei Ihrer Ärztin/Ihrem Arzt oder bei Beratungsstellen und lassen Sie sich das wahrscheinliche Risiko erläutern. In den meisten Fällen ist das Risiko – wenn überhaupt – nur gering erhöht und kann mit einem Spezialultraschall eingegrenzt werden.

Nähere Informationen dazu z.B. in Internet: www.embryotox.de

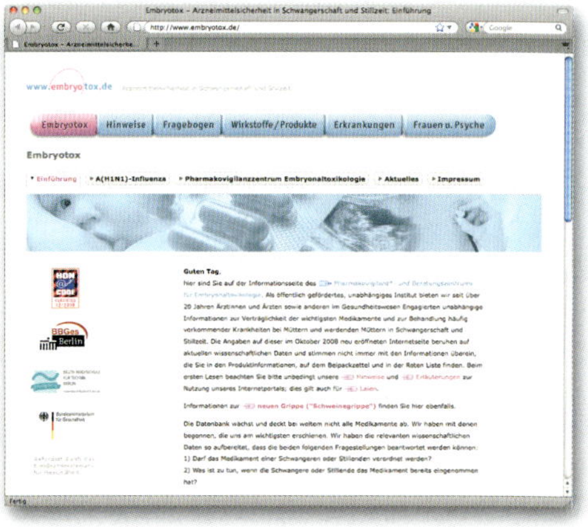

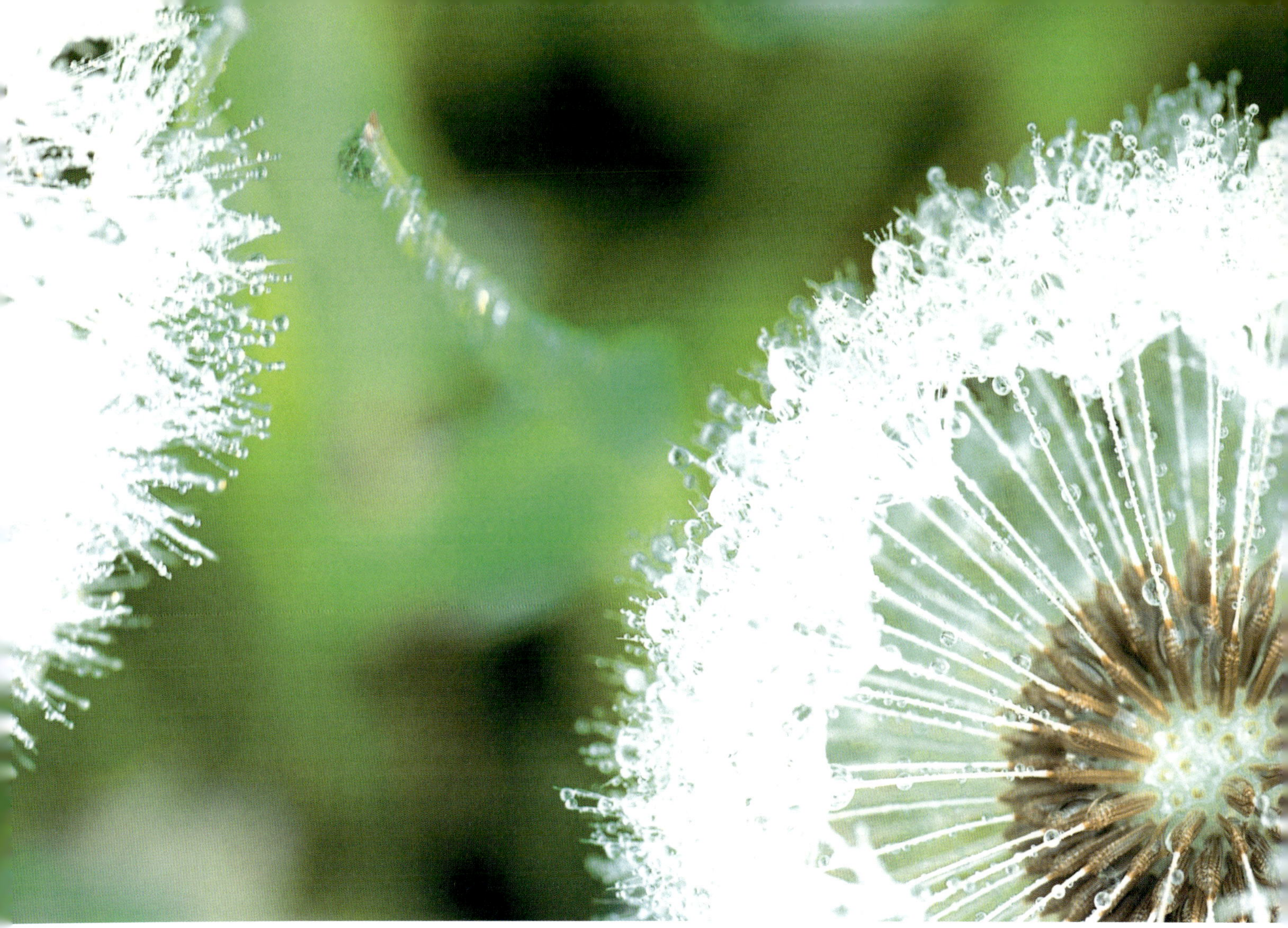

7 Wenn es anders nicht geht – Die Kinderwunschbehandlung

Dr. med. Ulrich Hilland, Monika Uszkoreit, Bundesverband Reproduktionsmedizinischer Zentren Deutschlands e.V. (BRZ)

Wenn nicht offensichtlich erkennbare Auffälligkeiten (z.B. erhebliche Zyklusunregelmäßigkeiten, organische Erkrankungen eines oder beider Partner) vorliegen, können die meisten Paare zuversichtlich davon ausgehen, dass die ersehnte Schwangerschaft innerhalb eines Jahres eintritt. Eine Fruchtbarkeitsstörung wird im Allgemeinen deshalb erst vermutet, wenn sich trotz ungeschützten Geschlechtsverkehrs innerhalb dieses Zeitraums keine Schwangerschaft einstellt.

Vielen Paaren kann dann eine Kinderwunschbehandlung helfen. Dazu gehören neben einer gezielten Beratung unter anderem auch Behandlungen mit Tabletten oder Hormonen, die Samenübertragung (Insemination) sowie die verschiedenen Verfahren der Befruchtung außerhalb des Körpers. Wenn sich ein Paar zu einer Kinderwunschbehandlung entschlossen hat, wird es von der behandelnden Frauenärztin oder dem Frauenarzt an eines der hoch spezialisierten Kinderwunschzentren überwiesen. Einrichtungen dieser Art gibt es in zahlreichen deutschen Städten (www.repromed.de).

7.1 Möglichkeiten der Kinderwunschbehandlung

Über die Möglichkeiten und den genauen Ablauf der Kinderwunschbehandlung, die für Sie infrage kommt, wird Sie Ihre Frauenärztin oder Ihr Frauenarzt beraten. Ergänzend gibt es außerdem gute Informationen im Internet von der Bundeszentrale für gesundheitliche Auf-

Info

Was passiert bei einer Kinderwunschbehandlung?

Wie vor jeder Behandlung steht zu Beginn die individuelle Beratung mit dem strukturierten Erheben der Vorgeschichte (Anamnese) beider Partner, gefolgt von Untersuchungen sowohl der Frau als auch des Mannes.
Auf diesem Weg können mögliche Ursachen der Fruchtbarkeitsstörung eingegrenzt und die richtigen Behandlungsschritte für jedes Paar gefunden werden.

Die Stufen- bzw. Phasendiagnostik und -behandlung

Wenn sich aus der Anamnese beider Partner und den Basisuntersuchungen keine anderen unmittelbar zu ziehenden Konsequenzen ergeben, wird in der Folge häufig stufen- oder phasenweise vorgegangen. Nicht jede Stufe muss von jedem Paar durchlaufen werden, denn jede Paarsituation erfordert stets eine individuell angepasste Vorgehensweise.

Vom Grundsatz her lassen sich folgende Stufen bzw. Phasen unterscheiden:

PHASE I

Während der ersten Phase wird der Zyklus überwacht (sogenanntes Zyklusmonitoring). Beim Zyklusmonitoring lässt sich per Ultraschall sowohl die Zeit bis zur Entwicklung eines sprungbereiten Eibläschens (Follikel) als auch das Dickenwachstum der Gebärmutterschleimhaut (Endometrium) ermitteln. Ergänzt durch Hormonanalysen kann darüber hinaus der voraussichtliche Zeitpunkt des Eisprungs näher bestimmt und damit der optimale Zeitraum für den Geschlechtsverkehr (Verkehr zum Optimum, VZO) eingegrenzt werden.

Zur ersten Phase einer Kinderwunschbehandlung zählt auch die Überprüfung, ob um die Zeit des Eisprungs herum qualitativ ausreichender Gebärmutterhalsschleim produziert wird und ob sich in diesem zum Zeitpunkt des Eisprungs wasserklaren Schleim nach dem Geschlechtsverkehr zahlreiche gut bewegliche Spermien befinden. Diese als Postkoitaltest (PC-Test) bezeichnete Untersuchung gibt Informationen über die Überlebensfähigkeit der Samenzellen im Gebärmutterhalsschleim.

PHASE II

Wenn sich während der ersten Phase Störungen nachweisen lassen, sollen diese in der nun folgenden zweiten Stufe durch die notwendigen Maßnahmen ausgeglichen werden.

Haben die wiederholten Untersuchungen während der ersten Phase ergeben, dass die Eizellreifung gestört ist, wird durch Hormone und andere Präparate (Tabletten) eine Normalisierung angestrebt. Zeigt sich im Postkoitaltest eine eingeschränkte oder aufgehobene Beweglichkeit der Spermien im Gebärmutterhalsschleim, wird man eine Samenübertragung (Insemination) erwägen.

Da für den Erfolg einer Insemination auch durchgängige Eileiter erforderlich sind, sollte spätestens jetzt die freie Eileiterpassage durch geeignete Untersuchungen festgestellt werden.

PHASE III

Die dritte Stufe der Behandlung, d.h. die Befruchtung außerhalb des Körpers, wird notwendig, wenn die Eileiter der Frau verschlossen sind, andere Behandlungen und Samenübertragungen nicht zu einer Schwangerschaft geführt haben oder die Fruchtbarkeit des Mannes so stark eingeschränkt ist, dass eine Insemination keinen Erfolg verspricht.

Bei der Befruchtung außerhalb des Körpers werden zwei Methoden unterschieden, die im Text noch näher beschrieben werden:

a) die In-vitro-Fertilisationstherapie (IVF), die beispielsweise bei einem Verschluss der Eileiter eingesetzt wird und

b) die Injektion einer Samenzelle in eine Eizelle (Intracytoplasmatische Spermatozoeninjektion; ICSI), die u.a. bei einer extrem geringen Zahl oder Beweglichkeit der Samenzellen Anwendung findet.

Guter Begleiter bei allen Maßnahmen der Kinderwunschbehandlung ist das Erlernen und regelmäßige Anwenden von Entspannungstechniken oder eines Stressbewältigungsprogramms.

klärung (BZgA) unter: www.familienplanung.de sowie Broschüren in Deutsch, Englisch und Türkisch unter: www.kinderwunsch.de

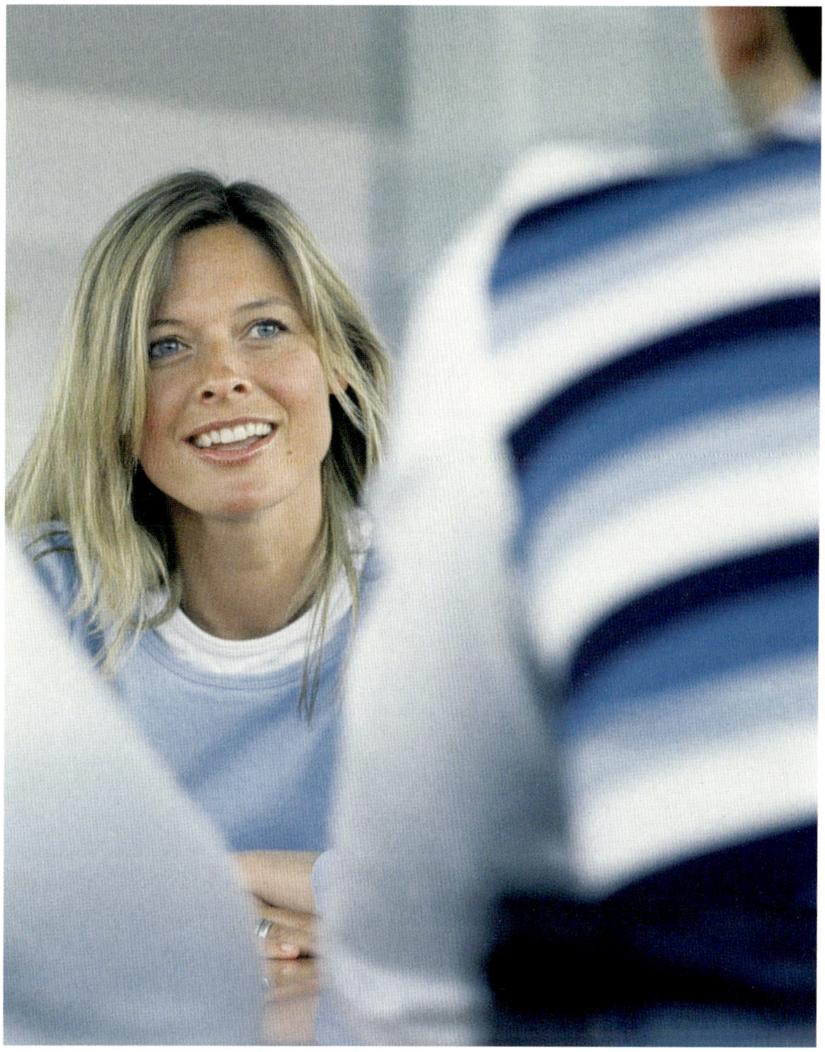

Vorgeschichte

Das Gespräch mit der Ärztin oder dem Arzt zur Anamnese wird Ihnen als Paar leicht fallen, da alle Themen angesprochen werden, die Sie aus planBaby bereits gut kennen. Frauen werden beispielsweise um Auskunft über ihren Monatszyklus, frühere Erkrankungen, Operationen sowie Schwangerschaften und deren Verlauf gebeten. Auf der männlichen Seite ist unter anderem die zurückliegende Behandlung eines Hodenhochstands sowie einer Hodenentzündung oder -verletzung von besonderem Interesse.

Basisuntersuchungen

Bei der Frau erfolgt zunächst eine körperliche Untersuchung und die ersten Hormonanalysen werden durchgeführt, um beispielsweise zu klären, ob ein Eisprung stattfindet und die Schilddrüsenfunktion ungestört ist.

Fruchtbarkeitsstörungen des Mannes stellen – wie in Kapitel 1 erwähnt – eine häufige (Mit-) Ursache für die ausbleibende Schwangerschaft dar. Deshalb zählt die Samenuntersuchung (Spermiogramm, s.u.) mit zu den ersten Untersuchungen, die bei einem Paar durchgeführt werden müssen, dessen Wunsch nach einem Kind sich nicht erfüllt. Bei einem Spermiogramm wird die Menge an Samenflüssigkeit (Ejakulat, Sperma) sowie die Anzahl, Beweglichkeit (Motilität) und Form (Morphologie) der Samenzellen (Spermien, Spermatozoen) beurteilt.

Hormontherapie

Sind Hormone im Körper der Frau aus der Balance geraten, so wird eine Tabletten- oder Hormontherapie eingesetzt. Solche Behandlungen sind geeignet, Störungen der Eizellreifung oder des Eisprungs zu beheben.
Wenn die Funktion der Eierstöcke eingeschränkt ist, kann durch Clomifentabletten und/oder die Gabe des Hormons FSH (**F**ollikel**s**timulierendes **H**ormon) das Wachstum und die Reifung der Eizellen gefördert werden. Auch zur Unterstützung bei einer Insemination wird unter Umständen eine begleitende medikamentöse Therapie durchgeführt, um ein optimales Wachstum der Eibläschen zu erreichen und so die Befruchtung zu erleichtern.

Eine Kinderwunschbehandlung sollte mit Ärztinnen/Ärzten Ihres Vertrauens optimal vorbereitet werden

Insemination mit dem Samen des Partners

Bei einer Insemination wird zum Zeitpunkt des Eisprungs aufbereitetes Sperma mit einem dünnen beweglichen Katheter in die Gebärmutter übertragen. Aufbereitet bedeutet in diesem Zusammenhang, dass die schlecht beweglichen

Spermien aussortiert und besonders gut bewegliche Samenzellen in einer kleinen Flüssigkeitsmenge konzentriert werden. Diese Spermien werden dann viel näher am Eileiter platziert, dem eigentlichen Ort der Befruchtung. Auch den Gebärmutterhalsschleim, der mitunter für Spermien unverträglich ist, müssen sie nun nicht mehr passieren.

Zunächst muss der Mann Ejakulat abgeben, das im nächsten Schritt aufbereitet wird. Bei der Übertragung der aufbereiteten Samenzellen in die Gebärmutter (intrauterine Insemination (IUI)) führen Ärztin oder Arzt einen dünnen Katheter mit der Spermienlösung durch den Gebärmutterhals hindurch in die Gebärmutter ein. Sobald der Katheter in der Gebärmutter richtig liegt, werden die Samenzellen langsam eingespült; ein Vorgang, der kaum zu spüren ist.

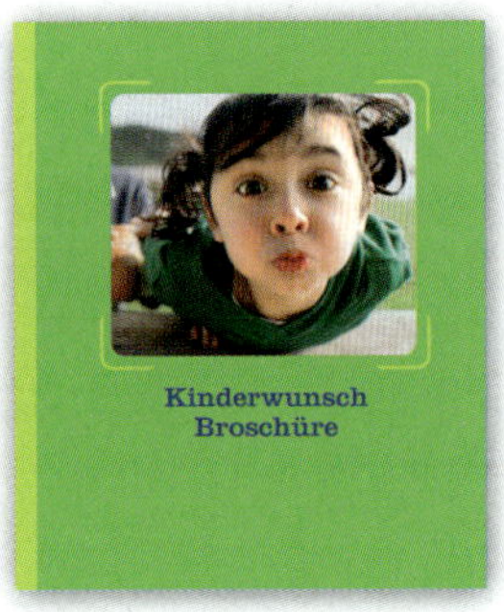

Informationen zum Thema Kinderwunsch in Deutsch, Englisch und Türkisch gibt eine Broschüre von www.kinderwunsch.de

Eine Insemination ist also keine »künstliche Befruchtung«, denn der eigentliche Befruchtungsvorgang erfolgt unbeeinflusst von äußeren Eingriffen im Eileiter der Frau. Richtig ist deshalb die Wortwahl medizinisch assistierte (unterstützte) Befruchtung. Inseminationen werden von den gesetzlichen Krankenkassen in Deutschland nur bei miteinander verheirateten Paaren bezuschusst (s.u.).

In-vitro-Fertilisation (IVF)

Wenn die Eileiter einer Frau verschlossen sind, eine unzureichende Spermienqualität vorliegt oder wenn bereits mehrere Inseminationen fehlgeschlagen sind, kann eine Befruchtung außerhalb des Körpers »im Reagenzglas«, eine In-vitro-Fertilisation (IVF), durchgeführt werden.

Für diese aufwändige Behandlungsform ist es erforderlich, zahlreiche (acht bis zwölf) reife und befruchtungsfähige Eizellen zu gewinnen. Damit dieses Ziel erreicht wird, erhält die Frau zur Vorbereitung der IVF über einen Zeitraum von 10 -14 Tagen Hormone. Auf diese Weise steigt die Aussicht, dass tatsächlich mehrere Eizellen im Eierstock heranreifen, die für die spätere Entnahme zur Verfügung stehen.

Ärztin oder Arzt kontrollieren die hormonelle Anregung (Stimulationsbehandlung) durch wiederholte Ultraschalluntersuchungen und Hormonanalysen. Mit diesen Untersuchungen erkennen sie, wie Eierstöcke und Gebärmutterschleimhaut auf die Hormongaben reagieren und können den Zeitpunkt eingrenzen, der für das erforderliche medikamentöse Auslösen des Eisprungs ideal ist.

Sobald sich die behandelnden Ärztinnen und Ärzte überzeugt haben, dass der optimale Zeitpunkt für das Auslösen des Eisprungs gekommen ist, wird der Frau ein Hormon gegeben, das etwa 40 Stunden später zum Eisprung führt. Da die Fortsetzung der Behandlung unmöglich würde, wenn die Eizellen aus dem Eierstock freigesetzt sind, werden die Eizellen bereits etwa 36 Stunden nach der eisprungauslösenden Hormoninjektion entnommen. Dies geschieht durch eine so genannte Follikelpunktion, die im Allgemeinen in einer kurzen Narkose durchgeführt wird. Zur Follikelpunktion wird ein schmaler Ultraschallkopf, der einen speziellen Vorsatz besitzt, in die Scheide eingeführt. Da die Eierstöcke unmittelbar oberhalb des Scheidenendes liegen, können nun alle herangereiften Eizellen mit einer speziellen Nadel unter Ultraschallsicht durch die Wand der Scheide hindurch aus den Eierstöcken abgesaugt und in ein Nährmedium überführt werden.

Parallel zur Eizellentnahme wird der Mann den Samen durch Masturbation gewinnen und in einem kleinen Gefäß auffangen. Dies geschieht normalerweise in einem separat gelegenen Raum des Kinderwunschzentrums.

Nachfolgend wird das Ejakulat so aufbereitet, dass überwiegend gut bewegliche Samenzellen hochkonzentriert in einer speziellen Nährlösung vorliegen. Diese Aufbereitung dauert etwa ein bis zwei Stunden.

Im nächsten Schritt werden unter mikroskopischer Kontrolle etwa 100.000 Samenzellen des Partners zu jeder gewonnenen Eizelle hinzugefügt. Die Eizellen und Samenzellen bleiben nun etwa 16 Stunden bei Körpertemperatur in einem Wärmeschrank. Am ersten Tag nach der In-vitro-Fertilisation lässt sich durch mikroskopische Untersuchung erkennen, ob eine Befruchtung stattgefunden hat. Nach einem weiteren Tag zeigt sich, ob sich aus den befruchteten Eizellen Embryonen entwickelt haben.

Zwei bis vier Tage nachdem Ei- und Samenzellen zusammengebracht wurden, werden bis zu drei Embryonen in die Gebärmutter transferiert. Dazu wird die vorher zwischen Arzt und Patienten vereinbarte Anzahl von Embryonen zusammen mit einer äußerst geringen Menge an Nährflüssigkeit in einen speziellen Katheter aufgenommen und vorsichtig durch den Muttermund hindurch in die Gebärmutter übertragen (Embryotransfer).

ICSI-Therapie (Intracytoplasmatische Spermieninjektion)

Die ICSI-Therapie ist eine weitere Form der Befruchtung außerhalb des Körpers. Sie wird insbesondere dann angewendet, wenn die Samenzellzahl oder -beweglichkeit so gering ist, dass deshalb eine Befruchtung im Rahmen der zuvor beschriebenen IVF-Therapie nicht zu erwarten ist. Eine ICSI-Therapie kann auch sinnvoll sein, wenn sich bei einer IVF-Therapie keine oder nur vereinzelt Eizellen normal befruchtet haben.

Bei dieser Methode ist die Behandlung bis einschließlich der Eizellgewinnung identisch mit der der IVF-Therapie. Im Gegensatz zur IVF-Behandlung wird aber jeweils ein Spermium mit Hilfe einer sehr feinen Hohlnadel unter mikroskopischer Sicht direkt in eine Eizelle gespritzt. Der Ablauf der anschließenden Behandlungsschritte entspricht dem der IVF-Therapie.

Fremdsamenspende

Die Kinderwunschbehandlung unter Verwendung der Samenzellen eines in der Regel unbekannten Dritten ist in Deutschland sowohl in Form der Samenübertragung (donogene Insemination) als auch im Rahmen der Befruchtung außerhalb des Körpers zulässig. Für diese Therapie, die von den allermeisten Kinderwunschzentren angeboten wird, kommen zahlreiche Indikationen in Betracht: An erster Stelle steht die nicht mit anderen Behandlungsformen zu behebende oder zu lindernde Fruchtbarkeitsstörung des Mannes.

Neben der medizinischen Beratung sollte bereits vor der Inanspruchnahme einer Fremdsamenspende eine psychologische Begleitung erwogen werden. Da nicht alle rechtlichen Fragen im Zusammenhang mit der Anwendung von Fremdsamenzellen gesetzlich geregelt sind, ist die rechtliche Beratung durch einen entsprechend fachlich versierten Rechtsanwalt notwendig. Nicht zuletzt aus Gründen der Rechtssicherheit ist die Beurkundung des auf die Behandlung gerichteten Vertrags durch einen Notar für alle beteiligten Personen dringend zu empfehlen.

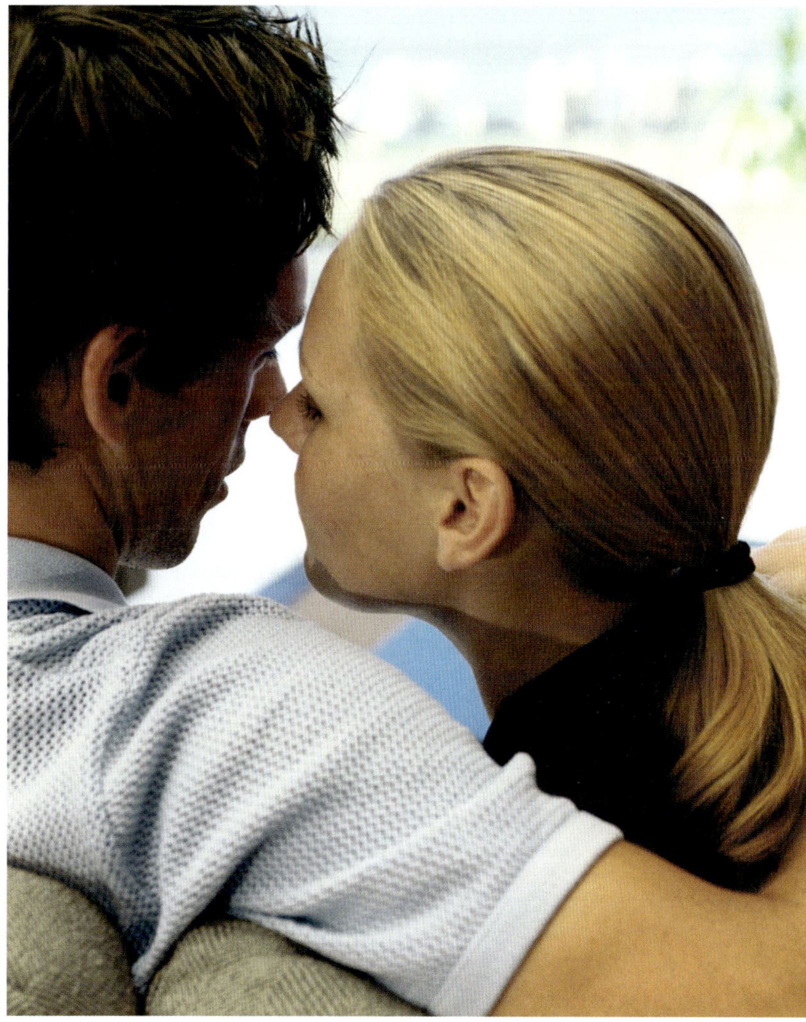

Bei allem Nachforschen nach den Ursachen der Unfruchtbarkeit sollten auch seelische Faktoren immer mit einbezogen werden

Weiterführende Informationen zur Behandlung mit Spendersamen finden Sie im Internetauftritt des Arbeitskreises Donogene Insemination (www.donogene-insemination.de).

Eizellspende

Die Übertragung einer unbefruchteten oder die Befruchtung einer Eizelle zu einem anderen Zweck als eine Schwangerschaft der Frau herbeizuführen, von der die Eizelle stammt, ist in Deutschland unter Strafandrohung gesetzlich verboten (Embryonenschutzgesetz von 1990). Nicht bestraft wird jedoch die Frau, die sich eine nicht von ihr stammende (un-)befruchtete Eizelle oder einen nicht aus ihrer Eizelle hervorgegangenen Embryo übertragen lässt.

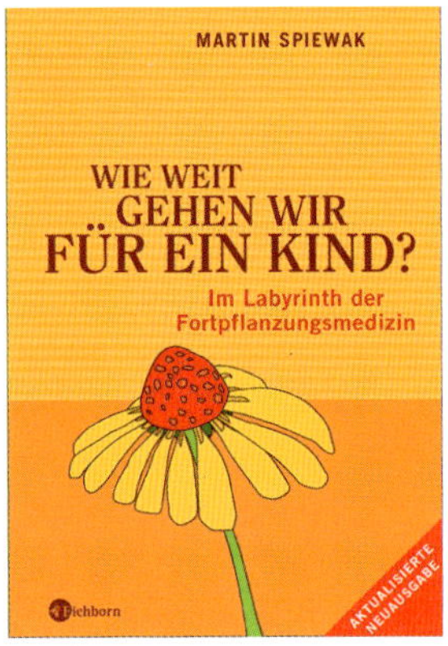

BUCHTIPP
Martin Spiewak
»Wie weit gehen wir für ein Kind? Im Labyrinth der Fortpflanzungsmedizin.«
Erschienen bei Eichborn
22,90 Euro

Durch die Entscheidung des Europäischen Gerichtshofs für Menschenrechte (EGMR) vom 1. April 2010 zur Unzulässigkeit des Verbots der Eizellspende, wenn andere Verfahren der Befruchtung außerhalb des Körpers in einem Staat erlaubt sind, könnte sich die Rechtslage auch in Deutschland zukünftig ändern.

Wie hoch ist die Wahrscheinlichkeit, durch eine Kinderwunschbehandlung schwanger zu werden?

Die Wahrscheinlichkeit, durch eine Kinderwunschbehandlung schwanger zu werden, hängt wesentlich vom Alter der Frau ab. Mit anderen Worten: Je jünger eine Frau zum Zeitpunkt der Behandlung, desto größer ist ihre Chance, schwanger zu werden. Die sogenannte klinische Schwangerschaftsrate (Nachweis eines embryonalen Herzschlags im Ultraschall) ist bei den verschiedenen Verfahren unterschiedlich hoch und liegt

- pro Insemination bei etwa 10 bis 25 Prozent
- bei der IVF- oder ICSI-Therapie pro Behandlungszyklus mit Embryotransfer - abhängig vom Alter der Frau und der Zahl übertragener Embryonen - zwischen 10 und 40 Prozent

Werden im Rahmen der Befruchtung außerhalb des Körpers mehrere Embryonen übertragen, liegt die Wahrscheinlichkeit mit Mehrlingen schwanger zu werden bei etwa 20 Prozent.

Da die Eizellen bereits vorgeburtlich angelegt werden, unterliegen sie im Laufe des Lebens unausweichlichen Alterungsprozessen mit der Folge, dass ihre »Qualität« unaufhaltsam abnimmt, auch wenn diese Abnahme durchaus in individuell unterschiedlicher Geschwindigkeit geschieht. Aus dieser Tatsache erklärt sich, weshalb jüngere Frauen bei jeder Form der Kinderwunschbehandlung bessere Aussichten auf eine Schwangerschaft und die anschließende Geburt eines Kindes haben. Bei der Befruchtung außerhalb des Körpers können Frauen bis zum Alter von 35 Jahren mit einer durchschnittlichen Schwangerschaftsrate pro Embryotransfer zwischen 30 und 40 Prozent rechnen. Auch bei einer 40-jährigen Frau kann die Wahrscheinlichkeit schwanger zu werden unter günstigen Voraussetzungen pro Embryotransfer noch knapp 20 Prozent erreichen.

Die Behandlungs- und Ergebnisdaten deutscher Einrichtungen, die Befruchtungen außerhalb des Körpers vornehmen dürfen, werden in dem weltweit anerkannten Deutschen IVF-Register (D·I·R) zusammengetragen und jährlich mit einem Jahr Verzögerung veröffentlicht (http://www.deutsches-ivf-register.de).

Wann sollte mit einer Kinderwunschbehandlung begonnen werden?

Die Weltgesundheitsorganisation (WHO) spricht von Sterilität, also von Unfruchtbarkeit, wenn bei einem Paar nach einem Jahr regelmäßigen Geschlechtsverkehrs keine Schwangerschaft eingetreten ist. Allerdings gibt es Paare – vor allem solche, bei denen die Frau bereits über 40 Jahre alt ist – die diese Zeit nicht abwarten wollen und überlegen, schon eher mit der Kinderwunschbehandlung zu beginnen. Ob ein schneller Übergang zu einer Kinderwunschbehandlung sinnvoll ist und ob sich die Wahrscheinlichkeit einer Schwangerschaft dadurch erhöht, hängt - wie bereits mehrfach erwähnt -

wesentlich vom Alter der Frau ab. Der Start einer Kinderwunschbehandlung muss in jedem Fall sorgfältig und individuell abgewogen werden.

7.2. Risiken der Kinderwunschbehandlung

Auch wenn die verschiedenen Möglichkeiten einer Kinderwunschbehandlung ohne jeden Zweifel einen großen therapeutischen Fortschritt darstellen, sind mit ihr auch Risiken verbunden, die nicht verschwiegen, sondern offen angesprochen werden sollen. Zu den möglichen Problemen zählen:

- Eine erhöhte Zahl an Zwillings- und Drillingsschwangerschaften. Daraus resultiert im Vergleich zur Einlingsschwangerschaft ein erheblich ansteigendes Risiko für die Frau, schwangerschaftsbedingte Erkrankungen zu erleiden. Da sich mit der Zahl an erwarteten Kindern auch die Frühgeburtlichkeit und damit das Risiko der Geburt extrem kleiner Kinder überproportional erhöht, steigt auch das Ausmaß an gesundheitlichen Spätfolgen für diese Kinder

- Mehr Fehlgeburten

- Und sicher in vielen Fällen große psychische Belastungen durch die Maßnahmen selbst oder durch auftretende Komplikationen und Misserfolge der Behandlung

Einige Behandlungsmaßnahmen können aber bereits ernste Nebenwirkungen haben. Bei der Behandlung mit Tabletten oder Spritzen, durch die die Eizellreifung angeregt wird, kann es in Folge dieser Therapie in einigen wenigen Fällen zu Nebenwirkungen wie dem so genannten ovariellen Überstimulationssyndrom kommen. Leichtere Formen bestehen im Auftreten von Unterleibsschmerzen, Übelkeit und Durchfall. Schwere, manchmal auch lebensbedrohende Folgen der medikamentösen Behandlung sind Flüssigkeitsansammlung im Bauchraum, verbunden mit Atembeschwerden, Luftnot und Bluteindickung. Sie sind mit ca. 1 Prozent aber recht selten.

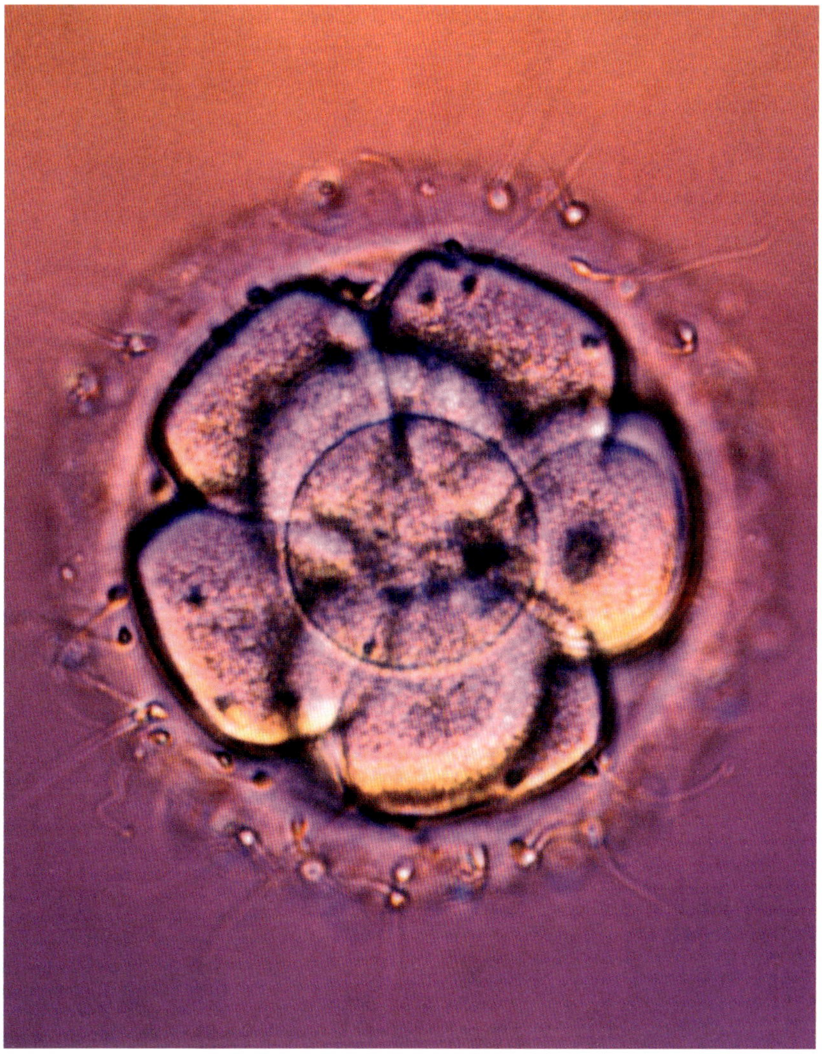

Falls Sie eine Hormonbehandlung in Erwägung ziehen, sollten Sie sich – wie bereits gesagt – gegebenenfalls durch einen Psychologen oder Psychotherapeuten begleitend beraten lassen.

Bei einer Kinderwunschbehandlung sind Zwillings- und Drillingsschwangerschaften häufiger

Erhöhtes Fehlbildungsrisiko bei assistierter Befruchtung?

Ob die IVF- oder ICSI-Behandlung das Risiko von Fehlbildungen des Kindes erhöht, ist nach wie vor umstritten. Das Fehlbildungsrisiko zwischen IVF- und ICSI-Behandlung ist nicht unterschiedlich. Es scheint aber so zu sein, dass das Fehlbildungsrisiko bei beiden Verfahren etwas höher ist als bei einer natürlichen Zeugung. Unklar ist dabei, ob die Ursachen dafür tatsächlich in den Behandlungsmethoden liegen oder Paare mit Fertilitätsstörungen generell ein höheres Fehlbildungsrisiko aufweisen.

7.3 Wer trägt die Kosten der Kinderwunschbehandlung?

Gesetzliche Krankenkassen

Soweit die Behandlung nicht in einer Insemination oder einer Befruchtung außerhalb des Körpers besteht, stellen gesetzliche Krankenkassen die Therapie – sieht man von Praxis- und Rezeptgebühr ab – ohne Eigenbeteiligung oder sonstige Einschränkungen zur Verfügung, soweit sie wirtschaftlich, zweckmäßig und notwendig ist.

Für Behandlungen, die eine Insemination oder Befruchtung außerhalb des Körpers beinhalten, hat der Gesetzgeber besondere Regelungen erlassen. Als Grundvoraussetzung des Leistungsanspruchs gegenüber der Gesetzlichen Krankenkassenversicherung (GKV) ist es erforderlich, dass das Paar miteinander verheiratet ist und ausschließlich die von ihm stammenden Keimzellen verwendet werden.

Zu Beginn des Jahres 2004 wurden wesentliche und folgenschwere gesetzliche Änderungen für die Inanspruchnahme dieser Therapieformen zu Lasten der GKV eingeführt:

- Eigenbeteiligung in Höhe von 50 Prozent an den Kosten der Leistungen, die in den Katalog der GKV fallen
- Ausnahmslose Begrenzung auf maximal drei Behandlungszyklen
- Das Alter der Frau muss beim Beginn jedes Behandlungszyklus zwischen dem vollendeten 25. und 40. Lebensjahr liegen
- Das Alter des Mannes muss beim Beginn jedes Behandlungszyklus zwischen dem vollendeten 25. und 50. Lebensjahr liegen

Diese gesetzlichen Einschnitte blieben nicht ohne Konsequenzen. Wurden im Jahr 2002 etwa 87.000 Behandlungen zur Befruchtung außerhalb des Körpers in Deutschland durchgeführt, sank deren Zahl im Jahr 2008 auf etwa 68.000 Behandlungszyklen mit einer entsprechenden Abnahme an sehnlich erwünschten Kindern, die ihr Leben dieser Therapieform verdanken. Angesichts einer stetig sinkenden Geburtenrate eine bedauerliche Fehlentscheidung des Gesetzgebers.

Private Krankenversicherung

Private Krankenversicherungen übernehmen in den meisten Fällen alle Kosten, soweit die Ursache der Fruchtbarkeitsstörung bei ihrer oder ihrem jeweiligen Versicherten liegt (sogenanntes Verursacherprinzip).

Allerdings ist eine der Voraussetzungen – zumindest im Hinblick auf die Befruchtung außerhalb des Körpers – dass die Wahrscheinlichkeit für das Eintreten einer Schwangerschaft bei mindestens 15 Prozent liegt. Bei Frauen jenseits des 40. Lebensjahres liegt die Wahrscheinlichkeit, mit Hilfe einer Befruchtung außerhalb des Körpers schwanger zu werden, im Allgemeinen unterhalb des genannten Prozentsatzes. Private Krankenversicherungen sind deshalb mitunter geneigt, eine Kostenübernahme allein aufgrund des erreichten Lebensalters abzulehnen. Jedoch bemisst sich die Chance, dass eine Befruchtung außerhalb des Körpers zur Schwangerschaft führt, nicht ausschließlich nach dem chronologischen Alter der Frau zum Zeitpunkt der vorgesehenen Behandlung. Wie der Bundesgerichtshof im Jahre 2005 zur Einstandspflicht einer privaten Krankenversicherung entschieden hat, sind vielmehr zahlreiche andere medizinisch belegte Prognosefaktoren mit heranzuziehen.

Bei der Gesamtbetrachtung der individuellen Situation kann deshalb im Ergebnis durchaus auch jenseits des 40. Lebensjahres eine Wahrscheinlichkeit bestehen, die den geforderten Prozentsatz einer Erfolg versprechenden Behandlung erreicht oder übersteigt.

Ob nicht miteinander Verheiratete Anspruch auf Erstattung von Behandlungskosten haben, die durch den jeweils privat Versicherten verursacht werden, wird widersprüchlich beurteilt. Eine höchstrichterliche Entscheidung zu dieser Frage steht bislang aus.

Hinweis: In neueren Angeboten zur Krankheitskostenvollversicherung finden sich zunehmend Einschränkungen oder gar Ausschlüsse der Kostenübernahme fortpflanzungsmedizinischer Therapieformen. Wenn ein solcher Vertrag abgeschlossen wird, sind in späteren Jahren eventuell erforderlich werdende Behandlungskosten in vollem Umfang aus eigenen Mitteln zu bestreiten.

! Info

Das kostet eine Kinderwunschbehandlung – Kostenüberblick (Stand Mai 2010)

	Gesetzlich versichert (Ø Eigenanteil)	Nicht gesetzlich versichert
Insemination mit / ohne hormonelle(r) Stimulation	110,00 Euro	400,00 – 600,00 Euro
IVF inklusive Embryotransfer	600,00 Euro	2.000,00 Euro - 3.500,00 Euro
ICSI mit Embryotransfer	700,00 Euro	4.500,00 Euro - 7.500,00 Euro
Anästhesiekosten	158,00 Euro	500,00 Euro

Dazu fallen Kosten für Medikamente an (für gesetzlich Versicherte mit Anspruch auf Leistungen der Krankenkasse halbieren sich die aufgeführten Werte) IUI: durchschnittlich 50,00 € ohne und 750,00 € mit hormoneller Stimulation, IVF und ICSI: durchschnittlich 1.600 €

Warum reisen Paare zu einer Kinderwunschbehandlung ins Ausland?

Eine Reihe von deutschen Paaren, die sich ein Baby wünschen, reist ins Ausland, um sich dort einer Kinderwunschbehandlung zu unterziehen, die in Deutschland gesetzlich verboten ist. Wie bereits erwähnt, gehört dazu die Befruchtung außerhalb des Körpers, bei der gespendete Eizellen eingesetzt werden.

Ein weiterer Grund für die Behandlung im Ausland sind vorgeblich die in Deutschland besonders hohen Kosten einer Kinderwunschbehandlung. Viele Anbieter in osteuropäischen Ländern locken mit Angeboten, die auf den ersten Blick preiswerter erscheinen. Zusätzliche Kosten für Reise und Unterkunft sowie fragwürdige Zusatzbehandlungen können die vermeintliche Kostenersparnis schnell schmelzen lassen. Viele Paare verspüren bei einer Auslandsbehandlung auch ein hohes Maß an Stigmatisierung.

Der Verweis auf viel versprechende Erfolgsquoten ist ein weiteres Mittel, Paare in ausländische Einrichtungen zu locken. Wer die Erfolgsquoten verschiedener Kinderwunschzentren miteinander vergleichen will, sollte einen sehr genauen Blick darauf werfen, was sich hinter der Quote tatsächlich verbirgt. Sind es Schwangerschaften pro Eizellentnahme (Follikelpunktion) oder Schwangerschaften pro Embryotransfer? Deutsche Zentren geben die Zahl der erfolgreichen Embryotransfers an;

die Zahl der Schwangerschaften pro Follikelpunktion liegt naturgemäß höher.

In der EU-Statistik (siehe Abbildung unten) belegen die deutschen Zentren einen sehr guten Platz.

Schwangerschaftsraten nach IVF-Behandlung (pro Transfer) in ausgewählten europäischen Ländern

Quelle: www.repromed.de/downloads/calimera.pdf

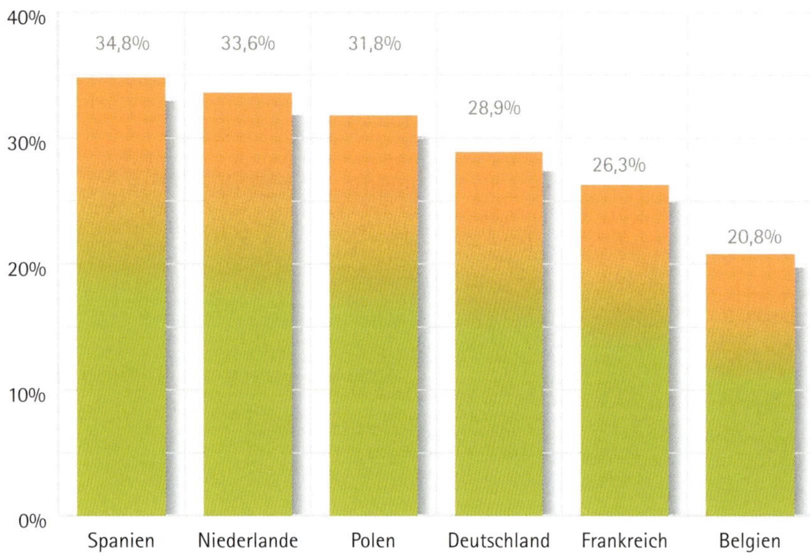

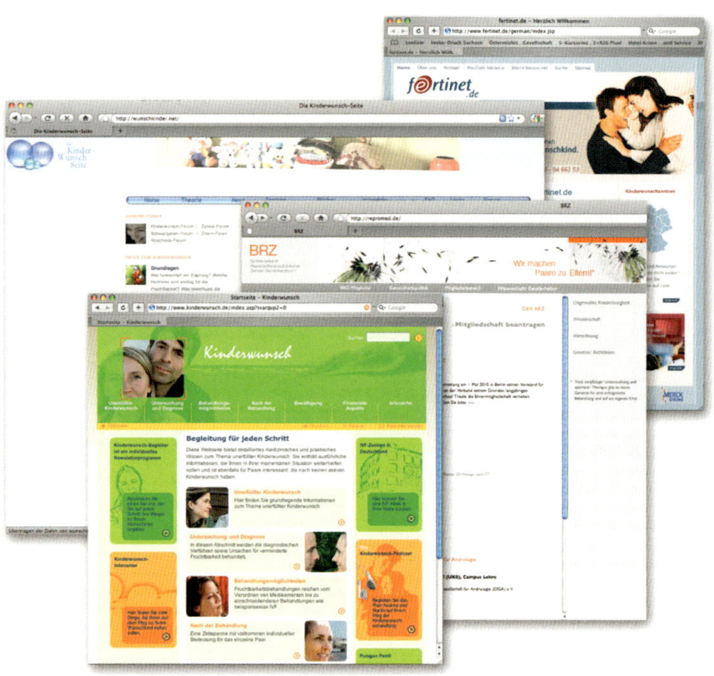

Empfehlung

Lassen Sie sich eingehend von Ihrer Frauenärztin oder von Ihrem Frauenarzt über die Möglichkeiten und Kosten von Kinderwunschbehandlungen beraten.

Viele Kinderwunschzentren bieten Informationsabende an, bei denen Sie sich über die Chancen einer Kinderwunschbehandlung informieren können.

Bleiben Sie kritisch, wenn Ihnen besonders günstig erscheinende Behandlungserfolge präsentiert werden, die erheblich vom Durchschnitt abweichen.

Eine Kinderwunschbehandlung stellt zweifellos einen großen therapeutischen Fortschritt dar. Sie beinhaltet aber auch Risiken, über die sich Frau und Mann im Voraus klar sein sollten.

Weitere Informationen und eine Suchmaschine für Kliniken und Zentren für Kinderwunschbehandlung in Ihrer Wohnortnähe finden Sie unter folgenden Internetadressen:

www.fertinet.de

www.kinderwunsch.de

www.repromed.de

www.wunschkinder.net

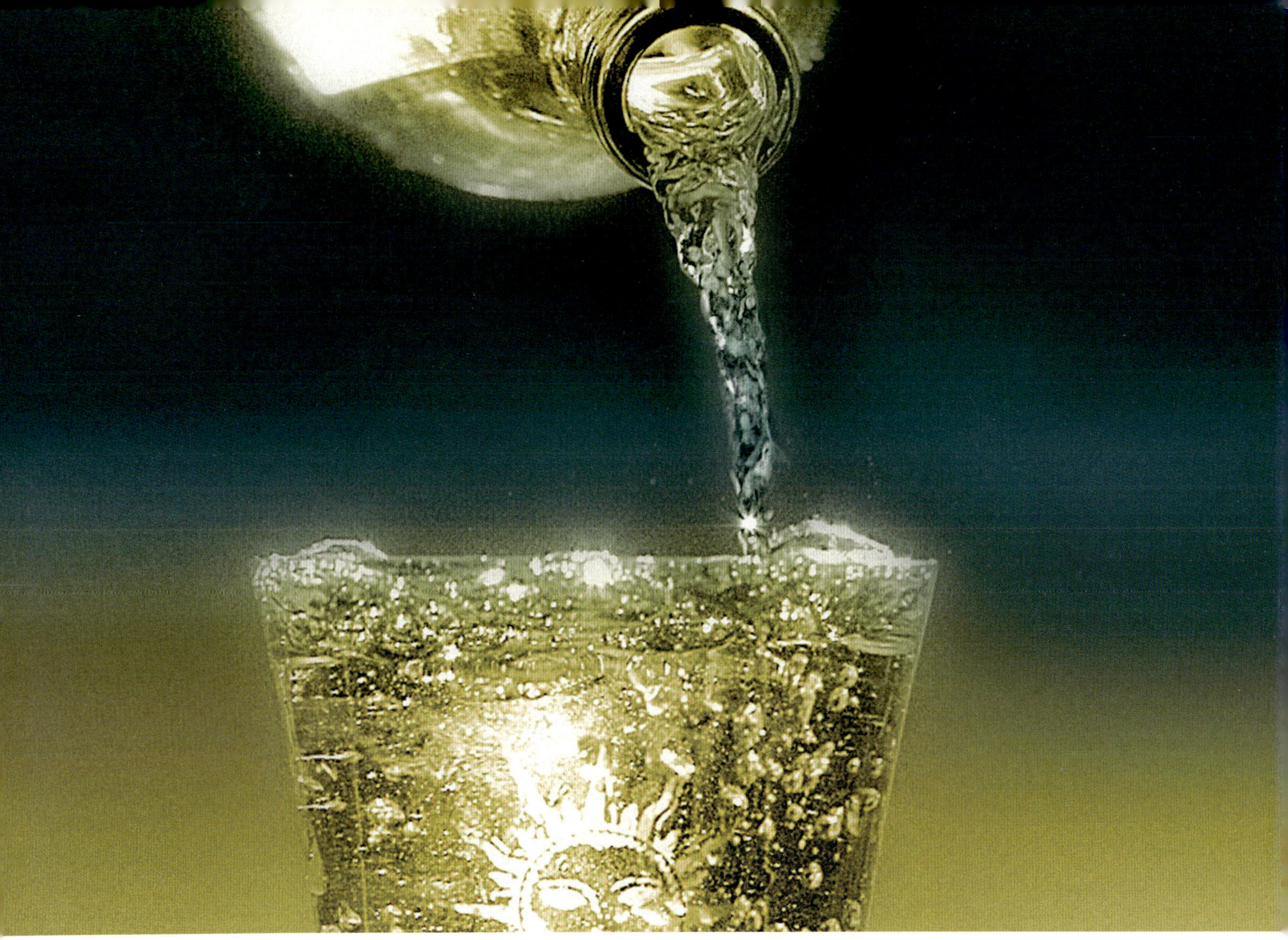

8 Checkliste für eine gesunde Schwangerschaft

In diesem Buch haben wir Sie ausführlich darüber informiert, wie eine Schwangerschaft sicher und gesund eintreten kann. Wir haben Ihnen außerdem aufgezeigt, wie sich Komplikationen wie Fehlgeburt, Frühgeburt und Fehlbildungen beim Kind vermindern lassen. Speziell für Paare, die sich schon länger ein Kind wünschen, ist es wichtig, über Faktoren, die sich positiv auf die Fertilität auswirken, Bescheid zu wissen. Denn Sie und Ihr Partner können gemeinsam mit den betreuenden Ärzten eine Menge tun, um ihren Kinderwunsch zu erfüllen.

Mit unserem Vorsorgeprogramm können Sie sich optimal auf ein Baby vorbereiten. Bereits unser BabyCare-Programm hat bewiesen, dass sich gezielte Informationen und Vorsorgemaßnahmen auszahlen: BabyCare-Teilnehmerinnen haben 25 Prozent weniger Frühgeburten als Nichtteilnehmerinnen.

Was also sollten Sie tun, wenn Sie eine Schwangerschaft planen? Vor dem Absetzen der Pille bzw. anderer Verhütungsmittel oder wenn Sie bereits nicht mehr verhüten, sollten Sie und Ihr Partner:

- Ihren Impfstatus bei der Frauenärztin/-arzt bzw. bei der Hausärztin/-arzt überprüfen lassen;
- einen Termin beim Zahnarzt / bei der Zahnärztin vereinbaren, um den Zahngesundheitszustand checken zu lassen und um Risiken durch Parodontitis auszuschließen;

Wann persönliche Empfehlungen erfolgen

Es treten in den Familien der Partner gehäuft auf: (Auswertung der Fragebogen)
Diabetes mellitus
Erkrankungen der Schilddrüse
Thromboserisiko/APC-Resistenz
Thromboserisko/Prothrombin Mutation
Fehlbildungen, u.a. Lippen-Kiefern-Gaumenspalten
Andere Erbkrankheiten
Es treten beim Paar auf:
Mehr als 3 Sexualpartner in den letzen 5 Jahren
Häufige Urogenitalinfektionen
Chronische Krankheiten
Regelmäßige Medikamentenverwendung
Katzenhaltung, Landwirtschaft, Kontakt mit Katzen (Frau)
Kontakt der Frau zu Kleinkindern (z.B. Kindergärtnerinnen)
Mehr als 2 Aborte (Frau)
Rauchen
Alkohol
Drogen
Belastungen mit Chemikalien
Ernährungsverhalten, Mikronährstoffmangel
Unter- oder Übergewicht
Stress und Belastungen
Sport/Kein Sport
Geplante Fernreisen
Fertilitätsprobleme
Überdurchschnittlich häufige Vaginalinfektionen

- sich darüber klar werden, ob und welche Risiken für Ihre Fertilität und für die Ihres Partners bestehen. Überlegen Sie, welche Sie durch eine veränderte Lebensweise (z.B. Nikotinentwöhnung, Gewichtsabnahme) alleine ausschließen können und welche Sie mit Ihrer Ärztin/Ihrem Arzt besprechen sollten (z.B. Medikamenteneinnahme, Krankheiten, Erbkrankheiten);
- Folsäure einnehmen;
- Stress abbauen, Entspannungstechniken lernen.

Wir wollen Sie bei der Planung Ihrer Schwangerschaft unterstützen. Füllen Sie und Ihr Partner die beigefügten Fragebogen aus und schicken Sie sie uns ein. In ca. 2-3 Wochen erhalten Sie ein Auswertungsschreiben mit einer persönlichen Analyse und individuellen Empfehlungen. Werden im Auswertungsschreiben diagnostische Untersuchungen oder Tests empfohlen, machen Sie einen Termin bei Ihrer behandelnden Ärztin/Ihrem behandelnden Arzt und nehmen Sie das Auswertungsschreiben mit. Es erleichtert der Ärztin/dem Arzt die Anamnese und Ihnen das Gespräch.

Wenn sich aus den Untersuchungen und Tests keine behandlungsbedürftigen Krankheiten ergeben und Sie daher die Pille oder andere Verhütungsmittel absetzen, sollten Sie täglich 800 Mikrogramm Folsäure zu sich nehmen. Falls Fehlbildungen in der Familie aufgetreten sind, sollten Sie Folsäure in höherer Dosierung (bitte mit der Ärztin/dem Arzt absprechen) einnehmen. Es ist klar nachgewiesen, dass bei Frauen, die Folsäure bereits vor der Schwangerschaft einnehmen, die Fehlbildungsrate beim Neugeborenen um 70 Prozent gesenkt werden kann.

Das Auswertungsschreiben enthält persönliche Empfehlungen oder die Empfehlung, Ärzte aufzusuchen, wenn bei Ihnen oder Ihrem Partner ein oder mehrere Risiken aus der nebenstehenden Auflistung vorliegen.

Sie erhalten im Auswertungsschreiben auch – wenn es bei Ihnen angezeigt erscheint – Empfehlungen, diagnostische und/oder therapeutische

Die Checklisten für Paare

Sechs Schritte zu einer gesunden Schwangerschaft

Leistungen durchführen zu lassen, die oft nicht im Leistungskatalog der gesetzlichen Krankenkassen enthalten sind und von Ihnen selbst bezahlt werden müssen. Es handelt sich um die so genannten Individuellen Gesundheitsleistungen ("IGel"), aber auch andere Leistungen und Produkte, die Sie selbst bezahlen müssen. Manche IGel-Leistungen sind möglicherweise entbehrlich. Andererseits darf man nicht übersehen, dass die von den Kassen finanzierten Leistungen häufig noch ganz neuartige und sehr sinnvolle Verfahren nicht beinhalten.

Sie können in Bezug auf die von uns empfohlenen Maßnahmen und Leistungen zu 100 Prozent sicher sein, dass diese aus medizinischer Sicht sinnvoll sind.

Paare, die sich ein Kind wünschen, können sich mit dem Buch und dem Auswertungsschreiben optimal auf eine Schwangerschaft vorbereiten. Paare, die schon länger auf den Eintritt einer Schwangerschaft warten, erhalten alle Informationen über mögliche Ursachen und Handlungsmöglichkeiten, die eine Kinderwunschbehandlung gegebenenfalls unnötig machen.

Paaren, die sich bereits vor oder in einer Kinderwunschbehandlung befinden, hat dieses Buch und das Auswertungsschreiben alle Informationen und Empfehlungen an die Hand gegeben, damit die aufwändigen medizinisch-therapeutischen Maßnahmen durch gesundheitsförderndes Verhalten schnell zum Erfolg führen.

Auch nachdem Sie das Auswertungsschreiben von uns erhalten haben, können Sie sich weiter von uns per E-Mail beraten lassen (www.planbaby.de). In den Kosten der Analyse und Auswertung ist die Beantwortung von fünf Fragen per Mail enthalten.

Wir wünschen Ihnen viel Erfolg und alles Gute!

Checkliste für Frauen

Termin beim Frauenarzt zur Klärung des Impfschutzes

- ☐ Impfbuch suchen und finden
- ☐ Impfungen/Auffrischungsimpfungen durchführen lassen
- ☐ Etwaige Karenzzeiten beachten

Termin beim Zahnarzt zur Überprüfung der Zahngesundheit

- ☐ Behandlung von Zahnerkrankungen (unter anderem Parodontitis)

planBaby Fragebogen ausfüllen und einsenden

- ☐ Auswertungsschreiben sorgfältig lesen und Empfehlungen folgen

Den Empfehlungen im Auswertungsschreiben folgen

- ☐ Bei empfohlenen ärztlichen Untersuchungen und Tests Arzttermin machen

Gegebenenfalls Termin beim Frauenarzt zur weiteren Klärung bzw. Untersuchung vereinbaren

- ☐ Das Auswertungsschreiben zum Arzttermin mitbringen

Nach Absetzten der Pille oder anderer Verhütung

- ☐ Tägliche Einnahme von 800 Mikrogramm Folsäure
- ☐ Bei familiärer Belastung oder Kindern mit Fehlbildungen: 4 bis 6 Milligramm

Checkliste für Männer

Termin beim Hausarzt zur Klärung des Impfschutzes

- ☐ Impfbuch suchen und finden
- ☐ Impfungen/Auffrischungsimpfungen durchführen lassen
- ☐ Etwaige Karenzzeiten beachten

Termin beim Zahnarzt zur Überprüfung der Zahngesundheit

- ☐ Behandlung von Zahnerkrankungen (u.a.Parodontitis)

planBaby Fragebogen ausfüllen und einsenden

- ☐ Auswertungsschreiben sorgfältig lesen und Empfehlungen folgen

Den Empfehlungen im Auswertungsschreiben folgen

- ☐ Bei empfohlenen ärztlichen Untersuchungen und Tests Arzttermin machen

Gegebenenfalls Termin beim Hausarzt zur weiteren Klärung bzw. Untersuchung vereinbaren

- ☐ Das Auswertungsschreiben zum Arzttermin mitbringen

Nahrungsergänzung

- ☐ Tägliche Einnahme von 400 Mikrogramm Folsäure

9 Erklärung von Fachausdrücken und Abkürzungen

Abort	Fehlgeburt, Abgehen des Fötus innerhalb der ersten Monate
Adipositas	Übergewicht
Adrenalin	Stresshormon
Amalgam	Gebräuchlichste Substanz für Zahnfüllungen, umstritten wg. des Quecksilberanteils und damit eventueller gesundheitlicher Risiken
Amenorrhoe	Ausbleiben der Monatsblutung
Amniozentese	Fruchtwasseruntersuchung zur Feststellung von Chromosomenanomalien
Anamnese	Die Vorgeschichte des Patienten
Anämie	Blutarmut, zu niedriger Anteil an roten Blutkörperchen, ursächlich ist oft Eisenmangel
Androgenspiegel	Gibt Aufschluss über den Anteil an männlichen Hormonen
Anti-Baby-Pille	Hormonelles Medikament, das zur Verhütung einer Schwangerschaft eingenommen wird
Antibiotika	Medikamente, die Bakterien abtöten
Antihistaminika	Mittel gegen allergische Reaktionen
Antihypertonika	Medikamente zur Behandlung des Bluthochdrucks
Antioxidantien	Radikalenfänger, die helfen, Schadstoffe im Körper abzubauen
Asthma	Anfallsartig auftretende schwere Atemnot
Arthralgien	Schmerzhafte Gelenke
Arthritis	Gelenkentzündungen
Atopische Krankheiten	Heuschnupfen, Asthma und Neurodermitis

Bakterielle Vaginose	Durch Bakterien hervorgerufene Infektion der Vagina (Scheide)
Basaltemperatur	Körpertemperatur
Body-Mass-Index	Bewertung des Körpergewichts, wird verwendet, um nach einer bestimmten Formel zu berechnen, ob Normal-, Über- oder Untergewicht vorliegt
Candida albicans	Scheidenpilz
Canzerogene Effekte	Effekte, die zur Entstehung von Krebs führen
Chlamydien	Erreger einer weit verbreiteten Genit/alinfektion, die häufig ohne Beschwerden verläuft, aber schwere Folgererkrankungen wie Unfruchtbarkeit nach sich ziehen kann
Chorionzottenbiopsie	Zellenuntersuchung von Material des Mutterkuchens (damit können genetisch bedingte Erkrankungen erkannt werden)
Chromosomen	Träger der Erbsubstanz
Chromosomenanomalien	Erblich bedingte Chromosomenveränderungen
Chronische Krankheiten	Bleibende Krankheiten im Gegensatz zu akuten und heilbaren Erkrankungen
Cytomegalie-Virus	Verursacht die häufigste Infektion in der Schwangerschaft, durch Sexualverkehr und Küsse übertragbar
Diabetes mellitus	Zuckerkrankheit
Diagnose	Erkennen und Benennen von Krankheiten durch medizinische Untersuchungen
Diphtherie	Infektionskrankheit, die mit Halsschmerzen beginnt, kann auch tödlich verlaufen. Schutz durch entsprechende Impfung
Down-Syndrom	Chromosomenveränderung, auch Trisomie 21 genannt

Ejakulat	Männlicher Samen, wenn er den Penis verlässt
Ejakulation	Samenerguss
ELISA	Spezielles Laboruntersuchungsverfahren
Embryo	Medizinischer Fachbegriff für die Frucht in der Gebärmutter in den ersten zwölf Schwangerschaftswochen
Endokrin	Im weiteren Sinne bedeutet endokrin auf das Hormonsystem bezogen
Endometriose	Wachstum von Schleimhaut außerhalb der Gebärmutter
Enzephalitis	Gehirnentzündung
Epidemiologie	Wissenschaft über die Verbreitung von Krankheiten
Erektionsstörungen	Unfähigkeit des Mannes, einen steifen Penis zu bekommen
Erst-Trimester-Screening	Untersuchung in der Schwangerschaft, um die Wahrscheinlichkeit von Chromosomenveränderungen, speziell Trisomie 21, zu ermitteln
Fehlgeburt	Verlust des Embryos vor der 22. Woche mit einem Geburtsgewicht unter 500 Gramm
Fertilitätsstörungen	Furchtbarkeitsstörungen, die verschiedenste Ursachen haben und auch nur zeitweise auftreten können
Fertility Center	Kliniken, die auf Kinderwunschbehandlung spezialisiert sind
Fluor vaginales	Scheidenausfluss, durch unterschiedliche Erreger wie auch Stress ausgelöst
Folsäure (Vitamin B9)	Prophylaktische Gabe vor und in der Schwangerschaft, kann die Gefahr bestimmter Fehlbildung beim Neugeborenen senken
Fötus, Fetus	Lateinisch: Leibesfrucht. Medizinischer Ausdruck für das Kind im Mutterleib ab der 13. Schwangerschaftswoche nach der Zeugung
Frühgeburt	Geburt vor der 37. Schwangerschaftswoche oder mit weniger als 2500 g Geburtsgewicht
Gastritis	Entzündung der Magenschleimhaut
Genitalien	Geschlechtsorgane
Genitalinfektion	Entzündung der Geschlechtsorgane
Gen-Mutation	Veränderung eines Erbmerkmals
Gingivitis	Oberflächliche Entzündung des Zahnfleisches
Gonaden	Geschlechtsdrüsen
Gonorrhoe	Geschlechtskrankheit, auch Tripper genannt
Hämophilie	Bluterkrankheit, Frauen können Überträger sein, aber nur Männer erkranken daran
HCG	Hormon, das nur von Schwangeren produziert wird und sich in Schwangerschaftstests nachweisen lässt
Hepatitis	Durch Viren übertragbare Entzündung der Leber, am häufigsten sind A, B und C. Impfungen sind gegen A und B möglich
Helicobacter pylori	Bakterium, das eine Magenschleimhautentzündung (auch B-Gastritis genannt) auslöst. Behandlung erfolgt mit Antibiotika
Herpes	Virusinfektion, zeigt sich in Bläschen, meist an der Lippe, aber auch an anderen Körperstellen (z.B. den Genitalien)
Hormone	Botenstoffe im Körper, wie beispielsweise Östrogen oder Schilddrüsenhormon
Hormonbehandlung	Wird in der Kinderwunschbehandlung zum Ausgleich von Hormonstörungen durchgeführt
Humanes Papilloma Virus (HPV)	Führt zur Infektion von Haut und Schleimhautzellen, die im Genitalbereich Tumore bilden können
Hyperthyreose	Überfunktion der Schilddrüse, die zu viel Hormon produziert
Hypertonie	Bluthochdruck
Hypothyreose	Unterfunktion der Schilddrüse, die zu wenig Hormon produziert
Hypophyse	Hirnanhangdrüse

Hypotonie	Niedriger Blutdruck
IGel Leistungen	Abkürzung für Individuelle Gesundheitsleistung, d.h. Tests und Untersuchungen, die nicht von der Krankenkasse übernommen, sondern privat bezahlt werden
Immunität	Erlangt man, wenn man eine Krankheit durchgemacht oder eine entsprechende Impfung erhalten hat und nicht noch einmal daran erkranken kann
Imunglobuline	Eiweiße, die für die Abwehr von Krankheiten zuständig sind
Indikation	Notwendigkeit einer medizinischen Handlung
Infertilität	Unfruchtbarkeit
Insemination	Instrumentelle Einbringung von männlichen Samenzellen in der Zeit um den Eisprung in Gebärmutterhals oder -höhle
In-vitro-Fertilisation	Künstliche Befruchtung von Ei- und Samenzelle im Reagenzglas. Die befruchteten Eizellen werden später in die Gebärmutter eingesetzt
ICSI-Therapie	Künstliche Befruchtung, bei der das Sperma direkt in die Eizelle gespritzt wird, wenn zu wenig Spermien im Ejakulat vorhanden sind
Kontrazeptiva	Verhütungsmittel wie Pille, Spirale u.a.
Kontraindikation	Einschränkung, Verbot
Libido	Sexuelles Verlangen
Listeriose	Seltene Krankheit mit grippeartigen Symptomen, kommt bei Schwangeren häufiger vor
Luteinisierende Hormone	Stoffe, die den Eisprung auslösen
Menstruation	Monatsblutung
Mukoviszidose	Angeborene Stoffwechselerkrankung, die u.a. zu einer Verschleimung der Atemwege führt
Mutagene Effekte	Schädigung von Erbgut
Neurodermitis	Allergische Hauterkrankung
Neuroleptika	Medikamente gegen psychische Erkrankungen
Noxen	Schädigende Faktoren
Oligomenorrhoe	Sehr seltene Regelblutung
Osteoporose	Knochenschwund
Ödem	Wasseransammlung im Körper
Östrogen	Weibliches Sexualhormon, das der Körper produziert, steuert z.B. den Zyklus der Frau
Ovulation	Eisprung etwa in der Mitte des Zyklus, wenn die reife Eizelle aus dem Eierstock herausgestoßen wird und befruchtet werden kann
Ovarielle Überstimulation	Furchtbarkeitsbehandlung mit Medikamenten, um mehrere Eizellen heranreifen zu lassen und so die Wahrscheinlichkeit einer Schwangerschaft zu erhöhen
Pantothensäure	Vitamin B5, wichtig für den Stoffwechsel
Parodontitis	Entzündung des Zahnbetts und des Zahnhalteapparates
Parodontose	Rückgang des Zahnfleisches ohne Entzündungsanzeichen
PCO-Syndrom	Hormonelle Störung der Frau. Es reifen mehrere Eibläschen heran, die aber nicht reifen können, sondern verkümmern
Pertussis	Keuchhusten
pH-Wert	Säuregehalt z.B. der Vaginalflüssigkeit
Poliomyelitis	Kinderlähmung
Postkoital-Test	Test nach dem Geschlechtsverkehr
Post-pill-Amenorrhoe	Ausbleiben der Monatsblutung, nachdem man die Pille abgesetzt hat
Präeklampsie	Schwangerschaftsvergiftung
Präkonzeptionell	Vor der Befruchtung
Pränatal	Vor der Geburt
Prophylaxe	Verhütung von Krankheiten durch vorbeugende Maßnahmen

Prostatitis	Entzündung der Vorsteherdrüse (Prostata) des Mannes
Psoriasis	Schuppenflechte
Psychopharmaka	Medikamente zur Behandlung von psychischen Erkrankungen, Stimmungsaufheller
Reproduktion	Fortpflanzung
Retinoide	Vitamin A-Abkömmlinge, werden z.B. bei der Akne-Behandlung verwendet
Spermien	Männliche Samenzellen
Spermiogramm/ Spermatogramm	Gibt Aufschluss über Zahl, Menge und Beweglichkeit des männliches Samens
Spermatogenese	Spermienbildung
Spina bifida	Offener Rücken, gehört zu den Fehlbildungsrisiken beim ungeborenen Kind, kann durch Einnahme von Folsäure deutlich vermindert werden
Sterilität	Unfruchtbarkeit
Symptom	Anzeichen einer Krankheit wie Schmerzen oder Fieber
Syndrom	Gleichzeitiges Vorliegen bestimmter Merkmale (Symptome)
Tetanus	Wundstarrkrampf, gefährliche Infektion, die unbehandelt fast immer tödlich verläuft
Teratogene Effekte	Schädigung der Kindesentwicklung
Thyreostatikum	Mittel, das die Hormonproduktion der Schilddrüse hemmt
Thrombose	Blutgerinnsel im Venensystem
Toxikologen	Wissenschaftler, die über Giftstoffe forschen
Toxoplasmose	Durch kranke Tiere und ihre Exkremente übertragbare Krankheit. In Fäkalien von Haustieren enthalten sowie in rohem Fleisch und Fisch
TrophoTraining®	Das »Entspannt in einer Minute Programm« zur Stressbewältigung und Entspannung
Urethritis	Harnröhren-Entzündung
Uterus	Gebärmutter
Vagina	Scheide
Vaginose	Erkrankung der Scheide
Vaginalmykose	Scheidenpilze, die meisten Infektionen sind auf Candida albicans (Hefepilze) zurückzuführen
Varizellen	Windpocken
Varizen	Krampfadern
Zyklus	Der Monatszyklus der Frau wird von den Hormonen Gestagen und Östrogen gesteuert und dauert von einer Regelblutung bis zur nächsten durchschnittlich 28 Tage
Zytostatika	Mittel zur Krebsbehandlung

Schlagwortverzeichnis

Die Aussagen in diesem Handbuch sind von den Herausgebern und Autoren sorgfältig erwogen und geprüft worden. Sie entsprechen dem aktuellen wissenschaftlichen Kenntnisstand. Dies gilt auch für die im Buch gemachten Angaben zu gesetzlichen Leistungen, aber auch für die genannten Preise. Diese Angaben beziehen sich auf die gesetzlichen Regelungen zum 31.07.2010. Eine Haftung der Herausgeber oder der Autoren für Personen-, Sach- oder Vermögensschäden ist ausgeschlossen.

Forschung, Beratung + Evaluation
Augustenburger Platz 1
c/o Charité Frauenklinik CVK
Postfach 100335, 10563 Berlin
Tel. 030/450 57 80 32
Fax: 030/450 57 89 22
E-Mail: team@planbaby.de
www.planbaby.de

Bildnachweis:

Mauritius Images:
Seite 6/8 (AGE), 17 (Dirk von Mallinckrodt), 21 (Foodpix), 29 (Workbookstock), 51 (Oote Boe), 52 (Marc Gilsdorf), 73 (Photo New Zealand), 81 (Andrea Marka), 86 (Wolfgang Filser), 101 (AGE), 105 (Pierre Bourrier), 109 (AGE), 114 (AGE), 125 (Stock Image), 127 (Sammy), 130 (Wolfgang Filser), 132 (Stock Image)

Photo Alto/Vincent Hazat:
Seite 5, 6, 37, 57, 71, 74, 84, 108, 123, 129
Photo Alto/Téo Lannié:
Seite 59, 60

Shutterstock:
Seite 49 (Kiselev Andrey Valerevich), 111 (Natalia Siverina)

Martina Eisele:
Seite 3, 19, 27, 71, 85, 137

Photodisc:
Seite 40

CRM Centrum für Reisemedizin GmbH:
Seite 6, 70

Procter & Gamble GmbH:
Seite 6, 28

St. Leonhardsquelle GmbH & Co. KG:
Seite 135

Mascha Greune:
Illustration Seite 38

Coverfoto: Martina Eisele